Neue Entwicklungen in der Dermatologie

Band 5

Herausgegeben von
O. P. Hornstein, Erlangen
M. Hundeiker, Münster-Hornheide
J. Schönfeld, Mannheim

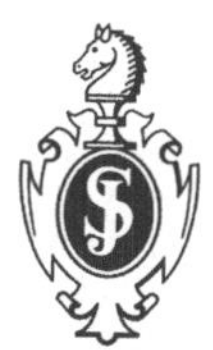

Springer-Verlag
Berlin Heidelberg New York London Paris Tokyo 1988

Inhalt

Das Werk ist urheberrechtlich geschützt. Die dadurch begründeten Rechte, insbesondere die der Übersetzung, des Nachdruk-kes, der Entnahme von Abbildungen, der Funksendung, der Wiedergabe auf photomechanischem oder ähnlichem Wege und der Speicherung in Datenverarbeitungsanlagen bleiben, auch bei nur auszugsweiser Verwertung vorbehalten. Die Vergütungsan-sprüche des § 54, Abs. 2 UrhG werden durch die 'Verwertungsgesellschaft Wort', München, wahrgenommen.

ISBN-13:978-3-540-19142-1   e-ISBN-13:978-3-642-73581-3
DOI: 10.1007/978-3-642-73581-3

© by Springer-Verlag Berlin Heidelberg 1988

Vorwort

Die Deutsche Dermatologische Gesellschaft tritt 1988 in das 100ste Jahr ihres Bestehens. Da das „Zentralblatt für Haut- und Geschlechtskrankheiten" das älteste Kongreßorgan dieser Gesellschaft ist, legen die Herausgeber darauf Wert, zu der im April 1988 in München stattfindenden Jubiläumstagung der DDG Band 5 der „Neuen Entwicklungen in der Dermatologie" vorzulegen. In ihm ist wiederum eine Reihe von aktuellen Übersichtsarbeiten und Neuen Konzepten enthalten, die in den letzten Jahren im Zentralblatt publiziert wurden. Ein Teil der Arbeiten handelt von neuen diagnostischen und therapeutischen Methoden, die in den letzten Jahren in die Dermatologie Eingang gefunden haben. So berichtet eine Arbeitsgruppe aus der Düsseldorfer Hautklinik über die praktisch bedeutsame Schutzwirkung von UV-Bestrahlungen der Haut gegenüber Irritantien. Aus der Erlanger Hautklinik stammen 2 Beiträge, über die molekulare Charakterisierung und klinische Bedeutung von Zellkernantigenen bei systemischen Autoimmunkrankheiten (*G. Reimer*), und über das Prinzip der DNS-Zytophotometrie zur Bestimmung des nukleären DNS-Gehalts von Zellkernsuspensionen (*T. Arnold* und *E. Deinlein*), die für die Erforschung der Proliferationskinetik neoplastischer oder sonstiger proliferierender Gewebe interessante Anwendungen ermöglicht. Die Frankfurter Klinik steuert eine Arbeit über die Bedeutung und Funktion des Epiphysenhormons Melatonin bei (*O. Wehrenberg* et al.). Mit der technischen Anwendung und den Kontrollmöglichkeiten der Kryochirurgie einschließlich des Stadienverlaufs der Kryoläsionen befassen sich 2 Reviews aus der Hamburger Klinik (*Breitbart* et al.). Die besonders in den USA favorisierte mikroskopisch kontrollierte Chirurgie wird von *P. Robins* und *R. M. Nix* dargestellt. Ein klinisch-mikrobiologisch interessanter Beitrag über die durch Gram-negative Bakterien bedingten Hautmanifestationen bei septischen Krankheiten stammt aus der Münchner Dermatologischen Klinik (*H. Zienicke* und *H. C. Korting*), wobei besonders die Neisseria gonorrhoeae-Sepsis durch fast obligate Hautläsionen charakterisiert ist. Über das ätiologische Spektrum und die therapeutischen Behandlungsmöglichkeiten der an Zahl zunehmenden Paronychien berichten *R. Baran* und *R. Dawber*. Das praxisnahe Problem topischer Corticosteroid-Verdünnungen wird von K. H. Müller dargestellt. Es folgt ein Beitrag über autosomale und X-chromosomale rezessive Erbsyndrome mit erhöhter Tumorinzidenz (*T. Šalamon*), sodann eine zusammenfassende Darstellung der wichtigsten immunologischen und biologischen Befunde bei japanischen Patienten mit der durch ein Retrovirus vom Typ HTLV-I hervorgerufenen T-Zell-Leukämie des Erwachsenen (*K. Nishio*), die bisher nur in Japan und in einigen karibischen Regionen epidemische Bedeutung hat. Den Abschluß des Bandes bilden 3 sehr eingehende Beiträge der Düsseldorfer Arbeitsgruppe um *G. Goerz* über das Vorkommen und die pathogenen Wirkungen von Hexachlorbenzol bei toxischer Porphyrie mit besonderer Berücksichtigung der epidemiologischen Literatur und eigener tierexperimenteller Befunde, woraus sich klinisch-toxikologische Einsichten in ätio-pathogenetische Bedingungen der hepatischen Porphyrinkrankheiten gewinnen ließen.
Mögen die vorgelegten Arbeiten einen Eindruck von der Komplexität und Vielfalt der dermatologischen Forschung vermitteln, die bis weit in die Molekularbiologie hineinreicht, aber auch „klassische" klinische Fragestellungen aufgreift. Hoffentlich behält die wissenschaftliche Dermatologie auch in Zukunft einen vitalen Bezug zur Klinik und zur Praxis, was den Herausgebern ein wichtiger Aspekt dieser auch künftig erscheinenden Serie ist.

O. P. Hornstein (Erlangen)

M. Hundeiker (Münster-Hornheide)

J. Schönfeld (Mannheim)

Bestrahlung mit UV-A oder UV-B wirkt protektiv gegenüber Irritantien

P. Lehmann, S. Helbig, E. Hölzle, G. Plewig

Universitätshautklinik Düsseldorf
(Direktor: Prof. Dr. G. Plewig)

Zusammenfassung

Untersuchungen über den Einfluß der UV-Strahlung auf die Hautreaktivität gegen toxische Substanzen liegen bisher nicht vor. Anhand dreier unterschiedlicher Irritationsmodelle wurde der Einfluß von UV-A und UV-B auf die Hautreaktivität untersucht. Zwei seitengetrennte Testfelder am Rücken 26 freiwilliger Probanden wurden drei Wochen lang dreimal wöchentlich mit UV-A und UV-B bestrahlt. Insgesamt wurden 9mal 100 J/cm² UV-A und 9mal die 1,5fache MED-UV-B appliziert. Danach erfolgten auf den bestrahlten Feldern sowie auf normaler Haut folgende Testungen: 1. Alkaliresistenz-Test, 2. Dimethylsulfoxid-Test, 3. Natriumlaurylsulfat-Test.
Sowohl die mit UV-A als auch die mit UV-B bestrahlten Testareale waren in allen drei getesteten Modellen widerstandsfähiger gegenüber Irritantien als unbehandelte Haut. UV-B übte in der Mehrzahl der Experimente eine stärkere Schutzwirkung als UV-A aus.

Summary

Experimental studies on the influence of UV-irradiation upon skin-reactivity against primary irritants are lacking. The influence of UV-A and UV-B was studied using three different test models. Two test areas on the back were irradiated with UV-A and UV-B thrice weekly for three successive weeks. Totally 9 × 100 J/cm² UVA and 9 × the 1.5-fold MED-UV-B were applied. After the third week the following tests were performed: 1. Alkali-resistance-test, 2. dimethylsulfoxide-test, 3. sodiumlaurylsulfate-test.
UV-A as well as UV-B irradiated areas were found to be more resistant against primary irritants than normal skin. UV-B led to a higher degree of protection than UV-A.

Einleitung

UV-Bestrahlung führt zum Aufbau von Schutzmechanismen, die die Haut vor weiterer Strahlung schützen sollen (5, 13, 22, 23, 24), wie auch zu einer Modulation der Immunantwort (18, 33). Während zahlreiche Studien den Einfluß von UV-Bestrahlungen auf die Hautreaktion gegenüber weiteren UV-Expositionen (24, 27, 31, 36) und auf die Immunantwort (17, 18, 33) untersucht haben, liegen Untersuchungen über die Wirkung der UV-Strahlung auf die Hautreaktivität gegenüber Irritantien bisher nicht vor. Darüber hinaus hat eine UV-Therapie günstige Effekte auf Dermatosen mit erniedrigter Reizschwelle gegenüber Umweltnoxen, wie zum Beispiel die atopische Dermatitis (1, 25, 34). Das Ziel der vorliegenden Arbeit war, anhand von drei Irritationsmodellen den Einfluß von Vorbestrahlungen mit UV-A und UV-B auf die Hautreaktivität zu untersuchen.

Material und Methoden

In den Wintermonaten zwischen Dezember und März wurden 26 Probanden im Alter zwischen 18 und 31 Jahren untersucht. Alle Probanden gehörten den Hauttypgruppen II oder III an. Jeweils zwei Testfelder (10 × 15 cm) am Rücken wurden drei Wochen lang am Montag, Mittwoch und Freitag mit 100 J/cm² UV-A, bzw. der 1,5fachen minimalen Erythemdosis (MED)-UV-B bestrahlt.
Als UV-A-Strahler diente der Metallhalogenidstrahler UVASUN® 3000 (Mutzhas), als UV-B-Quelle das Teilbestrahlungsgerät UV 800 (Waldmann) mit Leuchtstoffröhren Philips TL 20W/12. Das UV-A-Gerät emittiert Strahlung im Bereich von 320–460 nm ohne meßbaren UV-B-Anteil (26); die UV-B-Quelle besitzt ein Emissionsspektrum von 285–350 nm mit einem Maximum bei 310–315 nm (20). Folgende Testungen wurden auf den UV-A- und UV-B-bestrahlten Arealen sowie auf unbehandelter Haut 24 Std nach der letzten Bestrahlung durchgeführt.

1. Alkaliresistenz (AR)-Test

Die Testung erfolgte mit 0,5 normaler Natronlauge (NaOH). 10 µl Testlösung wurden auf die Haut unter einem Glasblock (Grundfläche 3 × 2 cm, Höhe 1 cm) appliziert.
Die Expositionsdauer betrug bei der ersten Applikation zunächst 5 min, danach jeweils 2,5 min bis zur Ausbildung von 10 punktförmigen Erosionen. Nach jeder Exposition wurde das Testareal abgetupft, mit dem Indikator Nitrazingelb, der die kleinen punktförmigen Erosionen blau färbt, bestrichen und mit einem Auflichtmikroskop untersucht. Die Expositionszeit, nach der sich 10 punktförmige Erosionen gebildet hatten, wurde als Alkaliresistenzzeit definiert. Dieses Verfahren ist modifiziert nach den Angaben von *Locher* (21) und *Ummenhofer* (35).

2. Dimethylsulfoxid (DMSO)-Test

Die Applikation mit 90%, 95% und 100% DMSO erfolgte mittels eines dreifach durchbohrten Plastikblocks. Die Öffnungen besitzen einen Durchmesser von 8 mm und wurden mit 150 µl Lösung beschickt. Zur Abdichtung wurden Deckgläschen aufgelegt. Nach einer Expositionszeit von 5 min wurden die Lösungen aspiriert, der Plastikblock entfernt und die Haut leicht abgetrocknet. Nach weiteren 10 min wurde die urtikarielle Reaktion mittels folgender Skala bewertet (8, 9).

1+ kleine follikuläre Quaddeln
2+ follikuläre Quaddeln mit beginnender Konfluenz
3+ vollständige, flach erhabene Quaddel
4+ vollständige, stark erhabene Quaddel

3. Natriumlaurylsulfat (NLS)-Test

Die Testung erfolgte mit 1%, 2% und 3% NLS. 0,1 ml der Testlösung wurden auf Scheibchen nicht gewebter Baumwolle (Webril®) in Duhring-Kammern (7) pipettiert und für 24 Std okklusiv appliziert. Die Ablesung und Bewertung der Irritation erfolgten 3 Std nach Entfernung der Kammern nach folgender Skala (10).

1+ leichte Rötung
2+ mäßige Rötung

Tabelle 1. Testprotokoll

Testort	Rücken
Bestrahlungsareale	10 × 15 cm
Dosis	100 J/cm² UV-A, 1,5fache MED-UV-B 3mal wöchentlich, 3 Wochen lang
Strahlenquellen	UV-A UVASUN® 3000 (Mutzhas) UV-B UV 800, Philips TL 20W/12 (Waldmann)
Testungen	Alkaliresistenz-Test Dimethylsulfoxid-Test Natriumlaurylsulfat-Test
Testzeitpunkt	24 Std. nach der letzten Bestrahlung

3+ starke Rötung mit Ödem
4+ starke Rötung mit Bläschen/Erosionen

Zur statistischen Auswertung diente der Student-t-Test. Tabelle 1 gibt eine Übersicht über die Versuchsdurchführung.

Ergebnisse

Bei allen Probanden entwickelte sich während der drei Bestrahlungswochen an den Testarealen eine Bräunung. Neben individuellen Variationen zeigten sich Unterschiede in Abhängigkeit von der Bestrahlungsart. Während UV-A eine dunkelbraune Pigmentierung induzierte, die sich deutlich von der Umgebung abhob, war die durch UV-B induzierte Pigmentierung wesentlich heller und hatte einen gelbbraunen Farbton.

Alkaliresistenz-Test

Sowohl mit UV-A als auch mit UV-B ließ sich eine signifikante Erhöhung der Alkaliresistenzzeit gegenüber normaler Haut herbeiführen (p ≤ 0,001). Sie betrug an unbestrahlter Haut 9,5 min (± 2,9 SD), an UV-A-

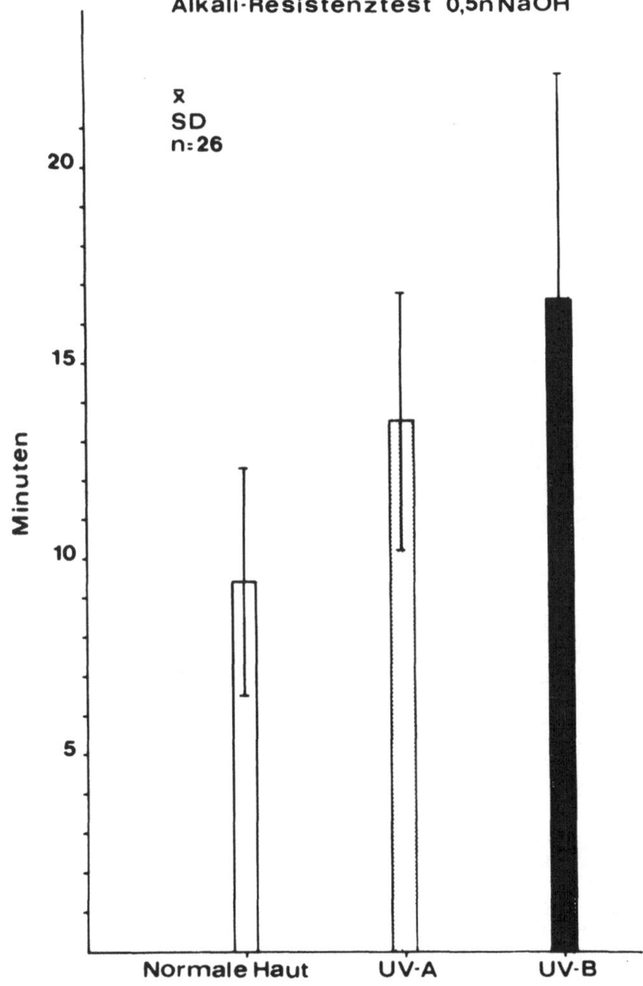

Abb. 1. AR-Test. Die Alkaliresistenzzeit wird durch Vorbestrahlung der Haut mit UV-A oder UV-B erhöht. UV-B ist wirksamer als UV-A

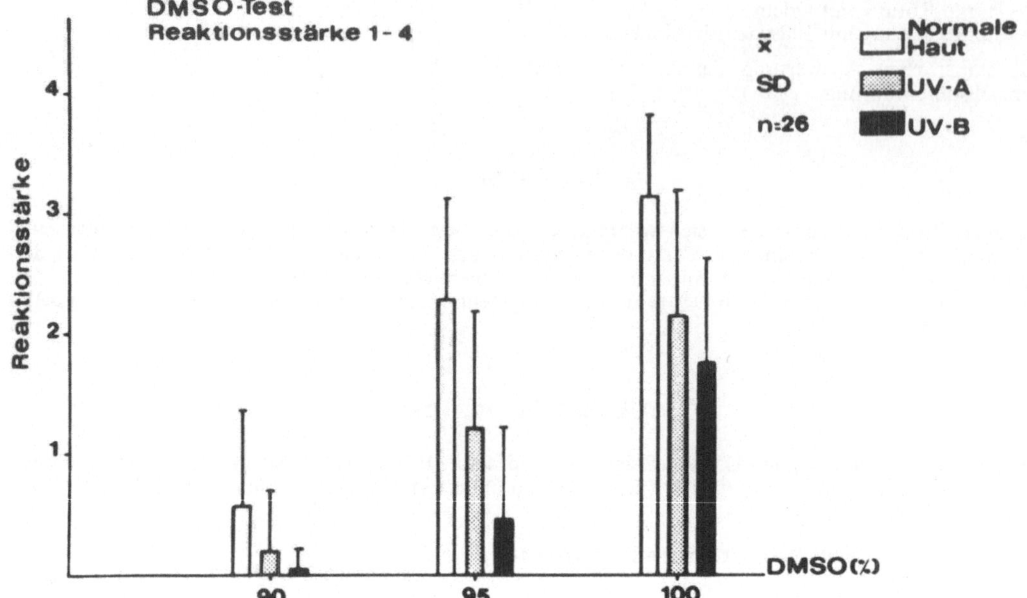

Abb. 2. DMSO-Test. Die Reaktionsstärke ist durch Vorbestrahlung der Haut mit UV-A oder UV-B abgeschwächt. UV-B bewirkt einen stärkeren protektiven Effekt als UV-A

bestrahlter Haut 13,6 min ($\pm$3,3 SD) und an UV-B-bestrahlter Haut 16,7 min ($\pm$5,7 SD) (Abb. 1). Auch der Unterschied zwischen UV-A- und UV-B-bestrahlter Haut erwies sich als statistisch signifikant ($p \leq 0{,}01$).

Dimethylsulfoxid-Test

In allen Untersuchungen wurde die durchschnittliche Reaktionsstärke durch Vorbestrahlung abgeschwächt. UV-B erwies sich hierbei wirksamer als UV-A (Abb. 2). Bei Testung mit 90% DMSO waren die Unterschiede nicht signifikant. Mit 95% DMSO zeigte sich gegenüber normaler Haut in den UV-A- und UV-B-bestrahlten Feldern eine signifikante Abschwächung der Testreaktion ($p \leq 0{,}001$). Ebenso fand sich ein signifikanter Unterschied zwischen UV-B- und UV-A-bestrahlter Haut ($p \leq 0{,}001$). Bei der Testung mit 100% DMSO fand sich eine signifikante Abschwächung der Hautreaktion in beiden bestrahlten Feldern im Vergleich zur unbestrahlten Haut ($p \leq 0{,}01$), während zwischen den beiden vorbestrahlten Arealen kein statistisch erfaßbarer Unterschied zu erheben war.

Natriumlaurylsulfat-Test

Die Reaktionsstärke der Haut wurde bei allen Konzentrationen durch die Vorbestrahlung abgeschwächt (Abb. 3). UV-A scheint in diesem Modell eine geringfügig stärkere Abschwächung der Reaktivität zu bewirken als UV-B. Signifikante Unterschiede der Reaktionsstärke fanden sich an normaler Haut gegenüber bestrahlter Haut (UV-A $p \leq 0{,}01$, UV-B $p \leq 0{,}05$), nicht jedoch zwischen den UV-A- und UV-B-bestrahlten Hautarealen.

Diskussion

Seit langem ist die Schutzwirkung von UV-Vorbestrahlung für das UV-Erythem als Photoprotektion bekannt und experimentell belegt (5, 13, 22–24, 27, 31). Bei gleich starker Pigmentierung wurde, entsprechend der Berechnung von Lichtschutzfaktoren für Sonnenschutzmittel, für UV-A ein Schutzfaktor von 2,4, für UV-B von 6,4 und für PUVA von 7,6 bestimmt (14). Diese Berechnungen zeigen aufgrund verschiedener Bestrahlungsprotokolle und unterschiedlicher Strahlenquellen Schwankungen (5). Der photoprotektive Effekt wird auf die Induktion der Melanogenese und die Verbreiterung der Hornschicht

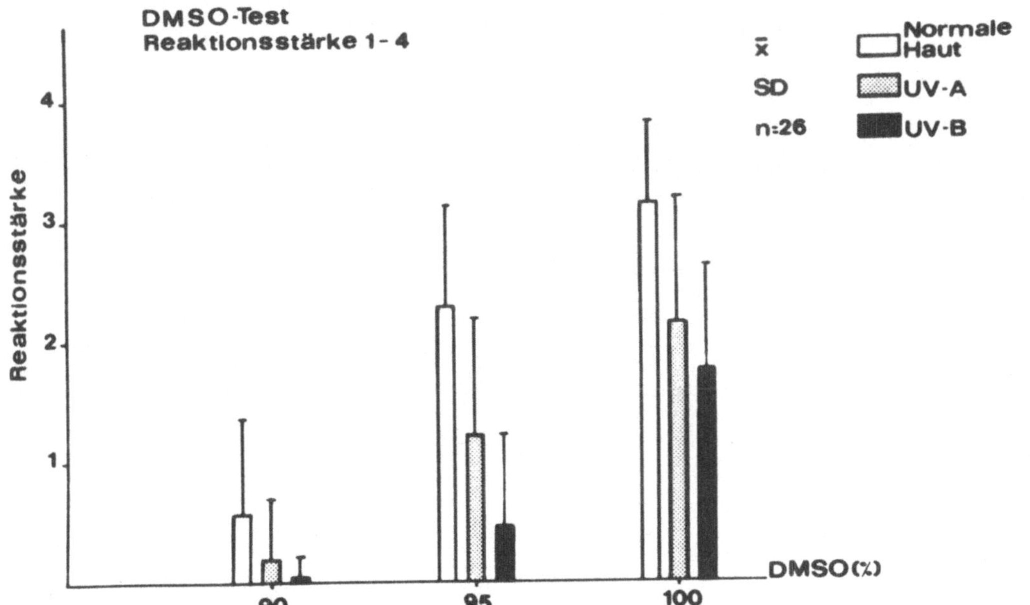

Abb. 3. NLS-Test. Die Reaktionsstärke wird durch Vorbestrahlung mit UV-A oder UV-B abgeschwächt. UV-A zeigt hier eine geringfügig stärkere Wirkung

nach UV-Bestrahlung zurückgeführt. Diese Wirkungen der UV-Strahlung bieten auch Erklärungsmöglichkeiten für die günstigen therapeutischen Effekte der Phototherapie gerade bei Erkrankungen, die durch Sonnenexposition auslösbar sind, wie die Lichtdermatosen (29). So gelingt auch die experimentelle Auslösung von Lichtdermatosen unter Laborbedingungen am ehesten im Winter oder Frühjahr, bevor die Patienten sich der Sonne ausgesetzt haben, und eine Lichtgewöhnung („hardening") noch nicht eingetreten ist (20).

Seitdem mehr über die Wirkungen der UV-Strahlung auf Immunsystem, Entzündungszellen und -mediatoren bekannt geworden ist (18, 33), werden diese Effekte zusätzlich für die Wirkungsweise der Phototherapie und Photochemotherapie diskutiert. Auch eine Kombination aus Photoprotektion und Wirkungen auf Entzündungszellen und -mediatoren erscheint möglich. So konnte gezeigt werden, daß nach UV-Bestrahlung die kodeininduzierbare Degranulation von Mastzellen abnimmt und somit die Quaddelbildung supprimiert wird (6, 12). Die Kombination eines solchen Effekts mit der Photoprotektion spielt vermutlich bei der Phototherapie der Lichturtikaria eine wichtige Rolle. Analog könnte die günstige Wirkung der UV-Therapie bei der atopischen Dermatitis auf verschiedenen Angriffspunkten beruhen. Auch bei der Atopie sind Störungen der Immunregulation bekannt, andererseits besteht eine deutlich herabgesetzte Schwelle für Umweltnoxen (32).

In der vorliegenden Untersuchung konnte gezeigt werden, daß durch UV-A und UV-B die Irritationsschwelle der Haut signifikant erhöht werden kann. Zusammenfassend waren die mit UV-A und UV-B vorbestrahlten Areale in allen drei getesteten Modellen widerstandsfähiger gegen Irritantien als unbehandelte Haut. Im AR-Test und im DMSO-Test hatte UV-B einen besseren Schutz als UV-A induziert. Im NLS-Test deutete sich ein umgekehrter Trend an. Bewußt haben wir für diese Untersuchungen drei Irritationsmodelle mit verschiedenen Wirkungsweisen ausgewählt.

Im AR-Test werden punktförmige Erosionen induziert, die an Haarfollikeln und Schweißdrüsenausführungsgängen beginnen und sich zu großflächigen Epitheldefekten ausbreiten, wenn die Testung nicht rechtzeitig abgebrochen wird (35). Entscheidend für die Alkaliresistenz ist die Funktion der Hornschichtbarriere (2–4, 21). Eine erniedrigte Alkaliresistenz findet sich daher bei Dermatosen, die zu Verhornungsstörungen führen, wie Ichthyosen oder Dermatitiden. Auch experimentell läßt sich durch Schädigung der Hornschicht, zum Beispiel durch Tesa®-Film-Abriß oder langfristige Steroidapplikation, eine lokale Verminderung der Alkaliresistenz bewirken (9, 19). Bei der DMSO-Reaktion spielen neben der Hornschicht auch dermale Faktoren eine Rolle. DMSO durchdringt wegen seiner besonderen Eigenschaften als bipolares Lösungsmittel schnell die Hornschicht und bewirkt eine urtikarielle Reaktion. DMSO führt zu einer Mastzelldegranulation, es scheint jedoch eine direkte Wirkung auf die kutanen Gefäße für das DMSO-Ödem die entscheidendere Rolle zu spielen (8, 9). Sowohl Mastzellen als auch kutane Gefäße werden durch UV-Strahlung beeinflußt (12, 30).

NLS ist ein anionisches Detergens, das langsam die Hornschicht penetriert und zu dosisabhängigen Entzündungsreaktionen führt, die sich als Rötung unterschiedlichen Grades bis hin zu Erosionen und

9

Blasen äußern. In-vitro-Untersuchungen konnten zeigen, daß NLS Chemotaxis und Chemokinesis menschlicher neutrophiler Leukozyten beeinflußt (11). Nur im NLS-Test zeigte UV-A eine geringgradig bessere Schutzwirkung als UV-B. Möglicherweise wird jedoch durch die dunklere UV-A-Pigmentierung das NLS-Erythem unterbewertet.

Der genaue Mechanismus, der die Suppression der Hautreaktivität durch UV-Bestrahlung bewirkt, ist noch unklar. Die Induktion einer „Lichtschwiele" durch UV-B spielt, wie beim photoprotektiven Effekt gegenüber dem UV-Erythem, sicherlich eine wichtige Rolle, da dadurch die Hornschichtbarriere verbessert wird (22–24). Ob eine Erhöhung der Hornzellagen durch UV-A hervorgerufen wird, erscheint jedoch fraglich. Zwar berichten einige Autoren über geringgradige Verdickung des Stratum corneum auch nach UV-A-Bestrahlung (14, 28), jedoch scheinen diese Unterschiede zu geringfügig, um die hier gezeigte deutliche Reaktivitätsminderung durch UV-A zu erklären. Außerdem konnte unsere Arbeitsgruppe in einer weitergehenden Studie bei elektronenmikroskopischer Auszählung der Hornzellagen keine Unterschiede zwischen UV-A-bestrahlter und unbehandelter Haut, jedoch eine deutliche Zunahme nach UV-B-Bestrahlung nachweisen (noch unveröffentlicht). Daher ist anzunehmen, daß UV-A andere Effekte ausübt, die zur Suppression der Hautreaktivität gegenüber Irritantien führen. Da UV-A tiefer in die Haut eindringt als UV-B, ist eine direkte Wirkung auf Entzündungsvorgänge der Dermis denkbar. Ein anderer Ansatzpunkt könnte in der biochemischen Veränderung epidermaler Lipide und somit in einer qualitativen Beeinflussung der Hornschichtbarriere liegen.

Zusammenfassend glauben wir, daß eine Erhöhung der Reizschwelle gegenüber Irritantien bei der Phototherapie verschiedener Dermatosen möglicherweise eine wichtige Rolle spielt.

Literatur

1. *Bartelt, R N, Chilf, G N:* Fortschritte in der Therapie des endogenen Ekzems durch einen neuen UV-A-Strahler. Dtsch. Derm. 32, 495–503 (1984)
2. *Björnberg, A:* Low alkali resistance and slow alkali neutralisation. Characteristics of the eczematous subject? Dermatologica (Basel) 149, 90–100 (1974)
3. *Björnberg, A:* Skin reactions to primary irritants in men and women. Acta derm.-vener. (Stockh.) 55, 191–194 (1975)
4. *Burckhardt, W:* Praktische und theoretische Bedeutung der Alkalineutralisations- und Alkaliresistenz-proben. Arch. klin. exp. Derm. 219, 600–603 (1964)
5. *Cripps, D J:* Natural and artificial photoprotection. J. invest. Derm. 76, 154–157 (1981)
6. *Fjellner, B, Hägermark, Ö:* Influence of ultraviolet light on itch and flare reactions in human skin induced by histamine and histamine liberator compound 48/80. Acta derm.-vener. (Stockh.) 62, 137–140 (1982)
7. *Frosch, P J, Kligman, A M:* The Duhring-chamber: an improved technique for epicutaneous testing of irritant and allergic reactions. Contact Dermatitis 5, 73–81 (1979)
8. *Frosch, P J, Duncan, S, Kligman, A M:* Cutaneous biometrics I. The response of human skin to dimethyl sulfoxide. Brit. J. Derm. 102, 263–274 (1980)
9. *Frosch, P J:* Methoden zur Charakterisierung der Hautempfindlichkeit – Ammoniak-MBZ und DMSO-Test. Hautarzt 32, Suppl. V, 449–451 (1981)
10. *Frosch, P J:* Der Kammer-Test mit Natriumlaurylsulfat. In: Hautirritation und empfindliche Haut. Grosse scripta 7. Berlin: Grosse Verlag 1985. pp 52–54
11. *Frosch, P J, Czarnetzki, B M:* Surfactants cause in vitro chemotaxis and chemokinesis of human neutrophils. J. invest. Derm. 88, Suppl., 52–55 (1987)
12. *Gollhausen, R, Kaidbey, K, Schechter, N:* UV suppression of mast cell-mediated wealing in human skin. Photodermatology 2, 58–67 (1984)
13. *Henschke, U, Schulze, R:* Wirkung der Sonnenstrahlung auf die Haut. Strahlentherapie 64, 43–58 (1938)
14. *Hölzle, E, Plewig, G:* Biologische Wirkungen und Risiken des langwelligen ultravioletten Lichts. Hautarzt 37, 290–294 (1986)
15. *Kaidbey, K H, Poh Agin, P, Sayre, R M, Kligman, A M:* Photoprotection by melanin – a comparison of black and caucasian skin. J. Amer. Acad. Derm. 1, 249–260 (1979)
16. *Kaidbey, K H, Kligman, A M:* Cumulative effects from repeated exposure to ultraviolet radiation. J. invest. Derm. 76, 352–355 (1981)
17. *Kripke, M L, Morison, W L, Parrish, J A:* Systemic suppression of contact hypersensitivity in mice by psoralen plus UVA (PUVA) radiation. J. invest. Derm. 81, 87–92 (1983)
18. *Kripke, M L:* Photoimmunology: The first decade. In: Curr. Probl. Derm. 15: Therapeutic Photomedicine (eds) Hönigsmann, H, Stingl, G. Basel: Karger 1986. pp 164–176
19. *Lehmann, P, Kligman, A M:* In vivo removal of the horny layer with formic acid. Brit. J. Derm. 109, 313–320 (1983)
20. *Lehmann, P, Hölzle, E, Kries, R v, Plewig, G:* Lichtdiagnostische Verfahren bei Patienten mit Verdacht auf Photodermatosen. Zbl. Haut- u. Geschl.-Kr. 152, 667–682 (1986)

21. *Locher, G:* Permeabilitätsprüfung der Haut Ekzemkranker und Hautgesunder für den neuen Indikator Nitrazingelb „Geigy", Modifizierung der Alkaliresistenzprobe, pH-Verlauf in der Tiefe des Stratum corneum. Dermatologica (Basel) 124, 159–182 (1962)
22. *Miescher, G:* Die Schutzfunktionen der Haut gegenüber Lichtstrahlen. Strahlentherapie 39, 601–618 (1931)
23. *Miescher, G:* Das Problem des Lichtschutzes und der Lichtgewöhnung. Strahlentherapie 35, 403–443 (1930)
24. *Miescher, G:* Untersuchungen über die Beobachtung des Pigments für den UV-Lichtschutz der Haut. Strahlentherapie 45, 201–216 (1932)
25. *Morison, W L, Parrish, J A, Fitzpatrick, T B:* Oral psoralen photochemotherapy of atopic eczema. J. invest. Derm. 67, 561–565 (1976)
26. *Mutzhas, M, Hölzle, E, Hofmann, C, Plewig, G:* A new apparatus with high radiation energy between 320–460 nm: physical description and dermatological applications. J. invest. Derm. 76, 42–47 (1981)
27. *Nonaka, S, Kaidbey, K H, Kligman, A M:* Photoprotektive adaptation. Arch. Derm. (Chicago) 120, 609–612 (1984)
28. *Pearse, J D, Gaskell, S A, Marks, R:* Epidermal changes in human skin following irradiation with either UVB or UVA. J. invest. Derm. 88, 83–87 (1987)
29. *Plewig, G, Hölzle, E, Lehmann, P:* Phototherapy for photodermatoses. In: Curr. Probl. Derm. 15: Therapeutic Photomedicine (eds) Hönigsmann, H, Stingl, G. Basel: Karger 1986. pp 254–264
30. *Ramsay, C A, Challoner, A V J:* Vascular changes in human skin after ultraviolet irradiation. Brit. J. Derm. 94, 487–493 (1976)
31. *Roser-Maass, E, Hölzle, E, Plewig, G:* Protection against UV-B by UV-A-induced tan. Arch. Derm. (Chicago) 118, 483–486 (1981)
32. *Stingl, G, Hintner, H:* Zellvermittelte Immunität bei atopischer Dermatitis. Hautarzt 34, 107–113 (1983)
33. *Stingl, G:* Ultraviolettlicht und epidermale Immunphänomene. Hautarzt 35, 121–125 (1984)
34. *Tronnier, H:* Neue Möglichkeiten in der Phototherapie. Z. Hautkr. 57, 379–392 (1982)
35. *Ummenhofer, B:* Zur Methodik der Alkaliresistenzprüfung. Dermatosen 28, 104–109 (1980)
36. *Willis, I, Kligman, A M, Epstein, J:* Effects of long wave ultraviolet rays on human skin: photoprotective or photoaugmentative? J. invest. Derm. 59, 416–420 (1973)

Anschrift des Verfassers:
Dr. Percy Lehmann, Universitäts-Hautklinik, Moorenstr. 5, D-4000 Düsseldorf

Zellkernantigene bei systemischen Autoimmunkrankheiten: Molekulare Charakteristika und klinische Bedeutung

G. Reimer

Dermatologische Universitätsklinik, Hartmannstraße 14, D-8520 Erlangen
(Direktor: Prof. Dr. O. P. Hornstein)

Zusammenfassung

Antikörper gegen Zellkernantigene (antinukleäre Antikörper oder auch ANA genannt) sind ein charakteristischer immunpathologischer Befund bei systemischen Autoimmunkrankheiten. In dieser Übersichtsarbeit werden die wichtigsten und diagnostisch relevantesten Antikörperspezifitäten, wie zum Beispiel Antikörper gegen DNA, Histone, Sm, U1-RNP, SS-B/La, SS-A/Ro, Jo-1, dargestellt und ihre diagnostische Bedeutung diskutiert. Besonders eingegangen wird auf die diagnostische und prognostische Bedeutung Sklerodermie-assoziierter antinukleärer/antinukleolärer Autoantikörper.

Summary

Antibodies against nuclear antigens (antinuclear antibodies, also called ANA) are an immunopathological hallmark of patients with systemic autoimmune diseases. In this review, the clinically most important ANA specificities such as anti-DNA, -histone, -Sm, -U1-RNP, -SS-B/La, -SS-A/Ro, -Jo-1 are presented and their diagnostic significance discussed. Special attention is placed on the diagnostic and prognostic significance of antinuclear/antinucleolar antibodies associated with progressive systemic sclerosis (scleroderma).

Einleitung

Die Beschreibung des LE-Zell-Phänomens durch *Hargraves, Richmond* und *Morton* 1948 war ein wichtiger Meilenstein für die weiteren Untersuchungen über die Eigenschaften der Zellkernantikörper. Das LE-Zell-Phänomen, das durch basophile Einschlüsse in Granulozyten im Blut gekennzeichnet ist (*Lachmann,*

1961), gilt als typischer immunpathologischer Befund für Patienten mit systemischem Lupus erythematodes (SLE). Es wurde gezeigt, daß der LE-Zell-Faktor in der Gammaglobulinfraktion des Serums nachzuweisen war und daß dieser Faktor mit isolierten Zellkernen und nukleären Nukleoproteinen reagierte (*Ceppellini* et al., 1957; *Holman & Kunkel*, 1957; *Miescher & Strassle*, 1957, *Robbins* et al., 1957; *Seligmann*, 1957; *Christian* et al., 1958; *Friou* 1958; *Goodman & Bowser*, 1958). Der DNA-präzipitierende Faktor und der LE-Zell-Faktor sind zwei verschiedene Immunglobuline, wobei der LE-Zell-Faktor ein Antikörper gegen Desoxyribonucleoprotein darstellt (*Deicher* et al., 1959; *Haserick* et al. 1959). Heute ist bekannt, daß Histone mit dem LE-Zell-Faktor reagieren und DNA als Bestandteil des Desoxyribonucleoproteins diese Reaktion noch verstärkt.

Zur weiteren Charakterisierung antinukleärer Faktoren im Serum von Patienten mit systemischen Autoimmunerkrankungen dienten immunologische Methoden wie die Immunfluoreszenz, Komplementbindungsreaktion, Hämagglutination sowie Immundiffusion im Agargel (Übersicht bei *Wick* et al., 1976; *Selig* et al., 1983; *Nakamura* et al. 1985). Mit Hilfe dieser empfindlichen Methoden konnte gezeigt werden, daß antinukleäre Antikörper ein typisches Immunphänomen bei systemischen Autoimmunerkrankungen sind (Übersicht bei *Tan*, 1982; *Reimer* et al., 1987). Die Gruppe dieser Erkrankungen umfaßt den systemischen Lupus erythematodes (SLE), das Sjögren-Syndrom, die Dermatomyositis, die progressive Sklerodermie, das als mixed connective tissue disease (MCTD) bezeichnete Überlappungs-Syndrom und die rheumatoide Arthritis. Die heute bekannten antinukleären Antikörper werden im folgenden in einer systematischen Übersicht dargestellt. Ferner wird die makromolekulare Identität der reagierenden Antigene aufgezeigt und die diagnostische Relevanz der Antikörper diskutiert. Besonders eingegangen wird auf die Sklerodermie-assoziierten Autoantikörper.

Autoantikörper gegen DNA und RNA

Eine wichtige Gruppe antinukleärer Antikörper reagiert mit Desoxyribonukleinsäure (DNA), Ribonukleinsäure (RNA) oder Histonen. Tabelle 1 gibt eine Übersicht über diese Zellkernautoantikörper und ihre klinische Bedeutung. Antikörper gegen DNA können in zwei Untergruppen eingeteilt werden, eine

Tabelle 1. Immunologische Spezifität und Krankheitsassoziation von Autoantikörpern gegen DNA, RNA und Histone.

Antikörper gegen	Krankheitsassoziation
1. Doppelstrang (native) DNA	Hochspezifisch für SLE (Vorkommen bei 40–60% aller Fälle)
2. Einzelstrang (denaturierte) DNA	Vorkommen bei SLE und anderen rheumatischen und nicht-rheumatischen Erkrankungen, unspezifisch
3. RNA	Vorkommen vor allem beim SLE (40–50% aller Fälle)
4. Histone H1, H2A, H2B, H3 und H4	SLE (70% aller Fälle), medikamentös-induzierter LE (100%), rheumatoide Arthritis (etwa 15%)
5. Histon-Komplexe H2A-H2B	Medikamentös-induzierter LE

wichtige Unterteilung, wie im folgenden erörtert wird. Ganz allgemein werden Antikörper gegen native Doppelstrang-DNA (nDNA) von Antikörpern gegen Einzelstrang-DNA oder auch denaturierte DNA (dDNA) genannt, unterschieden (*Tan* et al., 1966; *Arana & Seligmann*, 1967). Anti-nDNA-Antikörper reagieren mit Epitopen, die im Desoxyribose-Phosphat-Gerüst der β-Helix nativer DNA liegen, während anti-dDNA-Antikörper Strukturen der DNA erkennen, für die Purin- bzw. Pyrimidinbasen von entscheidender Bedeutung zu sein scheinen (*Stollar* et al., 1962; *Tan & Natali*, 1970; *Koffler* et al., 1971). In der denaturierten Einzelstrang-DNA liegen diese Basen für Antikörper frei zugänglich, während sie in der nativen DNA im Inneren der β-Helix verborgen liegen und somit Antikörpern gegen dDNA nicht zugänglich sind. Das beschriebene Reaktionsvermögen von nDNA-Antikörpern mit denaturierter DNA wird dadurch erklärt, daß es nach Denaturierung nativer DNA immer zur partiellen Renaturierung separierter DNA-Einzelstränge durch komplementäre Basenpaarung kommt, die zur Ausbildung einer intakten β-Helix führt, mit der dann Antikörper gegen native DNA reagieren können (*Stollar & Papalian*, 1980). Antikörper gegen nDNA binden auch an zirkuläre Doppelstrang-DNA im Kinetoplasten des Hämoflagellaten Crithidia luciliae, der als Substrat in einem indirekten Immunfluoreszenz-Test verbreitete diagnostische Anwendung gefunden hat (*Sontheimer & Gilliam*, 1978; *Steinmetz* et al., 1984). Es wurde kürzlich gezeigt, daß mitochondriale DNA in verschiedenen Gewebekultur-Zellen ebenfalls mit anti-DNA-Antikörpern reagierte (*Reimer* et al., 1984).

Antikörper gegen native DNA sind spezifisch für die Diagnose eines systemischen Lupus erythematodes (SLE) (*Miniter* et al., 1979; *Swaak* et al., 1982). Ihre Wertigkeit hat bisher allen kritischen klinischen

Untersuchungen standgehalten. Hohe Titer von Antikörpern gegen nDNA scheinen ein prognostisch ungünstiges Zeichen beim SLE zu sein und wurden bei 70 bis 80% der Patienten mit florider Immunkomplex-Nephritis beobachtet (*Koffler* et al., 1967; *Swaak* et al., 1982). Die Titerhöhe von nDNA-Antikörpern bei SLE-Patienten korreliert mit der Aktivität der Erkrankung und ist ein wertvoller Parameter der Verlaufsbeobachtung und Therapiekontrolle (*Tan* et al., 1966; *Andres* et al., 1970; *Koffler* et al., 1970; *Miniter* et al., 1979).

Antikörper gegen Einzel- und Doppelstrang-RNA wurden vor allem bei Patienten mit systemischem Lupus erythematodes beobachtet (*Eilat* et al., 1978). Immunkomplexe, die RNA enthalten, wurden aus Nierengewebe von Patienten mit SLE und schwerer Glomerulonephritis isoliert (*Andres* et al., 1970). Hochmolekulare ribosomale RNA scheint neben tRNA ein bevorzugtes Antigen zu sein (*Koffler* et al., 1979). Antikörper gegen tRNA wurden kürzlich auch bei Patienten mit Myositis nachgewiesen (*Mathews* et al., 1985).

Autoantikörper gegen Histone

Autoantikörper, die mit Histonen reagieren, sind ebenfalls typisch für den SLE und wurden bei 20 bis 70% dieser Patienten beobachtet (*Rubin* et al., 1982; *Krippner* et al., 1984; *Bernstein* et al., 1985; *Rubin*, 1986). Diese Antikörperspezifität wurde allerdings auch bei 15% der Patienten mit rheumatoider Arthritis nachgewiesen (*Aitcheson*, 1980). Autoantikörper gegen Histone beim SLE können mit Histon H1, H2A, H2B, H3 und H4 reagieren (*Rubin*, 1986). Bevorzugte Antigene scheinen jedoch Histon H1 und H2B zu sein (*Bernstein* et al., 1985; *Hardin & Thomas*, 1983).

Antikörper gegen Histone können durch Medikamente wie Procainamid und Hydralazin induziert werden (*Lee & Chase*, 1975; *Portanova* et al., 1982; *Rubin* et al., 1985; *Rubin* et al., 1986). Procainamid bewirkt in mehr als 75% aller mit diesem Antiarrhythmikum behandelten Patienten die Produktion von Autoantikörpern gegen Histone. Ungefähr 15% dieser Patienten entwickeln klinische Symptome eines Lupus erythematodes (*Totoritis & Rubin*, 1986). Vor kurzem konnten *Rubin* und Mitarbeiter (1985) zeigen, daß der Procainamid-induzierte Lupus erythematodes durch das Auftreten von IgG-Antikörper gegen den Histonkomplex H2A-H2B gekennzeichnet ist. Andererseits beschränkt sich die Immunantwort bei klinisch asymptomatischen Patienten auf IgM-Antikörper gegen Histon H2A-H2B und andere Histon-Klassen. Antikörper gegen andere Bestandteile des Zellkerns sind im Serum der Patienten mit medikamentös-induziertem LE meist nicht nachweisbar (*Rubin* et al., 1986). Der Nachweis von Antikörpern gegen Histone bei Fehlen anderer Antikörperspezifitäten gilt als diagnostisch für den medikamentös-induzierten Lupus erythematodes.

Autoantikörper gegen extrahierbare nukleäre Proteine und RNA-Proteinkomplexe

Eine weitere Gruppe antinukleärer Antikörper reagiert mit einer Vielzahl aus Zellkernen in physiologischen Puffern extrahierbarer nukleärer Proteine und RNA-Proteinkomplexe (Übersicht bei *Bernstein* et al., 1984; *Tan*, 1982; *Reimer* et al., 1987). Die klinisch wichtigsten antinukleären Antikörperspezifitäten sind in einer Übersicht in Tabelle 2 zusammengestellt. Antikörper gegen Sm (Smith)-Antigen wurden zuerst von *Tan* und *Kunkel* 1966 beschrieben und kommen bei etwa 30% der Patienten mit systemischem Lupus erythematodes vor. Diese Antikörper sind ebenfalls spezifisch für die Diagnosestellung des SLE. Hohe Titer von Antikörpern gegen nukleäres Ribonukleoprotein (U1-RNP) sind charakteristisch für die Diagnose eines Überlappungs-Syndroms (MCTD), das durch Symptome eines SLE, einer Polymyositis und einer Sklerodermie gekennzeichnet ist (*Sharp* et al., 1972). Antikörper gegen U1-RNP werden jedoch in niederen Titern häufig auch bei anderen Autoimmunerkrankungen einschließlich des SLE und der progressiven Sklerodermie beobachtet. Sm-Antikörper erkennen als Antigen einen nukleären Ribonukleoprotein-Komplex, der Uridin-reiche U1-, U2-, U4-, U5- und U6-RNA enthält (*Lerner & Steitz*, 1979). Diese RNA-Proteinkomplexe werden auch „small nuclear ribonucleoprotein" (snRNP)-Partikel genannt. Der für die MCTD charakteristische Antikörper bindet ein snRNP-Partikel, das nur U1-RNA enthält und deshalb U1-RNP genannt wird. Das U1-RNP-Partikel soll für das Splicing des primären RNA-Transkripts, d.h. für das Herausschneiden des Introns und die Neuverknüpfung der mRNA ohne Intron wichtig sein (*Padgett* et al., 1983).

Antikörper gegen zwei weitere nukleäre Antigene, SS-A/Ro und SS-B/La, wurden mit erstaunlicher Regelmäßigkeit in Seren von Patienten mit Sjögren-Syndrom nachgewiesen (*Alspaugh & Tan*, 1975; *Alspaugh* et al., 1978; *Martinez* et al., 1979; *Alexander* et al., 1982). Antikörper gegen das SS-A/Ro-Antigen wurden bei etwa 70% aller Patienten mit primärem Sjögren-Syndrom beobachtet. Patienten mit sekundärem Sjögren-Syndrom, die gleichzeitig Symptome einer rheumatoiden Arthritis aufwiesen, zeigten SS-A/Ro-Antikörper nur in 10 bis 15% der Fälle. SS-A/Ro-Antikörper wurden unabhängig von *Clark* et al. 1968 bei Patienten mit SLE beschrieben. Diese Antikörperspezifität ist typisch für Patienten mit

Tabelle 2. Immunologische Spezifität und Krankheitsassoziation von Autoantikörpern gegen extrahierbare nukleäre Proteine (ENA)

Antikörper gegen	Krankheitsassoziation
1. Sm (25 kD, 16 kD, 9 kD und andere Proteine mit U1-, U2-, U4-, U5- und U6-RNA)	SLE (30% aller Patienten), hochspezifisch
2. U1-RNP (70 kD, 19 kD und andere Proteine mit U1-RNA)	MCTD (>95%), SLE (etwa 35% der Fälle)
3. SS-A/Ro (55 kD Protein mit Y1-, Y-2- und Y3-RNA)	Sjögren-Syndrom (70%), subakut-kutaner LE
4. SS-B/La (46 kD Protein mit RNA Polymerase III transkribierter RNA)	Sjögren-Syndrom (40–50%), SLE (15%)
5. Proliferating Cell Nuclear Antigen (PCNA) = Cyclin	SLE (3%)
6. Ki (Ku) Antigen (70 kD, 80 kD Protein)	SLE (12%)
7. RANA=EBNA (rheumatoid arthritis nuclear antigen), 80 kD nukleäres Protein in EBV-infizierten Zellen	Rheumatoide Arthritis (90% der Patienten), hohe Titer
8. Mi-1	Dermatomyositis (11%)
9. Mi-2	Dermatomyositis (3–10%)
10. Jo-1 (Histidyl-tRNA-Synthetase)	Polymyositis mit interstitieller Lungenfibrose (31%)
11. PM-Scl	Polymyositis/Sklerodermie Überlappungs-Syndrome

subakut-kutanem Lupus erythematodes, einer systemischen Autoimmunerkrankung, die durch lichtprovozierbare Hauteffloreszenzen bei relativ geringer systemischer Beteiligung charakterisiert ist (*Gilliam & Sontheimer*, 1981; *Deng* et al., 1984). Ferner wurden Antikörper gegen das SS-A/Ro-Antigen gehäuft bei Säuglingen mit neonatalem Lupus erythematodes beobachtet (*Weston* et al., 1982). Ein Teil dieser Säuglinge wies außerdem Symptome eines kongenitalen kompletten Herzblocks auf (*Esscher & Scott*, 1979; *Franco* et al., 1981; *Kephart* et al., 1981; *Harley* et al., 1985; *Litsky* et al., 1985). Antikörper gegen das SS-B/La-Antigen wurden bei 40 bis 50% der Patienten mit primärem Sjögren-Syndrom und bei etwa 15% der Patienten mit SLE nachgewiesen (*Mattioli & Reichlin*, 1974; *Alspaugh & Tan*, 1975; *Alspaugh* et al., 1976; *Alexander* et al., 1982). Sowohl das SS-A/Ro- als auch das SS-B/La-Antigen wurden vor kurzem mit molekularbiologischen Methoden näher charakterisiert. Beide Antigene sind Ribonukleoproteine. Das SS-A/Ro-Antigen ist ein zytoplasmatisches Protein mit einem Molekulargewicht von 55 kD (*Lieu* et al., 1984; *Wolin & Steitz*, 1984), an das Y1-, Y2- und Y3-RNA gebunden sind (*Lerner* et al., 1981). Das SS-B/La-Antigen ist ein nukleäres Phosphoprotein mit einem Molekulargewicht von 46 kD (*Lerner & Steitz*, 1979; *Francoeur* et al., 1985), das pre-5S-RNA und pre-tRNA enthält. Ferner wurde gezeigt, daß in Adenovirus-infizierten Zellen Va-RNA an das SS-B/La-Protein gebunden wird (*Francoeur & Mathews*, 1982).
Präzipitierende Antigen-Antikörper-Systeme wurden ebenfalls in Seren von Patienten mit Polymyositis und Dermatomyositis nachgewiesen (*Nishikai & Reichlin*, 1980). Ein Myositis-spezifisches Autoantigen, Jo-1 (*Reichlin & Mattioli*, 1976), konnte kürzlich näher charakterisiert werden. Jo-1-Antikörper reagieren mit einem zytoplasmatischen Protein, das als Histidyl-tRNA-Synthetase identifiziert wurde (*Mathews & Bernstein*, 1983). Diese Antikörperspezifität scheint mit einem Krankheitsbild assoziiert zu sein, das neben einer Myositis durch eine interstitielle Lungenfibrose gekennzeichnet ist (*Bernstein* et al., 1984). Ferner wurden Antikörper gegen andere tRNA-Synthetasen, z. B. Threonyl-tRNA-Synthetase (*Mathews* et al., 1984) oder Alanyl-tRNA-Synthetase (*Bunn* et al., 1986; *Mathews* et al., 1985) bei Patienten mit Myositis beschrieben.
Weitere bisher nicht vollständig aufgeklärte Zellkernbestandteile reagieren mit Autoantikörpern bei systemischen Autoimmunerkrankungen. Antikörper gegen PCNA (proliferating cell nuclear antigen), das bei 3% der Patienten mit SLE beobachtet wird (*Miyachi* et al., 1978; *Fritzler* et al., 1983), sind gegen ein Antigen in proliferierenden Zellen gerichtet. PCNA und Cyclin sind identische Proteine (*Mathews* et al., 1984) und für die Proliferation von normalen und neoplastischen Zellen bedeutsam (*Bravo*, 1986).
Alspaugh und Mitarbeiter beschrieben 1978 ein Zellkernantigen, das nur in Epstein-Barr-Virus (EBV)-transformierten Zellen vorkommt und eine diagnostische Bedeutung für die rheumatoide Arthritis aufwies. Deshalb wurde das Antigen, von dem man heute weiß, daß es durch das EBV-Genom kodiert wird, RANA (rheumatoid arthritis nuclear antigen) genannt. Das als RANA bezeichnete Antigen ist identisch mit dem als EBNA (Epstein-Barr virus nuclear antigen) bezeichneten Neoantigen (*Billings* et al.,

1983). Das durch EBV in infizierten Zellen kodierte EBNA-Antigen hat ein Molekulargewicht von 80 kD und ist reich an repetitiven Glycin-Alanin (Gly-Ala)-Aminosäuresequenzen. Diese Gly-Ala-Sequenzen bilden eines der Epitope, mit dem Antikörper von Patienten mit rheumatoider Arthritis reagieren (*Rhodes* et al., 1985). Für die Myositis von relativer Bedeutung sind noch Antikörper, die gegen das sogenannte Mi-1-Antigen (*Nishikai* & Reichlin, 1980) und ein kürzlich beschriebenes Mi-2-Antigen gerichtet sind (*Targoff* & *Reichlin*, 1985). Funktion und Bedeutung dieser Antigene sind noch nicht bekannt. Ein weiteres Kernantigen (PM-Scl), das für ein Polymyositis/Sklerodermie-Überlappungssyndrom charakteristisch sein soll, weist eine nukleoläre und nukleoplasmatische Lokalisation auf (*Reichlin* et al., 1984; *Targoff* & *Reichlin*, 1985).

Autoantikörper gegen Zellkernantigene bei progressiver Sklerodermie

Antinukleäre Autoantikörper

Zellkernantikörper im Serum von Patienten mit progressiver Sklerodermie sind ein charakteristischer immunpathologischer Befund. Die progressive Sklerodermie wird wegen gestörter humoraler und auch zellulärer Immunantworten dem Formenkreis der systemischen Autoimmunerkrankungen zugeordnet (Übersicht bei *Masi* & *Medsger*, 1979; *Rodnan*, 1979; *Black* & *Myers*, 1985; *Haustein* et al., 1986). Ferner ist diese chronisch progrediente Erkrankung durch Störungen der Mikrozirkulation charakterisiert (Übersicht bei *Keller*, 1986) und klinisch durch eine Raynaud-Symptomatik, eine Verdickung und Verhärtung des Integuments sowie eine Fibrose innerer Organe, vor allem des Ösophagus und der Lungen gekennzeichnet (Übersicht bei *Rodnan*, 1979). Wurden früher Prozentzahlen des Auftretens antinukleärer Antikörper bei progressiver Sklerodermie von 40 bis 60% angegeben (*Beck*, 1961; *Fennell* et al., 1962; *Burnham* et al., 1966; *Rothfield* & *Rodnan*, 1968), so zeigen neuere Untersuchungen, bei denen empfindlichere Methoden eingesetzt wurden, daß bei fast allen Sklerodermie-Patienten antinukleäre Antikörper nachweisbar sind (*Tan* et al., 1980; *Bernstein* et al., 1982; *Chen* et al., 1984; *Reimer* et al., 1984; *Reimer* et al., 1984; *Meurer* et al., 1985; *Lakomek* et al., 1987).
Eines der Autoantigene, das ausschließlich mit Antikörpern von Sklerodermie-Patienten reagiert, wurde als basisches nukleäres Protein mit einem Molekulargewicht von 70 kD identifiziert und Scl-70 genannt (*Douvas* et al., 1979). Vor kurzem wurde gezeigt, daß Scl-70-Antikörper im Immunoblotting mit Proteinen reagieren, die ein höheres Molekulargewicht aufwiesen (*van Venrooji* et al., 1985; *Alderuccio* et al., 1986). Die Kontroverse um die Identität des Scl-70-Antigens konnte gelöst werden, als 1986 unabhängig voneinander *Shero* et al., *Maul* et al. und *Guldner* et al. das Scl-70-Antigen als DNA Topoisomerase I identifizierten. In klinischen Studien wurden Scl-70-Antikörper gehäuft bei Patienten mit diffuser Sklerodermie und schwerem Krankheitsbild beobachtet und eine prognostische Aussagekraft dieser Antikörperspezifität aufgezeigt (*Jarzabek-Chorzelska* et al., 1986; *Meurer* et al., 1985; *van Venrooji* et al., 1985).
Ein weiterer häufiger Autoantikörper bei progressiver Sklerodermie richtet sich gegen Proteine, die fest an zentromere DNA gebunden sind. Der Zentromer-Antikörper wurde ursprünglich von *Moroi* et al. 1980

Tabelle 3. Antikörper gegen Zellkernantigene bei progressiver Sklerodermie

Immunologische Spezifität	Vorkommen	Antigen
1. Anti-Scl-70	20–30% Marker Antikörper	Topoisomerase I
2. Anti-Zentromer	40–96%, CREST-Syndrom	19,5 kD, 70 kD 180 kD Proteine des Kinetochors
3. Anti-Zentriol	selten	Proteine des Zentriol
4. Anti-Lamin	selten	Proteine der Zellkernhülle

als punktierte Kernfluoreszenz in Gewebekulturzellen in der indirekten Immunfluoreszenz beobachtet. Diese Kernfluoreszenz zeigte ein charakteristisches Verhalten in mitotischen Zellen. Während der Metaphase und Anaphase kam es zu einer deutlichen Anordnung der einzelnen Fluoreszenzpunkte in der Ebene der kondensierten Chromosomen. An isolierten Chromosomenpräparaten wurde gezeigt, daß diese Antikörper mit Proteinen des Zentromers/Kinetochors reagierten. In der Zwischenzeit wurden mehrere antigene Proteine des Kinetochors mit molekularbiologischen Methoden näher charakterisiert (*Cox* et al., 1983; *Earnshaw* et al., 1984; *Guldner* 1984). Erwähnt werden sollte an dieser Stelle, daß *Burnham* und seine Mitarbeiter (*Burnham* & *Bank*, 1974; *Burnham*, 1978) schon Jahre vor der exakten Identifizierung des Zentromer-Antikörpers ein Kernfluoreszenzmuster in Gewebeschnitten als gesprenkelt (true speckled) bezeichneten, das charakteristisch für die Sklerodermie war und vor kurzem als punktierte Kernfluoreszenz durch Zentromer-Antikörper identifiziert wurde (*Kleinsmith* et al., 1982). Antikörper gegen Zentromer-Antigene waren bei 50 bis 96% aller Patienten mit dem CREST-Syndrom ein serologischer Befund

und wurden relativ selten bei Patienten mit diffuser Sklerodermie beobachtet (*Fritzler & Kinsella*, 1980, *Tan* et al., 1980). Zentromer-Antikörper sind demnach charakteristisch für eine prognostisch günstigere Form der Sklerodermie, die durch eine Calcinosis cutis, ein Raynaud-Phänomen, eine Ösophagusmotilitätsstörung (Esophageal dysmotility), eine Sklerodaktylie und Teleangiektasien gekennzeichnet ist (*Kallenberg* et al., 1982; *Kleinsmith* et al., 1982; *McCarty* et al., 1983; *Tramposch* et al., 1984; *Chorzelski* et al., 1985; *Meurer* et al., 1985).
Weitere, selten auftretende Zellkernantikörper sind bei progressiver Sklerodermie beschrieben worden. Diese richten sich gegen Antigene der Zellkernmembran (*McKeon* et al., 1983), des Zentriols (*Tuffanelli* et al., 1983; *Osborn* et al., 1986) sowie gegen nicht näher definierte Kernantigene (*Fritzler* et al., 1984). Ferner wurden antimitochondriale Antikörper vor allem zusammen mit Zentromer-Antikörpern bei Patienten mit dem CREST-Syndrom und primär biliärer Leberzirrhose beobachtet (*Sherlock & Scheuer*, 1973; *Gupta* et al., 1984).

Antinukleoläre Autoantikörper

Autoantikörper gegen nukleoläre Antigene sind ein charakteristischer serologischer Befund für die progressive Sklerodermie (*Beck*, 1961; *Fennell* et al., 1962; *Burnham* et al., 1966, *Burnham & Bank*, 1974; *Miyawaki & Ritchie*, 1973; *Notman* et al., 1975; *Tan* et al., 1980; *Bernstein* et al., 1982; *Reimer* et al., 1984; *Meurer* et al., 1985). Die Prävalenz antinukleolärer Antikörper wurde in einer neueren Publikation von *Bernstein, Steigerwald* und *Tan* (1982) mit 43% angegeben. Hinweise für eine Heterogenität antinukleolärer Antikörperspezifitäten erhielten diese Autoren in ihren Untersuchungen, in denen sie drei verschiedene nukleoläre Fluoreszenzmuster für die progressive Sklerodermie beschrieben. Eines der Fluoreszenzmuster wurde als gesprenkelt (speckled), das zweite als homogen (homogeneous) und das dritte Fluoreszenzmuster als klumpig (clumpy) bezeichnet. Eine genauere Charakterisierung dieser drei nukleolären Antikörperspezifitäten mit molekularbiologischen und biochemischen Methoden wurde in dieser Studie nicht durchgeführt. In einer früheren Untersuchung über die molekulare Struktur nukleolärer Autoantigene wurde 4–6S-RNA als antigene Komponenten im Nukleolus identifiziert (*Pinnas* et al., 1973). *Reddy* et al. (1983) und *Hashimoto* und *Steitz* (1983) beschrieben kürzlich ein nukleoläres 7-2 Ribonukleoprotein als Antigen zweier Autoimmunseren. Eines der Seren (To) stammte von einem Patienten mit progressiver Sklerodermie, das andere Serum (Th) von einem Patienten mit SLE. Ferner zeigten *Reddy* et al. in ihren Untersuchungen, daß einige der Sklerodermie-Seren mit Partikel präzipitierten, die nukleoläre U3-RNA enthielten. In einer neueren Studie konnte gezeigt werden, daß diese U3-RNA präzipitierenden Autoantikörper mit einem nukleolären 34 kD-Protein reagierten (*Lischwe* et al., 1985). Dieses Protein hat einen isoelektrischen Punkt weit im basischen (pI 8.5), ist reich an zweifach methyliertem Arginin und an Glyzin und hat strukturelle Ähnlichkeiten mit heterogenem Ribonukleoprotein. In immunzytochemischen Untersuchungen wurde dann licht- und elektronenmikroskopisch gezeigt, daß dieses 34 kD-Protein (Fibrillarin) in der Fibrosa des Nucleolus lokalisiert ist (*Ochs* et al., 1985; *Reimer* et al., 1987). Vor kurzem konnten *Guldner* et al. (1986) zeigen, daß das Scl-70-Antigen (DNA-Topoisomerase I) in besonders hoher Konzentration auch im Nukleolus und Nukleolus-Organizator lokalisiert ist.

Tabelle 4. Antinukleoläre Antikörper bei progressiver Sklerodermie

Immunologische Spezifität	Molekulare Identität des Antigens
1. Anti-RNA-Polymerase I	13 Untereinheiten der RNA-Polymerase I (190/210 kD antigene Untereinheit)
2. Anti-PM-Scl	Partikel aus 11 Polypeptiden (Antigenität im 80 kD-Protein)
3. Anti-U3-RNP	34 kD-Protein des U3-RNP-Komplexes (Fibrillarin)
4. Anti-To	7-2 Ribonukleoprotein

Mit Hilfe molekular- und zellbiologischer Untersuchungsverfahren konnten kürzlich zwei weitere Sklerodermie-spezifische nukleoläre Autoantigene identifiziert und charakterisiert werden. Ein Antikörper erkennt als Antigen RNA-Polymerase I, einen nukleolären Enzymkomplex, der die ribosomale Vorläufer-RNA transkribiert (*Reimer* et al., 1987). Mit Hilfe dieser Antikörper konnte gezeigt werden, daß RNA-Polymerase I aus mindestens 13 Untereinheiten besteht. Die katalytisch aktive große Untereinheit scheint die Epitope zu tragen, da die Aktivität des Enzymkomplexes durch die Autoantikörper in vitro und in vivo gehemmt wird (*Reimer* et al., 1987). In der indirekten Immunfluoreszenz an Zellsubstraten zeigen Antikörper gegen RNA-Polymerase I eine punktierte oder gesprenkelte nukleoläre Fluoreszenz (*Scheer & Rose*, 1984; *Reimer* et al., 1987). Ein weiterer antinukleolärer Antikörper reagierte mit dem sogenannten PM-Scl-Antigen. Dieses aus 11 Polypeptiden bestehende Partikel scheint ribosomalen Ursprungs zu sein (*Reimer* et al., 1986). Anti-PM-Scl-Antikörper zeigen im Immunfluoreszenz-Test eine homogene nukleoläre Fluoreszenz, wobei gleichzeitig eine schwächere nucleoplasmatische Fluoreszenz beobachtet wird, wie auch von *Reichlin* und Mitarbeitern (1984) in ihrer Arbeit über die Assoziation dieser Antikörperspezifität mit dem Polymyositis/Sklerodermie-Überlappungssyndrom berichtet wurde.

Klinische Assoziation von antinukleolären Antikörpern bei progressiver Sklerodermie

In einer vor kurzem durchgeführten Studie wurden antinukleoläre Antikörper (ausschließlich Scl-70-Antikörper) bei 8,2% der untersuchten 646 Patienten mit progressiver Sklerodermie beobachtet (*Reimer* et al., 1987, in press). Von den 46 zur Verfügung stehenden antinukleolären Seren reagierten 7 (15,2%) mit RNA-Polymerase I, 8 (17,5%) mit PM-Scl-Antigen und 22 (47,8%) mit U3-RNP. Keines der 250 Kontrollseren wies diese Antikörperspezifitäten auf. Eine Assoziation von Antikörpern gegen RNA-Polymerase I mit der diffusen Sklerodermie (6 von 7 Patienten wiesen diese Form der Erkrankung auf) wurde festgestellt. Diese Patienten hatten häufiger (p < 0,05) eine Arthritis als Erstsymptom der Erkrankung, ferner eine Herz- und Nierenbeteiligung sowie eine signifikant kürzere (p < 0,05) Dauer der Erkrankung. Die Vergleichsgruppe bestand aus 99 Sklerodermie-Patienten ohne antinukleoläre Antikörper. Antikörper gegen PM-Scl wurden bei Patienten, die häufiger (p < 0,05) eine Myositis aufwiesen (2 von 8 Patienten), beobachtet. Patienten mit PM-Scl-Antikörpern waren jünger (p < 0,05) bei Beginn der Erkrankung als die Patienten der Vergleichsgruppe (33,4 gegenüber 43,1 Jahren). Ferner zeigten sie häufiger (2 von 8 Patienten) eine Nierenbeteiligung, während eine Raynaud-Symptomatik seltener (p < 0,05) als beim Vergleichskollektiv das Erstsymptom der Erkrankung war. Von den 22 Patienten mit Antikörper gegen U3-RNP (oft jüngere Männer) hatten 13 (59%) die diffuse Form der Sklerodermie. Sechs der 22 Patienten wiesen eine Herzbeteiligung auf. Eine Gelenkbeteiligung war nur bei 3 Patienten vorhanden und somit seltener als bei der Vergleichsgruppe (p < 0,05).
Diese Studie erweiterte die klinischen Assoziationen von Autoantikörpern molekular definierter Spezifität bei progressiver Sklerodermie. Antikörper gegen RNA-Polymerase I und U3-RNP waren hochspezifisch für die progressive Sklerodermie und wurden bei anderen Autoimmunerkrankungen nicht beobachtet. Patienten mit U3-RNP-Antikörpern waren jüngere Männer, die oft an einer diffusen Sklerodermie litten und signifikant seltener eine Gelenkbeteiligung zeigten. Antikörper gegen RNA-Polymerase I scheinen eine Patientengrupe mit diffuser Sklerodermie und prognostisch ungünstiger Herz- und Nierenbeteiligung zu kennzeichnen, während PM-Scl-Antikörper mit einer Begleitmyositis assoziiert waren.

Schlußbemerkung

Die Kenntnis von Struktur und Funktion der Zellkernautoantigene ist nicht nur für exakte diagnostische Testverfahren von großer Bedeutung, sondern auch für Antworten auf Fragen nach dem Ursprung spezifischer Autoimmunantworten bei Patienten mit systemischen Autoaggressionskrankheiten. Ein Modell für auslösende Mechanismen, die zur Produktion von Autoantikörpern bei der Myositis führen könnten, wurde kürzlich von *Mathews* und *Bernstein* (1983) vorgestellt. In diesem Modell wird die Produktion von Autoantikörpern gegen Histidyl-tRNA-Synthetase (Jo-1-Antikörper) durch myotrope Viren, wie Coxsackie-Virus B, verursacht. Die durch das Virus-Genom kodierten Polypeptide benützen den Proteinsyntheseapparat der Wirtszellen. Hierbei reagiert Histidyl-tRNA-Synthetase mit viraler RNA, und nach irreversibler Schädigung und Lyse der infizierten Zellen überwinden diese RNA-Proteinkomplexe die immunologische Toleranz und führen zu einer Autoimmunantwort gegen Histidyl-tRNA-Synthetase selbst. Die Wertigkeit dieser Hypothese wird durch Beobachtungen unterstützt, die zeigen, daß SS-B/La ebenfalls an virale RNA in Adenovirus- und Epstein-Barr-Virus-infizierten Zellen binden kann (*Francoeur & Mathews*, 1982). Diese Beobachtung ließ damals vermuten, daß virale RNA bei der Autoimmunantwort gegen SS-B/La eine auslösende Ursache spielen könnte.
Interessanterweise ist der Nukleolus häufigstes antigenes Ziel von Autoantikörper bei progressiver Sklerodermie. Nicht nur RNA-Polymerase I, U3-RNP (Fibrillarin), PM-Scl, sondern auch Scl-70 (DNA-Topoisomerase I) sind nukleoläre Proteine. Die Aufklärung der antigenen Eigenschaften dieser mit dem Nukleolus assoziierten Autoantigene könnte für ätiopathogenetische Fragestellungen von Bedeutung sein.

Literatur

1. *Aitcheson, C T, Peebles, C, Joslin, F, Tan, E M:* Characteristics of antinuclear antibodies in rheumatoid arthritis. Arthr. Rheum. 23, 528 (1980)

2. *Alderuccio, F, Barnett, A J, Campbell, J H, Pedersen, J S, Toh, B H:* Scl-95/100: doublet of endothelial marker autoantigens in progressive systemic sclerosis. Clin. exp. Immun. 64, 94 (1986)

3. *Alexander, E L, Hirsch, T J, Arnett, F C, Provost, T T, Stevens, M B:* Ro (SSA) and La (SSB) antibodies in the clinical spectrum of Sjögren's syndrome. J. Rheumatol. 9, 239 (1982)

4. *Alspaugh, M A, Jensen, F C, Rabin, H, Tan, E M:* Lymphocyte transformed by Epstein-Barr virus. Induction of nuclear antigen reactive with antibody in rheumatoid arthritis. J. exp. Med. 147, 1018 (1978)

5. *Alspaugh, M A, Talal, D, Tan, E M:* Differentiation and characterization of autoantibodies and their antigens in Sjögren's syndrome. Arthr. Rheum. 19, 216 (1976)

6. *Alspaugh, M A, Tan, E M:* Antibodies to cellular antigens in Sjögren's syndrome. J. clin. Invest. 55, 1067 (1975)

7. *Andres, G A, Accini, L, Beiser, S M, Christian, C L, Cinotti, G A, Erlanger, B F, Hsu, K C, Segal, B C:* Localization of fluorescein-labeled antinucleoside antibodies in glomeruli of patients with active lupus erythematosus nephritis. J. clin. Invest. 49, 2106 (1970)

8. *Arana, R, Seligman, M:* Antibodies to native and denatured deoxyribonucleic acid in systemic lupus erythematosus. J. clin. Invest. 46, 1867 (1967)

9. *Beck, J S:* Variations in the morphological patterns of "autoimmune" nuclear immunofluorescence. Lancet 1961,I, 1203

10. *Bernstein, R M, Steigerwald, J C, Tan, E M:* Association of antinuclear and antinucleolar antibodies in progressive systemic sclerosis. Clin. exp. Immun. 48, 43 (1982)

11. *Bernstein, R M, Bunn, C C, Hughes, G R V, Francoeur, A M, Mathews, M B:* Cellular protein and RNA antigens in autoimmune disease. Mol. Biol. Med. 2, 105 (1984)

12. *Bernstein, R M, Morgan, S H, Chapman, J, Bunn, C C, Mathews, M B, Turner-Warwick, M, Hughes, G R V:* Anti-Jo-1 antibody: a marker for myositis with interstitial lung disease. Brit. med. J. 289, 151 (1984)

13. *Bernstein, R M, Hobbs, R N, Lea, D J, Ward, D J, Hughes, G R V:* Patterns of antihistone antibody specificity in systemic rheumatic disease. Arthr. Rheum. 28, 285 (1985)

14. *Billings, P B, Hoch, S O, White, P J, Carson, D A, Vaughan, J H:* Antibodies to the Epstein-Barr virus nuclear antigen and to rheumatoid arthritis nuclear antigen identify the same polypeptide. Proc. nat. Acad. Sci. USA 80, 7140 (1983)

15. *Black, C M, Myers, A R:* Systemic sclerosis (scleroderma). Gower Medical Publishing Ltd, 1985

16. *Bravo, R:* Synthesis of the nuclear protein cyclin (PCNA) and its relationship with DNA replication. Exp. Cell. Res. 163, 287 (1986)

17. *Bunn, C C, Bernstein, R M, Mathews, M B:* Autoantibodies against alanyl-tRNA synthetase and tRNA coexist and are associated with myositis. J. exp. Med. 163, 1281 (1986)

18. *Burnham, T K, Fine, G, Neblett, T R:* The immunofluorescent tumor imprint technique. II. The frequency of antinuclear factors in connective tissue diseases and dermatoses. Ann. intern. Med. 65, 9 (1966)

19. *Burnham, T K, Bank, P W:* Antinuclear antibodies. I. Patterns of nuclear immunofluorescence. J. invest. Derm. 62, 526 (1974)

20. *Burnham, T K:* Antinuclear antibodies: a simplified classification of the nuclear immunofluorescent patterns. Arch. Derm. (Chicago) 114, 1343 (1978)

21. *Ceppellini, R, Polli, E, Celada, F A:* DNA-reacting factor in serum of a patient with lupus erythematosus diffusus. Proc. Soc. exp. Biol. Med. 96, 572 (1957)

22. *Chen, Z-Y, Silver, R M, Ainsworth, S K, Dobson, R L, Rust, P, Maricq, H R:* Association between fluorescent antinuclear antibodies, capillary patterns, and clinical features in scleroderma spectrum disorders. Amer. J. Med. 77, 812 (1984)

23. *Chorzelski, T P, Jablonska, S, Beutner, E H, Blaszcyk, M, Jarzabek-Chorzelska, M, Kencka, D, Krasny, S, Kumar, V, Tchorzewska, A:* Anticentromere antibody: an immunological marker of a subset of systemic sclerosis. Brit. J. Derm. 113, 381 (1985)

24. *Christian, C L, Mendez-Bryan, R, Larson, D L:* Latex agglutination test for disseminated lupus erythematosus. Proc. Soc. exp. Biol. Med. 98, 820 (1958)

25. *Clark, G, Reichlin, M, Tomasi, T B:* Characterization of a soluble cytoplasmic antigen reactive with sera from patients with systemic lupus erythematosus. J. Immun. (Baltimore) 102, 117 (1968)

26. *Cox, J V, Schenk, E A, Olmsted, J B:* Human anticentromere antibodies: distribution, characterization of antigens, and effect on microtubule organization. Cell 35, 331 (1983)

27. *Deicher, H R G, Holman, H R, Kunkel, H G:* The precipitin reaction between DNA and a serum factor in systemic lupus erythematosus. J. exp. Med. 109, 97 (1959)

28. *Deng, J S, Sontheimer, R D, Gilliam, J N:* Relationship between antinuclear and ant-Ro/SS-A antibodies in subacute cutaneous lupus erythematosus. J. Amer. Acad. Derm. 11, 494 (1984)

29. *Douvas, A S, Achten, M, Tan, E M:* Identification of a nuclear protein (Scl-70) as a unique target of human antinuclear antibodies in scleroderma. J. biol. Chem. 254, 10 514 (1979)

30. *Earnshaw, W C, Halligan, N, Cooke, C, Rothfield, N:* The kinetochore is part of the metaphase chromosome scaffold. J. Cell. Biol. 98, 352 (1984)

31. *Eilat, D, Steinberg, A D, Schechter, A N:* The reaction of SLE antibodies with native and single-stranded RNA: radioimmunoassay and binding specificities. J. Immun. (Baltimore) 120, 555 (1978)

32. *Esscher, E, Scott, J S:* Congenital heart block and maternal systemic lupus erythematosus. Brit. med. J. 1, 1235 (1979)
33. *Fennell, R H, Rodnan, G P, Vazquez, J J:* Variability of tissue-localizing properties of serum from patients with different disease states. Lab. Invest. 11, 24 (1962)
34. *Franco, H L, Weston, W L, Peebles, C, Forstot, S L, Phanaphak, P:* Autoantibodies directed against sicca syndrome antigens in the neonatal lupus syndrome. J. Amer. Derm. 4, 67 (1981)
35. *Francoeur, A M, Mathews, M B:* The interaction between VA-RNA and the lupus antigen La: formation of a ribonucleoprotein particle in vitro. Proc. nat. Acad. Sci. USA 79, 6772 (1982)
36. *Francoeur, A M, Chan, E K L, Garrels, J I, Mathews, M B:* Characterization and purification of lupus antigen La, and RNA-binding protein. Mol. Cell. Biol. 5, 586 (1985)
37. *Friou, G J:* Identification of the nuclear component of the interaction of lupus erythematosus globulin and nuclei. J. Immun. (Baltimore) 80, 476 (1958)
38. *Fritzler, M J, Kinsella, T D:* The CREST syndrome: a distinct serologic entity with anticentromere antibodies. Amer. J. Med. 69, 520 (1980)
39. *Fritzler, M J, McCarty, G A, Ryan, J P, Kinsella, T B:* Clinical features of patients with antibodies directed against proliferating cell nuclear antigen. Arthr. Rheum. 26, 140 (1983)
40. *Fritzler, M J, Valencia, D W, McCarty, G A:* Speckled pattern antinuclear antibodies resembling anticentromere antibodies. Arthr. Rheum. 27, 92 (1984)
41. *Gilliam, J N, Sontheimer, R D:* Distinctive cutaneous subsets in the spectrum of lupus erythematosus. J. Amer. Acad. Derm. 4, 471 (1981)
42. *Goodman, H C, Bowser, R:* Use of tannic acid hemagglutination test in detection of LE factor. Fed. Proc. 17, 56 (1958)
43. *Guldner, H H, Lakomek, H-J, Bautz, F A:* Human anti-centromere sera recognize a 19.5 kD non-histone chromosomal protein from HeLa cells. Clin. exp. Immun. 58, 13 (1984)
44. *Gupta, R C, Siebold, J R, Krishnan, M R, Steigerwald, J C:* Precipitating autoantibodies to mitochondrial proteins in progressive systemic sclerosis. Clin. exp. Immun. 58, 68 (1984)
45. *Guldner, H-H, Szostecki, C, Vosberg, H-P, Lakomek, H J, Penner, E , Bautz, F A:* Scl-70 autoantibodies from scleroderma patients recognize a 95 kDa protein identified as topoisomerase I. Chromosoma 94, 132 (1986)
46. *Hardin, A H, Thomas, J O:* Antibodies to histones in systemic lupus erythematosus: localization of prominent autoantigens on histones H1 and H2B. Proc Nat. Acad. Sci. USA 80, 7410 (1983)
47. *Hargraves, M M, Richmond, H, Morton, R:* Presentation of two bone marrow elements: The "tart" cell and the "L.E." cell. Proc. Staff Meet Mayo Clin. 23, 25 (1948)
48. *Harley, J B, Kaine, J L, Fox, O F, Reichlin, M, Gruber, B:* Ro(SS-a) antibody and antigen in a patient with congenital complete heart block. Arthr. Rheum. 28, 1321 (1985)
49. *Haserick, W R, Lewis, L A, Bortz, D W:* Blood factor in disseminated lupus erythematosus. I: Determination of the γ-globulin as specific plasma fraction. Amer. J. med. Sci. 219, 660 (1950)
50. *Hashimoto, C, Steitz, J S:* Sequential association of nucleolar 7-2 RNA with two different autoantigens. J. biol. Chem. 258, 1379 (1983)
51. *Haustein, U F, Herrmann, K, Böhme, H J:* Pathogenesis of progressive systemic sclerosis. Intern. J. Derm. 25, 286 (1986)
52. *Holman, H R, Kunkel, H G:* Affinity between lupus erythematosus serum factor and cell nuclei and nucleoprotein. Science 126, 162 (1957)
53. *Jarzabek-Chorzelska, M, Blaszczyk, M, Jablonska, S, Chorzelski, T, Kumar, V, Beutner, E H:* Scl 70 antibody – a specific marker of systemic sclerosis. Brit. J. Derm. 115, 393 (1986)
54. *Kallenberg, G, Pastoor, G W, Wouda, A A:* Antinuclear antibodies in patients with Raynaud's phenomenon: clinical significance of anticentromere antibodies. Ann. rheum. Dis. 41, 382 (1982)
55. *Keller, J:* Störungen der Mikrozirkulation als pathogenetisches Prinzip bei der progressiven (systemischen) Sklerodermie (PSS). Zbl. Haut- u. Geschl.-Kr. 152, 931 (1986)
56. *Kephart, D C, Hood, A F, Provost, T T:* Neonatal lupus erythematosus: new serologic findings. J. invest. Derm. 77, 331 (1981)
57. *Kleinsmith, D M, Heinzerling, R H, Burnham, T K:* Antinuclear antibodies as immunologic markers for a benign subset and different clinical characteristics of scleroderma. Arch. Derm. (Chicago) 118, 882 (1982)
58. *Koffler, D, Schur, P H, Kunkel, H G:* Immunological studies concerning the nephritis of systemic lupus erythematosus. J. exp. Med. 126, 607 (1967)
59. *Koffler, D, Carr, R I, Agnello, V, Thoburn, R, Kunkel, H G:* Antibodies to polynucleotides in human sera: antigenic specificity and relation to disease. J. exp. Med. 134, 294 (1971)
60. *Koffler, D, Miller, E M, Lahita, R G:* Studies on the specificity and clinical correlation of antiribosomal antibodies in systemic lupus erythematosus sera. Arthr. Rheum. 22, 463 (1979)
61. *Krippner, H, Springer, B, Merle, S, Pirlet, K:* Antibodies to histones of the IgG and IgM class in systemic lupus erythematosus. Clin. exp. Immun. 58, 49 (1984)
62. *Lachmann, P J:* A two-stage indirect L.E. cell test. Immunology 4, 142 (1961)
63. *Lakomek, H J, Guldner, H H, Bautz, F A, Goerz, G, Kind, P, Mensing, H, Kröskemper, H L:* Kernantikörper als serologische Marker der progressiven systemischen Sklerodermie (PSS). Hautarzt 38, 63 (1987)

64. *Lee, S L, Chase, P H:* Drug-induced systemic lupus erythematosus: a critical review. Sem. Arthr. Rheum. 5, 83 (1975)
65. *Lerner, M R, Steitz, J A:* Antibodies to small nuclear RNAs complexed with proteins are produced by patients with systemic lupus erythematosus. Proc. nat. Acad. Sci. USA 76, 5495 (1979)
66. *Lerner, M R, Boyle, J A, Hardin, J A, Steitz, J A:* Two novel classes of small ribonucleoproteins detected by antibodies associated with lupus erythematosus. Science 211, 400 (1981)
67. *Lieu, T-S, Jiang, M, Steigerwald, J C, Tan, E M:* Identification of the SS-A/Ro intracellular antigen with autoimmune sera. J. Immunol. Meth. 71, 217 (1984)
68. *Lischwe, M A, Redy, R, Ochs, R L, Yeoman, L C, Tan, E M, Reichlin, M, Busch, H:* Purification of a nucleolar scleroderma antigen (Mr = 34000; pI, 8.5) rich in N^G,N^G-dimethylarginine. J. biol. Chem. 260, 14204 (1985)
69. *Litsky, S E, Nooman, J A, O'Connor, W N, Cottrill, C M, Mitchell, B:* Maternal connective tissue disease and congenital heart block: demonstration of immunoglobulin in cardiac tissue. New Engl. J. Med. 312, 98 (1985)
70. *Martinez-Lavin, M, Vaughan, J H, Tan, E M:* Autoantibodies and the spectrum of Sjögren's syndrome. Ann. intern. Med. 91, 185 (1979)
71. *Masi, A T, Rodnan, G P:* Preliminary criteria for the classification of systemic sclerosis (scleroderma). Bull. rheum. Dis. 31, 1 (1981)
72. *Mathews, M B, Bernstein, R M:* Myositis autoantibody inhibits histidyl-tRNA synthetase: a model for autoimmunity. Nature (Lond.) 304, 177 (1983)
73. *Mathews, M B, Reichlin, M, Hughes, G R V, Bernstein, R M:* Anti-threonyl-tRNA synthetase, a second myositis-related autoantibody. J. exp. Med. 160, 420 (1984)
74. *Mathews, M B, Bernstein, R M, Franza, B R, Garrels, J I:* Identity of the proliferating cell nuclear antigen and cyclin. Nature (Lond.) 309, 374 (1984)
75. *Mathews, M B, Bernstein, R M, Bunn, C C:* Myositis sera recognize alanyl-tRNA synthetase and transfer RNA independently: implications for autoimmunity. Arthr. Rheum. 28 (Suppl), S32 (1985)
76. *Mattioli, M, Reichlin, M:* Heterogeneity of RNA protein antigens reactive with sera from patients with systemic lupus erythematosus. Arthr. Rheum. 17, 421 (1974)
77. *Maul, C G, French, B T, van Venrooji, W J, Jiminez, S A:* Topoisomerase I identified by slceroderma 70 antisera, enrichment of topoisomerase I at the centromere in mouse mitotic cells before anaphase. Proc. nat. Acad. Sci. USA 83, 5145 (1986)
78. *McCarty, G A, Rice, J R, Bembe, M L, Barada, F A Jr.:* Anticentromere antibody. Clinical correlations and association with a favorable prognosis in patients with scleroderma variants. Arthr. Rheum. 26, 1 (1983)
79. *McKeon, F D, Tuffanelli, D L, Fukuyama, K, Kirschner, M W:* Autoimmune response directed against conserved determinant of nuclear envelope proteins in a patient with linear scleroderma. Proc. nat. Acad. Sci. USA 80, 4374 (1983)
80. *Medsger, T A, Jr.:* Systemic sclerosis (scleroderma), Arthritis and Allied Conditions. Tenth edition. Edit. by D.J. McCarty, Jr. Philadelphia, Lea & Febinger, pp. 762–809, 1979
81. *Meurer, M, Scharf, A, Luderschmidt, C, Braun-Falco, O:* Zentromerantikörper und Antikörper gegen Scl-70-Nucleoprotein bei progressiver systemischer Sklerodermie. Dtsch. med. Wschr. 110, 8 (1985)
82. *Miniter, M F, Stollar, B D, Agnello, V:* Reassessment of the clinical significance of native DNA antibodies in systemic lupus erythematosus. Arthr. Rheum. 22, 959 (1979)
83. *Miescher, P, Strassle, R:* New serological methods for the detection of the L.E. factor. Vox Sang. (Basel) 2, 283 (1957)
84. *Miyawaki, S, Ritchie, R F:* Nucleolar antigen specific for antinucleolar antibody in the sera of patients with systemic rheumatic disease. Arthr. Rheum. 16, 726 (1973)
85. *Miyachi, K, Fritzler, M J, Tan, E M:* Autoantibody to a nuclear antigen in proliferating cells. J. Immun. (Baltimore) 121, 2228 (1978)
86. *Moroi, Y, Peebles, C, Fritzler, M J, Steigerwald, J, Tan, E M:* Autoantibody to centromere (kinetochore) in scleroderma sera. Proc. nat. Acad. Sci. USA 77, 1627 (1980)
87. *Nakamura, R M, Peebles, C L, Rubin, R L, Molden, D P, Tan, E M:* Autoantibodies to nuclear antigens (ANA). Advances in laboratory tests and significance in rheumatic diseases. 2nd edition. Am. Soc. Clin. Path. Press, Chicago, 1985
88. *Nishikai, M, Reichlin, M:* Heterogeneity of precipitating antibodies in polymyositis and dermatomyositis. Arthr. Rheum. 23, 881 (1980)
89. *Nishikai, M, Reichlin, M:* Purification and characterization of a nuclear non-histone basic protein (Mi-1) which reacts with anti-immunoglobulin sera and sera of patients with dermatomyositis. Mol. Immun. 17, 1129 (1980)
90. *Notman, D D, Kurata, N, Tan, E M:* Profiles of antinuclear antibodies in systemic rheumatic diseases. Ann. intern. Med. 83, 464 (1975)
91. *Ochs, R L, Lischwe, M A, Spohn, W H, Busch, H:* Fibrillarin: a new protein of the nucleolus identified by autoimmune sera. Biol. Cell 54, 123 (1985)
92. *Osborn, T G, Ryerse, J S, Bauer, N E, Urhahn, J M, Blair, D, Moore, T L:* Anticentriole antibody in a patient with progressive systemic sclerosis. Arthr. Rheum. 29, 142 (1986)

93. *Padgett, R A, Mount, S M, Steitz, J A, Sharp, P A:* Splicing of messenger RNA precursors is inhibited by antisera to small nuclear ribonucleoprotein. Cell 35, 101 (1983)

94. *Pinnas, J L, Northway, J D, Tan, E M:* Antinucleolar antibodies in human sera. J. Immun. (Baltimore) 111, 996 (1973)

95. *Portanova, J P, Rubin, R L, Joslin, F G, Agnello, V D, Tan, E M:* Reactivity of anti-histone antibodies induced by procainamide and hydralazine. Clin. Immun. Immunopath. 25, 67 (1982)

96. *Reddy, R, Tan, E M, Henning, D, Nogha, K, Busch, H:* Detection of a nucleolar 7-2 ribonucleoprotein and a cytoplasmic 8-2 ribonucleoprotein with autoantibodies from patients with scleroderma. J. biol. Chem. 258, 1383 (1983)

97. *Reichlin, M, Mattioli, M:* Description of a serological reaction characteristic of polymyositis. Clin. Immun. Immunopath. 5, 12 (1976)

98. *Reichlin, M, Maddison, P J, Targoff, I, Bunch, T, Arnett, F, Sharp, G, Treadwell, E, Tan, E M:* Antibodies to nuclear/nucleolar antigen in patients with polymyositis overlap syndromes. J. clin. Immun. 4, 30 (1984)

99. *Reimer, G, Huschka, U, Keller, J, Kammerer, R, Hornstein, O P:* Immunofluorescence studies in progressive systemic sclerosis (scleroderma). Brit. J. Derm. 109, 26 (1984)

100. *Reimer, G, Liebel, G, Hornstein, O P:* In-vitro complement activation by antinuclear antibodies in the epidermis from patients with systemic sclerosis (scleroderma). Brit. J. Derm. 110, 169 (1984)

101. *Reimer, G, Rubin, R L, Kotzin, B L, Tan, E M:* Anti-native DNA antibodies from autoimmune sera also bind to DNA in mitochondria. J. Immun. (Baltimore) 133, 2532 (1984)

102. *Reimer, G, Scheer, U, Peters, J-M, Tan, E M:* Immunolocalization and partial characterization of a nucleolar autoantigen (PM-Sci) associated with polymyositis/scleroderma overlap syndromes. J. Immun. (Baltimore) 137, 3802 (1986)

103. *Reimer, G, Rose, K M, Scheer, U, Tan, E M:* Autoantibody to RNA polymerase I in scleroderma sera. J. clin. Invest. 79, 65 (1987)

104. *Reimer, G, Pollard, K M, Penning, C A, Ochs, R L, Lischwe, M A, Busch, H, Tan, E M:* Monoclonal autoantibody and some human scleroderma sera target a Mr 34000 nucleolar protein of the U3-RNP ribonucleoprotein particle. Arthr. Rheum. (in press)

105. *Reimer, G, Cornell, R, Tan, E M:* The biochemical nature of antigens reactive with antinuclear antibodies. In: Immunopathology of the Skin (Beutner, E H, Chorzelski, T K, editors). 2nd edition. A Wiley Medical publication, 1987)

106. *Reimer, G, Steen, V D, Penning, C A, Medsger, T A, Tan, E M:* Correlation between autoantibodies to nucleolar antigens and clinical features in patients with systemic sclerosis (scleroderma). Arthr. Rheum. 1987 (in press)

107. *Rhodes, G, Carson, D A, Valbracht, J, Houghton, R, Vaughan, J H:* Human immune responses to synthetic peptides from the Epstein-Barr nuclear antigen. J. Immun. (Baltimore) 134, 211 (1985)

108. *Ritchie, R F:* Nucleolar structure by immunological techniques. Cancer Res. 29, 267 (1969)

109. *Ritchie, R F:* Antinucleolar antibodies: their frequency and diagnostic association. New Engl. J. Med. 282, 1174 (1970)

110. *Robbins, W C, Holman, H R, Deicher, H, Kunkel, H G:* Complement fixation with cell nuclei and DNA in lupus erythematosus. Proc. Soc. exp. Biol. Med. 96, 575 (1957)

111. *Rodnan, G P:* Progressive systemic sclerosis (scleroderma), Arthritis and Allied Conditions. Ninth edition. Edit. by D. J. McCarty. Philadelphia, Lea & Febiger, 1979, pp 762–809

112. *Rothfield, N F, Rodnan, G P:* Serum antinuclear antibodies in progressive systemic sclerosis (scleroderma). Arthr. Rheum. 11, 107 (1968)

113. *Rubin, R L, Joslin, F G, Tan, E M:* A solid-phase radioimmunoassay for anti-histone antibodies in human sera: comparison with an immunofluorescence assay. Scand. J. Immun. 15, 63 (1982)

114 *Rubin, R L, Reimer, G, McNally, E M, Nusinow, S R, Searles, R P, Tan, E M:* Procainamide elicits a selective autoantibody immune response. Clin. Immun. Immunopath. 63, 58 (1986)

115. *Rubin, R L, McNally, E M, Nusinow, S R, Robinson, C A, Tan, E M:* IgG antibodies to the histone complex H2A-H2B characterize procainamide-induced lupus. Clin. Immun. Immunopath. 36, 49 (1985)

116. *Rubin, R L:* Enzyme-linked immunosorbent assay for anti-DNA and antihistone antibodies. In: Manual of clinical laboratory immunology, 3rd edition, Rose, N R, Friedman, H, Fahey, J L, eds., ASM, Washington, DC, 1986

117. *Scheer, U, Rose, K M:* Localization of RNA polymerase I in interphase cells and mitotic chromosomes by light and electron microscopic immunocytochemistry. Proc. nat. Acad. Sci. USA 81, 1431 (1984)

118. *Selig, H P, Liehr, H, Selig, R:* Antikörper gegen Zellkernantigene. Labormedizin und Klinik. Stuttgart, New York: Gustav Fischer 1983

119. *Seligmann, M:* Mise en evidence dans le sérum des malades atteints de lupus erythémateux disséméné d'une substance déterminant une reaction de précipitation avec l'acide déoxyribonucléique. C. R. Acad. Sci. (Paris) 245, 243 (1957)

120. *Sharp, G C, Irvin, W S, Tan, E M, Gould, R C, Holman, H R:* Mixed connective tissue disease: an apparent distinct rheumatic disease syndrome associated with a specific antibody to an extractable nuclear antigen (ENA). Amer. J. Med. 52, 148 (1972)

121. *Sherlock, S, Scheuer, P J:* The presentation and diagnosis of 100 patients with primary biliary cirrhosis. New Engl. J. Med. 289, 674 (1973)
122. *Shero, J H, Bordwell, B, Rothfield, N F, Earnshaw, W C:* High titers of autoantibodies to topoisomerase I (Scl-70) in sera from scleroderma patients. Science 231, 737 (1986)
123. *Sontheimer, R D, Gilliam, J N:* An immunofluorescence assay for double-stranded DNA antibodies using the Crithidia luciliae kinetoplast as a double-stranded DNA substrate. J. Lab. Clin. Med. 91, 550 (1978)
124. *Steinmetz, S E, Deng, J-S, Rubin, R L, Sontheimer, R D, Gilliam, J N:* Reevaluation of specificity of Crithidia luciliae kinetoplast as a substrate for detecting antibodies to double-strand deoxyribonucleic acid. J. Amer. Acad. Derm. 11, 490 (1984)
125. *Stollar, B D, Levine, L, Lehrer, H I, Vanvunakis, H:* The antigenic determinants of denatured DNA reactive with lupus erythematosus sera. Proc. nat. Acad. Sci. USA 48, 874 (1962)
126. *Stollar, B D, Papalian, M:* Secondary structure in denatured DNA is responsible for its reaction with antinative DNA antibodies in systemic lupus erythematosus sera. J. clin. Invest. 66, 210 (1980)
127. *Swaak, A J G, Groenwold, J, Aarden, L A, Statius van Eps, L W, Feltkamp, E W:* Prognostic value of anti-dsDNA in SLE. Ann. rheum. Dis. 41, 388 (1982)
128. *Tan, E M, Schur, P H, Carr, R I, Kunkel, H G:* Deoxyribonucleic acid (DNA) and antibodies to DNA in the serum of patients with systemic lupus erythematosus. J. clin. Invest. 45, 1732 (1966)
129. *Tan, E M, Kunkel, H G:* Characteristics of a soluble nuclear antigen precipitating with sera of patients with systemic lupus erythematosus. J. Immun. (Baltimore) 96, 464 (1966)
130. *Tan, E M, Natali, P G:* Comparative study of antibodies to native and denatured DNA. J. Immun. (Baltimore) 104, 902 (1970)
131. *Tan, E M, Rodnan, G P, Garcia I, Moroi, Y, Fritzler, M J, Pebbles, C:* Diversity of antinuclear antibodies in progressive systemic sclerosis. Anti-centromere antibody and its relationship to CREST-syndrome. Arthr. Rheum. 23, 617 (1980)
132. *Tan, E M:* Autoantibodies to nuclear antigens (ANA): their immunobiology and medicine. Advanc. Immun. 33, 167 (1982)
133. *Targoff, I N, Reichlin, M:* The association between Mi-2 antibodies and dermatomyositis. Arthr. Rheum. 28, 796 (1985)
134. *Targoff, I N, Reichlin, M:* Nucleolar localization of the PM-Scl antigen. Arthr. Rheum. 28, 226 (1985)
135. *Totoritis, M C, Rubin, R L:* Drug-induced lupus. Genetic, clinical and laboratory features. Postgrad. Med. 78, 149 (1986)
136. *Tramposch, H D, Smith, C D, Senecal, J-L, Rothfield, N:* A long-term longitudinal study of anticentromere antibodies. Arthr. Rheum. 27, 121 (1984)
137. *Tuffanelli, D L, McKeon, F, Kleinsmith, D M, Burnham, T K, Kirschner, M:* Anticentromere and anticentriole antibodies in the scleroderma spectrum. Arch. Derm. (Chicago) 119, 560 (1983)
138. *van Venrooji, W J, Stapel, O S, Houben, H, Habets, W J, Kallenberg, C G M, Penner, E, van de Putte, L B:* Scl-70, a marker antigen for diffuse scleroderma. J. clin. Invest 75, 1053 (1985)
139. *Weston, W L, Harmon, C, Peebles, C:* A serological marker for neonatal lupus erythematosus. Brit. J. Derm. 107, 377 (1982)
140. *Wick, G, Baudner, S, Herzog, F:* Immunfluoreszenz. Med. Verlagsgesellschaft mbH, 1976
141. *Wolin, S L, Steitz, J A:* The Ro small cytoplasmic ribonucleoproteins. Identification of the antigenic protein and its binding site on Ro RNAs. Proc. nat. Acad. Sci. USA 81, 1996 (1984)

Bedeutung und Funktion des Epiphysenhormons Melatonin bei Mensch und Tier

O. Wehrenberg, P. Altmeyer, H. Holzmann

Klinikum der Johann-Wolfgang Goethe-Universität
Zentrum der Dermatologie und Venerologie
(Geschäftsführender Direktor: Prof. Dr. H. Holzmann)
Theodor-Stern-Kai 7, 6000 Frankfurt/M. 70

Zusammenfassung

Die Epiphyse der Säugetiere erweist sich als wichtiger endokriner Bestandteil innerhalb der Regulation von photoperiodischen Abläufen. Der circadiane Rhythmus innerhalb der Sekretion des Epiphysen-Hormons Melatonin wird dabei über das Nervensystem gesteuert. Verschiebungen im Bereich des Licht-Dunkel-Rhythmus führen so via Nervensystem zu einer zeitlichen Änderung der Melatonin-Sekretion. Diese Rhythmusänderungen innerhalb der Hormonausschüttung bewirken wiederum veränderte Informationen über die Tageslänge und beeinflussen so die Gonadentätigkeit sowie viele andere physiologische und wahrscheinlich auch pathologische Funktionseinheiten.
Die vorliegende Arbeit gibt einen Überblick über die Bedeutung und unterschiedlichen Funktionen des Epiphysen-Hormons Melatonin.

Summary

The mammalian pineal gland appears to be a major endocrine component in the regulation of photoperiodic responses. The circadian rhythm of secretion of the pineal hormone melatonin is regulated by the nervous system.
Changes in photoperiodic, acting via the nervous system, alter the temporal pattern of melatonin secretion. The changes in hormone secretion pattern convey information about daylength from neural components of the circadian system to the reproductive system and to many other physiological and probably pathological systems.
An overview of the different areas where the pineal hormone melatonin may be implicated is given in the present article.

Das Epiphysen-Hormon Melatonin wurde erstmals im Jahre 1958 von dem amerikanischen Dermatologen *Aaron Lerner* aus insgesamt 250 000 Rinder-Epiphysen isoliert (45, 23).
Dem Biochemiker *J. Axelrod* gelang dann 1960 die teilweise Entschlüsselung der Synthese des Melatonins in der Epiphyse (10, 12). Zum weiteren Verständnis des Synthesevorganges ist es notwendig, eine kurze Darstellung von Entwicklungsgeschichte, Struktur und Aufgaben der Epiphyse selbst zu geben.
Die Epiphysis cerebri, auch als Glandula pinealis bezeichnet, stellt ein kugeliges bzw. zapfenförmiges Organ zwischen den beiden Großhirnhemisphären dar. Ihr Längsdurchmesser beträgt ca. 12 mm, das Gewicht liegt beim erwachsenen Menschen zwischen 100 mg und 170 mg. Die Basis der Epiphyse ist durch die Commissura habenularum mit dem Dach des III. Hirnventrikels und durch die Commissura caudalis mit der Vierhügelplatte verbunden. Die Oberfläche des Organs wird von Pia mater überzogen.
Die Anlage des Corpus pineale tritt bereits bei menschlichen Embryonen von 5 bis 7 mm Länge als Ausbuchtung des Zwischenhirndaches in Erscheinung. Aus der Gehirnwandung entwickelt sich anschließend eine noduläre Verdickung, in deren caudalen Abschnitt die Epiphysenbucht zunächst tief einschneidet, um sich allmählich zum Recessus pinealis zurückzubilden. Aus dem Material der Anlage differenzieren sich später außer ubiquitären Gliazellen die, für die Glandula pinealis spezifischen Pinealzel-

len. Phylogenetisch betrachtet spielt die Epiphyse als Rudiment des schlauchförmigen Stieles des Parietalauges, eines dritten, unpaaren Strahlensinnesorganes, vor Millionen von Jahren schon bei bestimmten Saurierformen vorhanden, als Lichtreceptor bei manchen Amphibienarten auch heute noch eine wichtige Rolle (13, 40, 53). Sie enthält lichtempfindliche Strukturen, die den Retinazapfen der Augen ähneln und bei gewissen Amphibien auf Lichtreize definierter Wellenlänge Nervenimpulse aussenden (11, 12, 27, 75).

Bei den Mammalia hat sich die Epiphyse hingegen zu einem neuroendokrinen Organ gewandelt, das auf Nervenimpulse mit der Freisetzung eines spezifischen Hormons, eben des Melatonins reagiert (27, 35, 39, 46).

Wenn die Epiphyse selbst bei den Mammalia auch keine lichtempfindlichen Strukturen mehr besitzt, so ist sie in ihrer Funktion auch beim Säuger immer noch vom Licht abhängig (26, 66, 67). Aus der Retina des Auges gelangen Lichtimpulse über das Ganglion cervicale superiors durch den Sympathicus in die Glandula pinealis, an deren Ende Noradrenalin und Serotonin freigesetzt werden (49, 54). Diese beiden, als Neurotransmitter wirkenden Substanzen beeinflussen wiederum, wie wir noch näher ausführen werden, die Synthese des, die Melatoninbildung limitierenden Enzyms 5-Hydroxyindol-O-Methyl-Transferase (41, 54).

Die Synthese des Indolalkylamins Melatonin beginnt in der Epiphyse mit der Aufnahme von Tryptophan aus dem Blutkreislauf in den Pinealocyten (41, 53, 72). Durch Hydroxylierung des Tryptophans, die von dem Enzym Tryptophan-Hydroxylase katalysiert wird, entsteht 5-Hydroxy-Tryptophan (26, 41).

5-Hydroxy-Tryptophan wird anschließend durch die Hydroxy-Tryptophan-Decarboxylase zu 5-Hydroxy-Tryptamin (Serotonin) decarboxyliert. Der nächste Schritt in der Biosynthese des Melatonins besteht dann in der N-Acetylierung des Serotonins zum N-Acetylserotonin unter Katalyse von Serotonin-N-Acetyltransferase (51, 65).

Unter dem Transfer einer Methylgruppe von S-Adenosyl-Methionin zur 5-Hydroxyposition von N-Acetylserotonin entsteht sodann 5-Methoxy-N-Acetyltryptamin oder Melatonin (10, 40), eine Reaktion, die von dem Enzym Hydroxyindol-O-Methyltransferase (HIOMT) katalysiert wird.

Hierbei stellt die Bindung der Agonisten an die β-adrenergen Receptoren der Epiphyse, wodurch eine Aktivierung der Adenylcyclase stattfindet, den wichtigsten Schritt in bezug auf die Aktivierung der Catecholamine über die melatoninsynthetisierenden Formationen dar (8, 10, 12, 26).

Eine so vorhandene Sub- bzw. Hypersensitivität der melatoninbildenden Strukturen ist direkt abhängig von der Zahl der β-adrenergen Koppelungsstellen innerhalb des Pinealorgans (20, 26, 77).

Wenn der mikromorphologische Mechanismus der Melatoninbildung in den Pinealocyten bis heute auch noch nicht endgültig geklärt ist, so muß doch davon ausgegangen werden, daß das Hormon an die membranumhüllten Granula (Durchmesser ca. 1000 Å) gebunden ist, die im Perikaryon der Pinealzellen vorkommen. Die elektronenmikroskopisch in den Endstücken der Zellausläufer feststellbaren Vesikel, die zum Teil einen elektronendichten Inhalt besitzen, sowie leer erscheinende Bläschen und größere Zisternen gelten als Hormonspeicher, die ihren Inhalt an benachbarte Capillaren abgeben (27, 40).

Obgleich das Melatonin bei den Mammalia keine Funktion in bezug auf die Pigmentregulation ausübt, konnten im Tierversuch eine Hemmung der Gonadentätigkeit, eine Hypoplasie der Ovarien, sowie eine Beeinträchtigung des Oestrus beim Nager unter dem Einfluß des genannten Hormons nachgewiesen werden (1, 2, 58, 60, 61).

An der Amphibienhaut stellt Melatonin den Gegenspieler des melanophorenstimulierenden Hormons (MSH) dar. Hier bewirkt es eine Zusammenballung der Melaningranula, was zu einer sichtbaren Aufhellung führt. MSH und die Hormone mit MSH-Aktivität hingegen steigern auch beim Säuger die Pigmentdispersion, also die Verteilung der perinucleären Aggregationen von Pigmentkörnern in Melanocyten und führen so zu einer Bräunung der Haut (44, 52). Bei Epiphysentumoren des Menschen entsteht, soweit es sich um Teratome oder Tumoren handelt, die vom Interstitium des Pinealorgans ausgehen, zumeist eine Pubertas praecox. Vom eigentlichen Parenchym der Epiphyse ausgehende Tumoren hingegen führen zu einer verzögerten Pubertät (40, 43, 57, 71).

Die Glandula pinealis erfüllt somit unter anderem die Aufgabe, das vorzeitige Einsetzen der Gonadentätigkeit zu verhindern (40, 43). Im Tierversuch führen ständige Dunkelheit, Pinealektomie oder auch die Unterbrechung der zuführenden sympathischen Nervenwege zum Ausfall von HIOMT bzw. Melatonin und beschleunigtem Oestrus, eine Wirkung, die durch Gabe des Hormons wieder vollständig rückgängig gemacht werden kann. Über das Pinealorgan wird außerdem der Lichteinfluß auf die Testesgröße gesteuert (2, 29, 35, 49, 60, 61).

Melatonin besitzt eine inhibitorische Wirkung auf die Bildung von Testosteron, indem es die Synthese und Freisetzung von LRH (Luteinisierendes Releasing-Hormon) im Bereich des Hypothalamus hemmt, andererseits aber auch die Guanylcyclase durch direkte Wirkung über die Leydig-Zellen aktiviert (1, 21).

Die Epiphyse spielt offensichtlich neben der jahreszeitlichen Regulation des Oestrus beim Tier auch eine wichtige Rolle in bezug auf den, vom Licht abhängigen Tagesrhythmus des Endocriniums bei Mensch und Tier. Sie setzt die Tageslänge in Schwankungen der Melatoninproduktion bzw. Hormonausschüttung um und hält auf diese Weise eine, an Tag und Nacht angepaßten Aktivitätsrhythmus aufrecht. Bei normalem Tag- und Nachtrhythmus des Lebewesens beträgt die Melatonin-Periode genau 24 Stunden. Niedrige Hormonwerte werden um 12 Uhr und Höchstwerte um 24 Uhr bzw. um 2 Uhr gefunden (5, 18, 20, 72).

Die genannten Erkenntnisse wurden sowohl bei Tag-aktiven Lebewesen (z.B. Mensch, Hund, amerikanisches Erdhörnchen), als auch bei Nacht-aktiven Tieren (Ratte und Syrischer Hamster) mit Hilfe des Radioimmunoassay bestätigt, einer Methode der Hormonbestimmung, die in diesem Falle aufgrund ihrer

Empfindlichkeit und aufwendigen technischen Ausführung nicht ganz unproblematisch ist (4, 26, 31, 38). Während tagsüber relativ wenig Melatonin gebildet wird, ist die Produktionsrate in der Nacht erheblich gesteigert (bei der Ratte liegt sie beispielsweise 40- bis 60mal höher). Innerhalb der circadianen Rhythmik besitzt das Licht also offenbar einen limitierenden Einfluß auf Bildung und Abgabe bzw. Ausschüttung des Melatonins. Eine Änderung der Licht-Dunkel-Phase führt somit über eine Änderung der Melatoninkonzentration im Körper zu Synchronisationsstörungen (31, 75).

Setzt man beispielsweise Ratten während einer schon längere Zeit andauernden Dunkelperiode einem plötzlichen Lichtreiz aus, so führt dies zum Absinken der Melatoninproduktion um bis zu 90%. Bei Ratten, die an einen festen Licht-Dunkel-Rhythmus gewöhnt sind, führt ein solch plötzlicher Wechsel unter Umständen sogar zu einer vollständigen Desynchronisation. Eine, auf den neuen Rhythmus eingestellte Melatoninsynthese und -abgabe kommt erst nach ca. einer Woche zustande (30, 31, 36, 37).

Untersuchungen beim Menschen führten zu entsprechenden Ergebnissen, wobei die Adaptation Erwachsener an die neue circadiane Rhythmik etwa 5 bis 7 Tage in Anspruch nahm, während bei Kindern schon innerhalb von 3 Tagen eine entsprechende Angleichung der Hormonkonzentration im Körper beobachtet werden konnte (49, 72).

In diesem Zusammenhang muß auf die von verschiedenen Autoren beschriebene Altersabhängigkeit der Melatoninsynthese bzw. -konzentration hingewiesen werden. Wenn hierzu in der Literatur auch teilweise unterschiedliche Angaben gemacht werden, so deutet doch vieles darauf hin, daß die Melatoninsynthese insofern eine Altersabhängigkeit zeigt, als die Hormonproduktion während der Pubertät im Vergleich zur Präpubertät abnimmt, um dann im Erwachsenenalter langsam wieder anzusteigen und während des Seniums schließlich die höchsten Werte zu erreichen (5, 20, 27, 72, 76).

Aber nicht nur das Alter des Individuums, sondern auch z.B. der weibliche Menstruationscyclus besitzt einen Einfluß auf die jeweilige Melatoninkonzentration des Organismus. Hierbei spielt, wie in ausführlichen Untersuchungen gezeigt werden konnte, offensichtlich das Progesteron die entscheidende Rolle für die unterschiedlichen Konzentrationen des Melatonins. Demnach finden sich die niedrigsten Werte zum Zeitpunkt der Ovulation, um anschließend wieder anzusteigen und die höchsten Werte zu Beginn des nächsten Zyklus zu erreichen (5, 21, 61, 73).

Das spezifische Hormon Melatonin besitzt eine antigonadotrope Wirkung und führt gleichzeitig zur Erhöhung des Prolaktinspiegels und der Steroidsynthese der Corpora lutea des menschlichen Ovars (2, 29, 33, 57).

Im Zusammenhang zwischen circadianer Rhythmik und Melatoninkonzentration konnte in Hinsicht auf die pharmakologischen Eigenschaften des Hormons mit Hilfe entsprechender elektroencephalographischer Untersuchungen gezeigt werden, daß Melatonin eine zumindest sedierende, teilweise aber auch schlafauslösende bzw. -unterstützende Wirkung besitzt (28, 33, 68).

Allerdings stellen die bisherigen Untersuchungen beim Menschen überwiegend Einzelbeobachtungen bzw. Beobachtungen bei kleineren Untersuchungsgruppen dar, deren Bestätigung an größeren Kollektiven noch aussteht.

Beim hochspezialisierten Lebewesen Mensch existieren charakteristische Rhythmusabläufe z.B. im Hinblick auf den Ablauf und die Kontrolle der vegetativen Körperfunktionen, wie etwa der Atmung, der Kreislaufregulation und der Körpertemperatur. Aber auch das periodische Menstruationsgeschehen und die Wehen unter der Geburt stellen klassische Rhythmusabläufe innerhalb des menschlichen Körpers dar.

Die Periodendauer solcher Rhythmen erstreckt sich dabei über ein breites Zeitspektrum von Bruchteilen einer Sekunde über Tage bis hin zu Jahren und Jahrzehnten (32).

In bezug auf den dermatologischen Bereich finden sich ebenfalls rhythmusgesteuerte Funktionseinheiten, von denen viele ungeachtet ihrer teilweise bedeutenden pathologischen, pathogenetischen und eventuell auch therapeutischen Bedeutung bis auf den heutigen Tag noch nicht in ihren letzten Zusammenhängen aufgeklärt werden konnten. So wurde beispielsweise eine tagesrhythmische mitotische Aktivität im Plattenepithel der Epidermis nachgewiesen, für deren Kontrolle der, 1964 von *Bullough* beschriebene Adrenalin-Chalone-Komplex verantwortlich sein dürfte. Aber auch das Haarwachstum, die Schweißdrüsenfunktion sowie die Hautdurchblutung unterliegen ganz bestimmten rhythmischen Schwankungen (32).

Dementsprechend konnten auch für viele dermatologische Erkrankungen, wie z.B. die Psoriasis vulgaris, die Hypertrichosis universalis, aber auch beim endogenen und seborrhoischen Ekzem periodische Zusammenhänge aufgezeigt werden (32). Interessanterweise wurden bei verschiedenen derartigen Krankheitsbildern bzw. Anomalien auch unterschiedliche Melatoninkonzentrationen bzw. Abweichungen vom normalen Hormonbildungs- und abgaberhythmus beschrieben (3, 18, 19, 56).

Von besonderem Interesse sind in diesem Zusammenhang Untersuchungen bzgl. Melatoninserumspiegel und Tumoren. Untersucht wurden bislang Prostatacarcinome, Lymphome, sowie das Mammacarcinom der Frau. So wurden z.B. über dem Normbereich liegende Melatoninspiegel bei Patientinnen mit unbehandeltem Mammacarcinom beobachtet, die nach Ablatio auf niedrige bis nicht mehr meßbare Werte abfielen (34, 63). Hinsichtlich neurologischer und psychiatrischer Erkrankungen wie beispielsweise M. Parkinson, Schizophrenie, Epilepsie und depressiver Erscheinungsbilder kommen die bisherigen Untersuchungen in bezug auf die Bedeutung bzw. Wirkung des Melatonins in diesem Zusammenhang bislang zu widersprüchlichen oder negativen Ergebnissen (3, 52, 56, 63, 70).

Immerhin wurden bei manisch-depressiven Patienten während der depressiven Phase erniedrigte Melatoninspiegel gemessen (70). In Langzeituntersuchungen bei Patienten mit Sarkoidose wurde eine Hypermelatoninämie; bei Psoriasispatienten hingegen eine Hypomelatoninämie bei ebenfalls aufgehobenem Konzentrationsrhythmus gefunden (18 19).

Gerade die genannten klinischen Untersuchungen und Studien der letzten Jahre ergaben interessante neue Hinweise auf den möglichen Zusammenhang zwischen Rhythmusvorgängen im menschlichen Körper und dem Auftreten bzw. der Ausprägung bestimmter Erkrankungen sowie der hierzu in engerem Zusammenhang stehenden Konzentration des Epiphysenhormons Melatonin.

Die bisherigen Schwierigkeiten in der Bestimmung und Auswertung der Melatoninkonzentrationen beim Menschen erlauben z.Zt. keine umfassende Wertung der Bedeutung dieses Hormons insbesondere hinsichtlich dermatologischer Erkrankungen. Die methodischen Verbesserungen der Hormonanalysen eröffnen jedoch eine hoffnungsvolle Perspektive.

Es ist zu erwarten, daß insbesondere bei dermatologischen Erkrankungen, bei denen rhythmische Abläufe krankheitsprägend sind, Melatoninbestimmungen wichtige pathogenetische Zusammenhänge eröffnen werden.

Literatur

1.) *Alonso, R, Prieto, L, Hernandez, C, Mas, M.:* Anti-Androgenic Effects of the Pineal Gland and Melatonin in castrated and intact pre Pubertal Male Rats. J. Endocr. 79, 77 – 84 (1978).

2.) *Andre, J S, Parrish, J.:* Inhibition of Estrous Cyclicity in Golden Hamsters by Melatonin Administration on the day of pro Estrous. J. exp. Zool. 207, 161 – 166 (1978).

3.) *Anton-Tay, F, Diaz, J L, Fernandez-Guardiola, A.:* On the Effect upon Human Brain. Its possible Therapeutic Implications. Life Sci. Part I, 841 – 850 (1971).

4.) *Arendt, J, Wetterberg, L, Heyden, T, Sizonenko, P C, Paunier, L.:* Radioimmunoassay of Melatonin: human Serum and Cerebrospinal Fluid. Hormone Res. 8, 65 – 75 (1977).

5.) *Arendt, J.:* Melatonin Assays in Body Fluids. In: The pineal gland. Ed. by *I Nir, R J Reiter, R J Wurtman.* J. neur. Transmiss. 13, 265 – 278 (1978).

6.) *Arendt, J, Symons, A M, Wirz-Justice, A, Wilkinson, M.:* Radio immunoassayable Melatonin in Various Species. J. Endocr. 79, 25 – 27 (1978).

7.) *Arendt, J, Wirz-Justice, A, Vivien, B, Symons, A.:* Seasonal Variations of Melatonin in different Species. Neurosci. Letters, Suppl. 1, 198 – 199 (1978).

8.) *Axelrod, J.:* Introductory Remarks on Regulation of Pineal Indoleamine Synthesis. J. neur. Transmiss. 13, 73 – 79 (1978).

9.) *Axelrod, J.:* Relationship between Catecholamines and other Hormones. Rec. Progr. Horm. Res. 31, 1 – 3 (1975).

10.) *Axelrod, J, Wurtman, R.:* The Formation, Metabolism and some Actions of Melatonin, a Pineal Gland Substance. In: Endocrine and the central nervous System. Ed. by *R Levine*, Baltimore (1966).

11.) *Axelrod, J, Wurtman, R.:* Photic and neural Control of Indoleamine Metabolism in the Rat Pineal Gland. In: Advances in Pharmacology. Vol. 6, Part A, 141 – 151 (1968).

12.) *Axelrod, J.:* The Pineal Gland: a neurochemical Transducer. Science 184, 1341 – 1348 (1974).

13.) *Bagnara, J T, Hadley, M E.:* Endocrinology of the Amphibian Pineal. Amer. Zool. 10, 201 – 217 (1970).

14.) *Bajusz, E.:* Pineal Gland and its Control. Clin. Neuroendocr. Basel New York, S. 462 (1967).

15.) *Benkert, O.:* Biochemische Grundlagen der Depression. Klin. Wochenschr. 57, 651 – 660 (1979).

16.) *Benson, B, Ebels, I.:* Pineal Peptides. J. neur. Transmiss. 13, 157 – 173 (1978).

17.) *Benson, B, Matthews, M J.:* Studies on a non-melatonin pineal antigonadotropin. Endocr. Soc. San Francisco: 24 – 26 (1971).

18.) *Birau, N, Schloot, W.:* Pathological Nyctohemeral Rhythm of Melatonin Secretion in Psoriasis, Klinefelter's Syndrome and Spina Bifida. IRCS Med. Sci. 7, 400 (1979).

19.) *Birau, N, Schloot, W.:* Melatonin Serum Concentration in Psoriasis, Klinefelter's Syndrome and Spina Bifida. Acta endocr. (Kbh.) 225, 240 (1979).

20.) *Birau, N.:* Endokrinologische und humangenetische Untersuchungen über Melatonin. Minerva Pub., Bremen (1982).

21.) *Blask, D E, Reiter, R J.:* The Pineal Gland of the blind-anosmic female Rat: its Influence on medial basal Hypothalamic LRH, PIF and/or PRF Activity in vivo. Heuroendocrinology 17, 362 – 374 (1975).

22.) *Bartsch, C, Bartsch, H, Flüchter, S H, Harzmann, R, Attanasio, A, Bichler, K H, Gupta, D.:* Circadian Rhythms of Serum Melatonin, Prolactin and growth Hormone in Patients with benign and malignant Tumours of the Prostate and in Non-Tumour Controls. Neuroendocr. Letters 5, 377 – 385 (1983).

23.) *Brainard, G C.:* Pineal Research: the Decade of Transformation. J. neur. Transmiss. 13, 3 – 10 (1978).

24.) *Brainard, G C, Richardson, B A, King, T S, Reiter, R J.:* The Influence of different Light Spectra on the Suppression of Pineal Melatonin content in the Syrian Hamster. Brain Res. 294, 333 – 339 (1984).

25.) *Cheesman, D W, Fariss, B L.:* Isolation and Characterization of a gonadotropin-inhibiting Substance from the bovine Pineal Gland. Proc. Soc. exp. Biol. 133, 1254 (1970).

26.) *Cardinali, D P, Wurtman, R J.:* Control of Melatonin Synthesis in the Pineal Organ. In: Frontiers of Pineal Physiology. Ed. by *M D Altschule:* 12 – 43 (1975).

27.) *Collu, R, Fraschini, S.:* The Pineal Gland: a neuroendocrine Transducer. Advanc. metab. Dis. 6, 161 – 175 (1972).

28.) *Cramer, H, Böhme, W, Kendal, K, Donnadieu, M.:* Freisetzung von Wachstumshormon und von

Melanocyten stimulierendem Hormon im, durch Melatonin gebahnten Schlaf beim Menschen. Arzneimittel.-Forsch. 26, 1076 – 1078 (1976).
29.) *Cutty, G B, Sinha, D K.:* Effects of Melatonin on the Reproductive System of the Female Rat. Biol. Reprod. 18, 36 – 37 (1978).
30.) *Deguchi, T.:* Ontogenesis of Circadian Rhythm of Melatonin Synthesis in Pineal Gland of Rat. J. neur. Transmiss. 13, 115 – 128 (1978).
31.) *Dubbels, R, Schloot, W.:* Das Zeit-Hormon Melatonin. Bild Wiss. 11, 71 – 79 (1982).
32.) *Fenske, M, Holzmann, H.:* Dermatologische Rhythmen. Zbl. Haut- u. Geschl.-Kr. 5, 289 – 329 (1970).
33.) *Fernandez-Guardiola, A, Anton-Tay, F.:* Modulation of subcortical Inhibitory Mechanism by Melatonin. Plenum Press, New York: 273 – 287 (1974).
34.) *Flaugh, M E, Crowell, T A, Clemens, J A, Sawyer, B D.:* Synthesis and Evaluation of the anti Ovulatory Activity of a Variety of Melatonin Analogs. J. med. Chem. 22, 63 – 69 (1979).
35.) *Folk, G E.:* Photoperiodism and the Physiology of the Pineal Gland. Int. J. Biometry 4, 217 – 218 (1975).
36.) *Gern, W A, Owens, D W, Ralph, C L.:* Persistence of the Nycthemeral Rhythm of Melatonin Secretion in pinealectomized or optic Tract sectioned Trout Salmo-Gairdneri. J. exp. Zool. 205, 371 – 376 (1978).
37.) *Gern, W A, Owens, D W, Ralph, C L.:* Plasma Melatonin in the Trout: day-Night Change demonstrated by Radioimmunoassay. Gen. comp. Endocr. 34, 453 – 458 (1978).
38.) *Goldman, B D, Darrow, J M.:* The Pineal Gland and Mammalian Photoperiodism. Neuroendocrinology 37, 386 – 396 (1983).
39.) *Jones, M T, Hillhouse, E W.:* Neurotransmitter Regulation of Corticotropin-Releasing Factor in Vitro. Ann. N. Y. Acad. Sci. 297, 536 – 560 (1977).
40.) *Kappers, A J, Schade, J P.:* Structure and Function of the Epiphysis cerebri. Progr. Brain Res. 10, 87 (1965).
41.) *Karlson, P.:* Lehrbuch der Biochemie. Thieme, Stgt. New York (1980).
42.) *Knigge, K M, Sheridan, M N.:* Pineal Function in Hamsters bearing Melatonin Antibodies. Life Sci. 19, 1235 – 1238 (1976).
43.) *Labhart, A.:* Klinik der inneren Sekretion. Heidelberg-New York-Zürich: Springer 1978.
44.) *Lederis, K, Fisher, A W, Geonzon, R M, Gill, V, Ko, D, Raghavan, S.:* Arginine Vasotocin in fetal, newborn and adult Mammals: Evolution in Progress, Springer, Berlin: 71 – 77 (1980).
45.) *Lerner, A B, Nordlung, J J.:* Melatonin: clinical Pharmacology. J. neur. Transmiss. 13, 339 – 347 (1978).
46.) *Lewy, A J, Sack, F A, Singer, C L.:* Assessment and Treatment of Chronobiologic Disorders Usin Plasma Melatonin Level and Bright Hight Exposure: the Clock Gate Model and the Phase Response Curve. Psychopharmacol. Bull. 20 (3), 561 – 565 (1984).
47.) *Lewy, A J.:* Effects of light on human melatonin production and the human circadian system. Progr. Neurobiol. 7, 551 (1983).
48.) *Liebermann, H R, Waldhauser, F, Gerfield, G, Lynch, H J, Wurtmann, R J.:* Effects of Melatonin on human mood and performance. Breum. Res. 323 (2), 201 – 208 (1984).
49.) *Lynch, H J, Ozaki, Y, Shakal, D, Wurtman, R J.:* Melatonin Excretion of Man and Rats: effect of Time of Day, Sleep, Pinealectomy and Food Consumption. Int. J. Biometry 4, 267 – 279 (1975).
50.) *Moore, R Y.:* Indoleamine Metabolism in the Intact and Denervated Pineal, Pineal Stalk and Habenula. Neuroendocrinology 19, 323 – 330 (1975).
51.) *Moore, R Y, Traynor, M E.:* Diurnal Rhythms in Pineal N-Acetyltransferase and Hippocampal Norepinephrine: effects of Water Deprivation, Blinding and Hypothalamic Lesions. Neuroendocrinology 20, 250 – 259 (1976).
52.) *Mullen, P E, Silman, R E.:* The Pineal and Psychiatry: a Review. Psych. Med. 7, 407 – 417 (1977).
53.) *Nir, I, Reiter, R J, Wurtman, R J.:* The Pineal Gland. Wien-New York: Springer 1978.
54.) *O'Brien, L V.:* Methyl Estradiol Formation by a partially purified Enzyme Preparation of Pineal Hydroxy-Indole-O-Methyl-Transferase and its Inhibition by N-Acetyl-Serotonin. Anat. Rec. 190, 494 – 495 (1978).
55.) *Panke, E S, Rollag, M D, Reiter, R J.:* Effect of Pinealectomy or superior cervical Ganglionectomy on Plasma and Pineal Melatonin Concentrations in Golden Hamsters. Biol. Reprod. 18, 20 (1978).
56.) *Papavasiliou, P S, Cotzias, G C, Duby, S E, Steck, A J, Bell, M, Lawrence, W H.:* Melatonin and Parkinsonism. JAMA 1, 88 (1972).
57.) *Puschett, J B, Goldberg, M.:* Endocrinopathy associated with Pineal Tumor. Ann. intern. Med. 69, 203 – 204 (1968).
58.) *MacPhee, A A, Cole, F E, Rice, B F.:* The Effect of Melatonin on Steroidogenesis by the Human Ovary in Vitro. Clin. Endocr. Metab. 40, 688 – 696 (1975).
59.) *Ralph, C L, Firth, B T, Gern, W A, Owens, D W.:* The Pineal Complex and Thermo Regulation. Biol. Rev. 54, 41 – 72 (1979).
60.) *Reiter, R J.:* The Potential Role of Melatonin in controlling the annual Reproductive Cycle of Hamsters. Anat. Rec. 190, 519 – 520 (1978).
61.) *Reiter, R J, Rollag, M D, Panke, E S, Banks, A F.:* Melatonin: reproductive Effects. J. neur. Transmiss. 13, 209 – 223 (1978).
62.) *Reiter, R J, Blask, D E, Vaughan, M K.:* A Counter Antigonadotrophic Effect of Melatonin in Male Rats. Neuroendocrinology 19, 72 – 80 (1975).

63.) *Shaw, K M.:* Hypothalamo-pituitary-adrenal Function in Parkinsonian Patients treated with Melatonin. Curr. med. Res. Opin. 4, 743 – 746 (1977).

64.) *Smith, J A, Barnes, J L, Mee, T J.:* The Effect of Neuroleptic Drugs on Serum and Cerebrospinal Fluid Melatonin Concentrations in Psychiatric Subjects. J. Pharm. (Lond.) 31, 246 – 248 (1979).

65.) *Stephens, J L, Binkley, S.:* Daily Change in Pineal N-Acetyl-Transferase Activity in a Diurnal Mammal the Ground Squirrel. Experientia 34, 1523 – 1524 (1978).

66.) *Turek, F W, Campbell, C S.:* Photoperiodic Regulation of Neuroendocrine gonadal Activity. Biol. Reprod. 20, 32 – 50 (1979).

67.) *Ulrich, R, Yuwiler, A, Wetterberg, L, Klein, D.:* Effects of Light and Temperature on the Pineal Gland in Suckling Rats. Neuroendocrinology 13, 255 – 263 (1973/74).

68.) *Vollrath, L, Semm, P.:* The Influence of Melatonin on the electrical Activity of Guinea-Pig Pinealocytes. Pfluegers Arch. 377, 33 (1978).

69.) *Waldhauser, F, Waldhauser, M, Liebermann, H R, Deng, M H, Lynch, H J, Wurtmann, R J.:* Bioavailability of oral Melatonin in Humans. Neuroendocrinology 39, 307 (1984).

70.) *Watson, S J, Madden, J.:* Melatonin and other Pineal Substances: psychiatric and Neurological Implications. Oxford Univ. Press: 193 – 200 (1977).

71.) *Weber, G.:* Tumoren der Glandula pinealis und ektopische Pinealocytome. Schweiz. Arch. Neurol. Neurochir. Psychiat. 91, 473 (1963).

72.) *Wetterberg, L.:* Melatonin in Humans Physiological and Clinical Studies. J. neur. Transmiss. 13, 289 – 310 (1978).

73.) *Wetterberg, L, Arendt, J.:* Melatonin and Menstrual Cycle. Lancet 417 (1978).

74.) *Wheeler, G H, Weller, J L, Klein, D C.:* Taurine Stimulation of Pineal N-Acetyl-Transferase Activity and Melatonin Production via a Beta-Adrenergic Mechanism. Brain Res. 166, 65 – 74 (1979).

75.) *Wurtman, R J.:* The Effects of Light on the Human Body. Sci. American 233, 69 – 77 (1975).

76.) *Wurtman, R J.:* The Pineal Gland: endocrine Interrelationships. Advanc. intern. Med. 16, 155 – 169 (1970).

77.) *Zatz, M.:* Sensitivity and cyclic Nucleotides in the Rat Pineal Gland. J. neur. Transmiss. 13, 97 – 114 (1978).

Korrespondenzadresse:
Dr. O. Wehrenberg, Prof. Dr. P. Altmeyer, Prof. Dr. H. Holzmann, Klinikum der J. W. Goethe-Universität, Zentrum der Dermatologie und Venerologie, Theodor-Stern-Kai 7, D-6000 Frankfurt/M. 70

Prinzip der DNS-Cytometrie zur Bestimmung des nucleären DNS-Gehalts von Zellkernsuspensionen

Anwendungsmöglichkeiten mittels Ethidiumbromid/Mithramycin-Fluorochromierung

T. Arnold, E. Deinlein

Dermatologische Klinik mit Poliklinik (Direktor: Professor Dr. O. P. Hornstein)
Universität Erlangen-Nürnberg, Hartmannstraße 14, D-8520 Erlangen

Zusammenfassung

Abweichungen des cellulären DNS-Gehalts (DNS-Aneuploidie) sind, zusammen mit hohen S-Phase-und Mitoseraten, wichtige Kennzeichen neoplastischer Gewebe. Die Bestimmung dieser Parameter mit Hilfe der DNS-Cytometrie hat sich in der onkologischen Forschung durchgesetzt. Das Verfahren erlaubt die schnelle und präzise Messung des nucleären DNS-Gehalts von isolierten Zellen in Suspension.

In der vorliegenden Arbeit werden Prinzipien der Durchflußcytometrie dargestellt, wobei auf die stöchiometrische DNS-Fluorochromierung mit Ethidiumbromid und Mithramycin und deren quantitative Messung mit dem Durchflußcytophotometer ICP 22 näher eingegangen wird.

Fehlermöglichkeiten bei der DNS-Analyse sowie deren Vermeidung und Behebung werden, ebenso wie weitere Anwendungsmöglichkeiten der Durchflußcytometrie, kurz besprochen.

Summary

DNA-aneuploidy and both raised S-phase and mitotic rates are proven to be important characteristics of human neoplasms. Due to velocity and high accuracy, quantitative DNA measurements by aid of flow systems hold an important place in oncologic research. This technique allows the rapid and accurate determination of the DNA amount in large single cell suspensions.

The present paper, focussing on the stoichiometric DNA fluorochromation with Ethidiumbromide and Mithramycin and the quantitative DNA measurements in the flow cytometer ICP 22, outlines principles of Flow Cytometry.

Technical problems and pitfalls of DNS analysis are pointed out and discussed together with additional applications of Flow Cytometry.

---

1. Historische Entwicklung der Impulscytophotometrie

Bereits 1936 konnte *Caspersson* zeigen, daß cytophotometrische Messungen an ungefärbten Einzelzellen im monochromatischen ultravioletten Licht geeignet sind, bestimmte Zellinhaltsstoffe ohne Zerstörung der Zellmembran in loco quantitativ zu bestimmen (13). Die theoretische Grundlage lieferte das Bouguer-Lambert-Beersche Gesetz $I(x) = I(o) \cdot e^{-ax}$, wobei $I(o)$ die anfänglich vorhandene Strahlenintensität, $I(x)$ die Strahlenintensität nach Durchlaufen einer Strecke x und α den Extinktionskoeffizienten darstellen.

Die Entwicklung spezifisch absorbierender Farbstoffe ermöglichte die Verlagerung der Absorptionsmessungen in den sichtbaren Spektralbereich.

Schon Anfang der 50er Jahre konnten verschiedene Autoren durch Kern-DNS-Messungen an Einzelzellen mit Hilfe der Mikrospektrophotometrie beweisen, daß Zellen in gesunden und maligne proliferierenden Geweben unterschiedliche DNS-Verteilungsmuster besitzen (3, 4, 11, 12, 30, 42, 43, 55, 56).

Während bei gesunden Geweben unter ungestörten homöostatischen Bedingungen eine regelmäßige und wohlkontrollierte Zellerneuerung stattfand, zeigte sich im Verlauf eines fortschreitenden malignen neoplastischen Prozesses eine große Variabilität im zellkinetischen Verhalten durch Veränderung der Generationszeit sowie der Größe des proliferierenden Zellanteils in der Synthesephase des Zellcyclus (15).

Bei der Mikrospektrophotometrie am Einzelphotometer führte die zeitaufwendige subjektive Einstellung der Einzelzelle unter mikroskopischer Kontrolle zur Messung einer nur geringen Anzahl von Zellen (500 – 1000) und damit zu einer relativ großen statistischen Fehlerwahrscheinlichkeit (4, 30, 43, 56). Erst mit Hilfe von Durchflußsystemen (16, 23, 33, 46) wurden bei Bestimmung des nucleären DNS-Gehalts durch die Erfassung einer großen Anzahl von Zellen statistisch gesicherte und besser reproduzierbare Aussagen über das proliferative Verhalten von Zellpopulationen möglich.
Eine weitere entscheidende Verbesserung des hohen Auflösungsvermögens in den DNS-Histogrammen brachte die Einführung von fluorescierenden Farbstoffen, die sich selektiv und stöchiometrisch an die interessierenden Zellinhaltsstoffe anlagern, welche keine primären Fluorescenzeigenschaften besitzen. Eine Übersicht gebräuchlicher Fluorochrome gibt Tab. 1 (49).

Tab. 1: Beispiele gebräuchlicher Fluorochrome zur stöchiometrischen Anfärbung verschiedener Zellinhaltsstoffe (modifiziert nach *Sugarbaker*, 49).

	Beschreibung	Anregungs-/Emissionswellenlänge (nm)
DNS-Färbungen:		
Feulgen	klassische Färbung	365/540
Ethidiumbromid	Anlagerung	450/580
Acridinorange	Anlagerung, dichrom. Messung	450/530 (DNS) und 600 (RNS)
Mithramycin	G-C-spezifisch	400/520
Propidiumiodid	Anlagerung	480/650
DAPI	starke Fluorescenz	365/450
Hoechst 32258	A-T-spezifisch	356/465
Chromycin A$_3$	G-C-spezifisch (?)	440/590
Ethidiumbromid-Mithramycin	Zweifachfärbung mit starker Fluorescenz	400/590
Fluorescein-markierte Antikörper gegen BrdU	S-Phasen-spezifisch	450/520 (Fluorescein)
Proteinfärbungen:		
Fluorescein-Isothiocyanat	reagiert mit primären Aminen	450/520
Fluorescamin	reagiert mit primären Aminen	400/490
Brillant Sulfaflavin	bindet an basische Proteine bei alkalischem pH	420/520
Stilben Isothiocyanat	reagiert mit primären Aminen	365/425
Kombinationsfärbungen:		
Propidiumjodid/ Fluorescein-Isothiocyanat	DNS/Protein	488/520 (Protein) 650 (DNS)
Modifizierte Feulgen/Primulin oder Stilben Isothiocyanat	DNS/Protein	375/540 (DNS) 440 od. 425
Propidiumjodid-Fluorescamin	DNS/Protein	400/490 (Protein) 650 (DNS)
Acridinorange	DNS/RNS	450/530 (DNS) 600 (RNS)
Fluorescein/Rodamin markierter Antikörper	B- und T-Zellen-Differenzierung	450/530 und 600

Um die Fluorochrome in den Zellen anregen zu können, sind Lichtquellen mit einer hohen Strahlungsenergie bei einer geeigneten Wellenlänge erforderlich. Angewendet werden zum einen Quecksilberhöchstdrucklampen mit extrem hohen Leuchtdichten bei den gebräuchlichen Anregungswellenlängen (6, 7, 8, 23, 25, 44, 45), zum anderen die in den letzten Jahren zunehmend benutzten Laserlichtquellen (1, 2, 9, 29, 31, 48). Gegenüber der Quecksilberhöchstdrucklampe besitzt der Laser eine 10 – 100mal größere

Lichtintensität und kann durch einfache Optiken zu einem stabilen Erregerstrahl gebündelt werden; nachteilig ist jedoch seine beschränkte Anwendung bei nur *einer* Wellenlänge, wogegen die Quecksilberhöchstdrucklampe die Ausnutzung mehrerer Spektralbereiche durch Vorschaltung variabler Filter ermöglicht (23, 25, 54).

Da sich die nucleäre DNS als der klinisch wichtigste cytometrisch meßbare Zellinhaltsstoff erwiesen hat und sich eigene Erfahrungen auf die quantitative nucleäre DNS-Bestimmung mit dem ICP 22 der Firma MOLTER, Heidelberg (Quecksilberhöchstdrucklampe HBO W/2, 100 W), unter Verwendung der Fluorochrome Ethidiumbromid und Mithramycin beschränken, wird im folgenden lediglich dieses Verfahren eingehend besprochen. Der darüber hinaus interessierte Leser sei auf die Monographie von *Melamed, Mullaney* und *Mendelsohn* (Flow cytometry and sorting, Wiley Medical Publication, New York 1979) verwiesen.

2. Biologische Aspekte

Eine wachsende Zelle durchläuft bis zur Teilung in 2 Tochterzellen eine Aufeinanderfolge von physiologisch unterschiedlichen, nicht umkehrbaren Phasen (Intermediärcyclus).

Durch Messung der nucleären DNS-Menge können Zellen durch mathematische Analyseverfahren mittels der DNS-Cytometrie den einzelnen Zellcyclusphasen zugeordnet werden ($G_{1/0}$, S, $G_2 + M$) (Abb. 1).

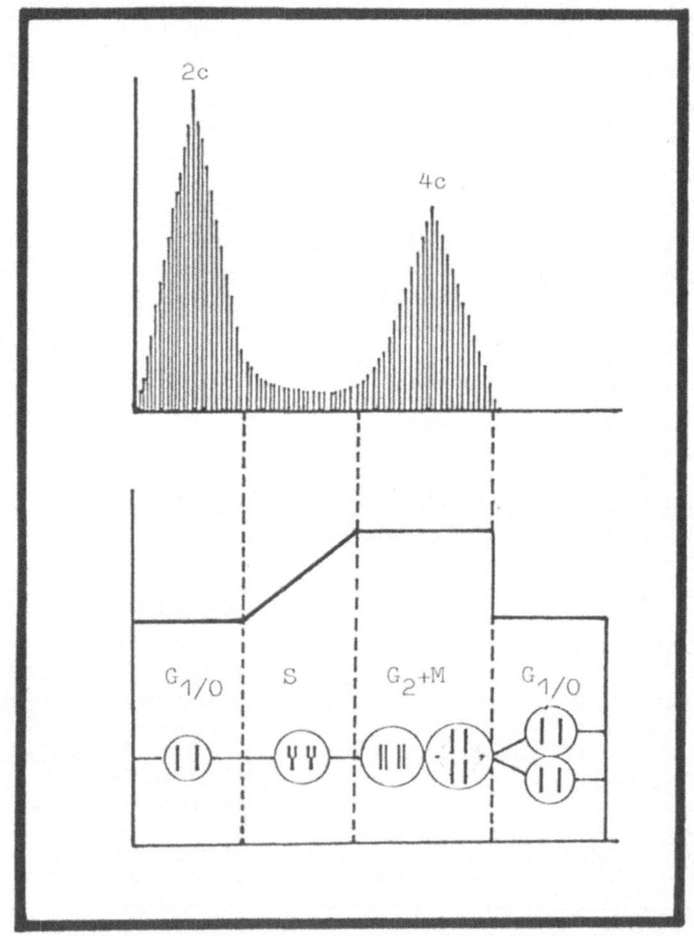

Abb. 1: Schematische Darstellung der nucleären DNS-Häufigkeitsverteilung mit Zuordnung zu den einzelnen Phasen des Zellcyclus.

Aneuploidie im Kern-DNS-Verteilungsmuster ist ein wichtiges Kennzeichen der Malignität in carcinomatös entarteten Zellpopulationen (3, 13) und kann im Gegensatz zu normalen Zellpopulationen an dem Auftreten von anormalen hypo- und hyperdiploiden Stammlinien in DNS-cytometrischen Histogrammen erkannt werden.

Quantitativ wird sie, nach einem Vorschlag von *Barlogie* (1978), hinreichend durch den sog. DNS-Index (DI) charakterisiert (8). Dieser ist definiert als das Verhältnis der DNS-Spitzengipfel von $G_{1/0}$-Tumorzellen zu $G_{1/0}$-Zellen aus gesundem Gewebe (8, 28) (Abb. 2).

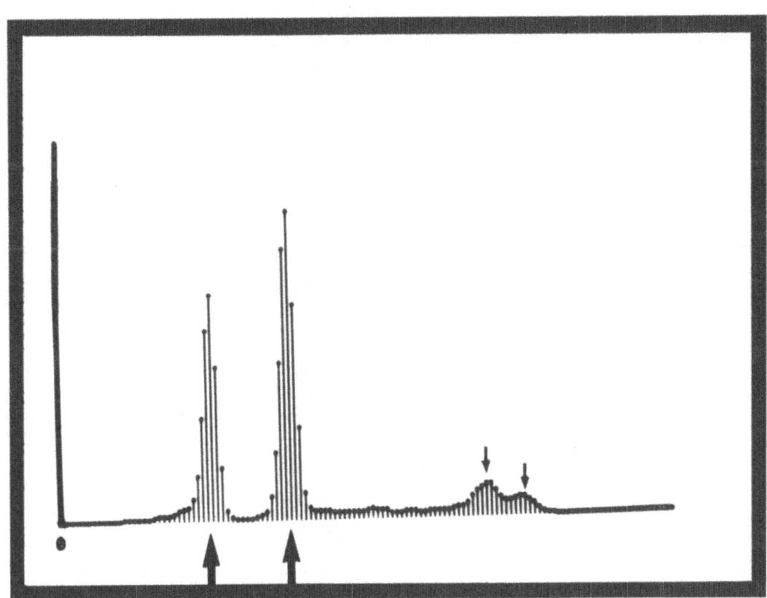

Abb. 2: DNS-Histogramm eines Colon-Carcinoms: Peaks von li. nach re. (durch Pfeile markiert): DNS-euploider Peak $G_{1/0}$; erster DNS-aneuploider Peak $G_{1/0}$ (DI: 1,5; CV 3, 18); zweiter DNS-aneuploider Peak $G_{1/0}$ (DI: 2,9; CV 2,19); $G_2 + M$-Peak der ersten Tumorzellpopulation. Jede einzelne senkrechte Linie bezeichnet die Anzahl von Zellen mit jeweils gleichem relativem nucleärem DNS- Gehalt (Größenklassen). Abszisse: relativer DNS-Gehalt, Ordinate: Zellzahl pro Kanal.

Zur Bestimmung eines anomalen DNS-Verteilungsmusters wird eine nochmalige Messung unter gleichen Versuchsbedingungen nach Zumischen von diploiden Referenzzellen durchgeführt, deren $G_{1/0}$- und $G_2 + M$-Spitzengipfel eindeutig die Lage der $G_{1/0}$- und $G_2 + M$-Stammlinien der Tumorzellpopulation festlegen.
Nach heute gültigen Vorstellungen zur Cancerogenese können Mutationen zu Veränderungen des quantitativen DNS-Verteilungsmusters führen, die sich meist in cytometrischen Histogrammen ablesen lassen und deren Abweichungsgrad dem mittleren nucleären DNS-Gehalt proportional ist (3, 11, 12).
Die für menschliche Zellen von *Atkin* (4) postulierte konstante Korrelation zwischen dem nucleären DNS-Gehalt (6 pg DNS pro diploidem Zellkern) auf der einen Seite und der Chromosomenmasse bzw. Chromosomenstruktur (46 Chromosomen pro diploidem Zellkern) auf der anderen Seite gilt nach neueren Untersuchungsergebnissen (2, 8) nur für normales menschliches Gewebe und nicht für maligne determinierte Tumorzellpopulationen. Es gibt Hinweise, daß quantitative Abweichungen im DNS-Verteilungsmuster als ein konstantes, hochspezifisches und individuelles biologisches Merkmal von Zellmutationen selbst verstanden werden können (28, 45). Cytogenetische Chromosomenanalysen an solchen tumorös entarteten Zellkernen zeigen, daß die Verteilung dieser die Zellpopulationen charakterisierenden nucleären DNS-Menge auf die einzelnen Chromosomen qualitativ und quantitativ unterschiedlich sein kann (7).
Ein Überblick über die Literatur der cytometrischen DNS-Messungen zeigte eine verwirrende Anzahl von Bezeichnungen für die Beschreibung gleicher Ergebnisse, häufig angelehnt an die cytogenetische Nomenklatur. Da die cytometrische Analyse aber nur Angaben über die relative DNS-Menge des Zellkerns liefert, war die Übernahme dieser cytogenetischen Terminologie nicht ohne weiteres möglich. Aus diesem Grunde wurden neue Richtlinien zur Terminologie für den mit der Cytometrie bestimmten DNS-Gehalt einer Zelle erarbeitet und als *DNS-Ploidie* bzw. *DNS-Aneuploidie* bezeichnet, ausgedrückt als *DNS-Index* (28).
Im folgenden soll diese neue Terminologie verwendet werden.

3. Aufbau des Impulscytophotometers ICP 22

Die in der Farbstofflösung suspendierten fluorochromierten Zellen werden mit Hilfe einer Vakuumkolbenpumpe durch eine aus Quarzglas gezogene Capillare als Durchtrittspore angesaugt und zur optischen Meßstelle transportiert. Die Zellen passieren in der Meßkammer mit hoher Geschwindigkeit nacheinander und parallel zur optischen Achse des Mikroskopphotometers die 200 µm große Meßpore (8, 23, 24, 25) (Abb. 3).

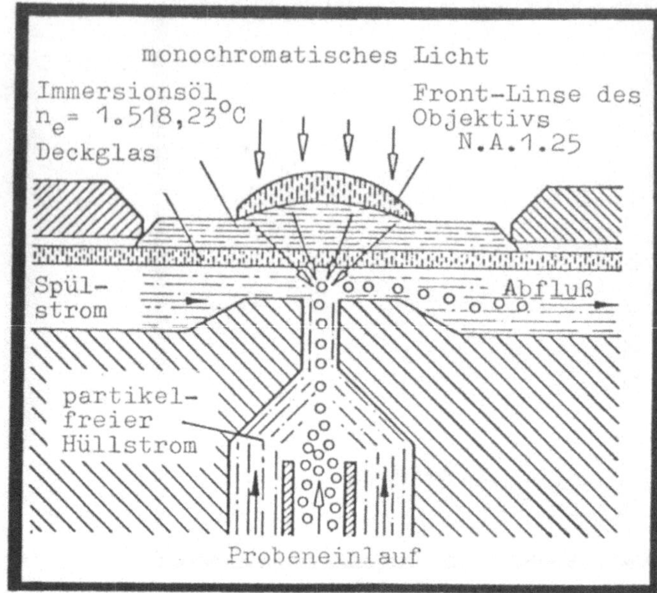

Abb. 3: Meßkammer des ICP 22; die Zellen passieren mit hoher Geschwindigkeit nacheinander und parallel zur optischen Achse in einem partikelfreien Hüllstrom den Focus eines Auflichtmikrofluorometers und werden durch einen quer zur optischen Achse gerichteten Spülstrom zur Seite weggeführt (modifiziert nach *Wegmann*, 54).

In einem konzentrisch um die Capillare in gleicher Richtung fließenden partikelfreien Hüllstrom durchlaufen die Zellen bei exakter optischer und elektronischer Justierung der Meßkammer den Focus eines Auflichtmikrofluorometers. An dieser Stelle werden die Zellen von der größtmöglichen kurzwelligen Fluorescenzanregungsenergie der Photometerlichtquelle getroffen. Sie geben ein maximales, dem DNS-Gehalt des Zellkerns proportionales Fluorescenzsignal ab. Nach der Messung werden die Partikeln durch einen quer zur optischen Achse gerichteten Spülstrom zur Seite weggeführt.

Der durch gleichzeitiges Hindurchtreten zweier Zellkerne durch die Meßpore entstehende Koinzidenzfehler läßt sich vermeiden, wenn die Partikelfolge innerhalb der Meßstrecke unter einem gerätespezifischen Grenzwert (ICP 22: 1000 Partikeln/sec) gehalten wird (25).

Als Lichtquelle dient eine Quecksilberhöchstdrucklampe (HB0 W/2, 100 W) mit extrem hoher Leuchtdichte, die von einem stabilisierten Lampenstromgerät gespeist wird. Das nutzbare Spektrum liegt in einem Bereich von 300 – 800 nm.

Das von der Lichtquelle ausgesendete Erregerlicht wird über eine sog. Köhler-Linse, einen Erregerfilter und einen dichromatischen Strahlenteilerspiegel in das Objektiv des Mikroskops (ZEISS-Neofluar 63/1.25, Öl) geleitet. Das von den fluorochromierten Zellkernen emittierte Signal gelangt über den Strahlenteilerspiegel und einen Sperrfilter, der jeweils nur den zur Messung bestimmten Wellenlängenbereich passieren läßt, auf die Kathode des Photomultipliers (Abb. 4 siehe nächste Seite).

Bei ungenügender Ausleuchtung durch die *Köhler*-Linse bzw. bei Fehljustierung der Optik können doppelgipflige Histogramme entstehen. Jede Zelle durchläuft dann 2 Lichtintensitätsmaxima, die als unterschiedliche DNS-Stammlinien eines Tumors fehlgedeutet werden können.

Der Photomultiplier erzeugt ein einziges elektrisches Signal, dessen Höhe von der Intensität des auftreffenden Lichtimpulses abhängig ist. Ein nachgeschalteter Peakdetektor mit eingebauter Koinzidenzsperre wandelt die vom Photomultiplier gelieferten Spannungssignale in Rechtecksignale um. Eine Verstärkung der Signale oder die Unterdrückung von Störsignalen durch Erhöhung der Ansprechschwelle sind möglich (54).

Die Signale, deren Höhe dem Fluorescenzfarbstoffgehalt der gerade den Focus der Auflichtoptik passierenden Partikel entspricht, werden von einem Vielkanalanalysator in 256 Kanäle entsprechend 256 Größenklassen klassifiziert. Auf einem Monitor (Display) kann die digital verschlüsselte DNS-Gesamtverteilung in Form eines Histogramms bildlich dargestellt werden (Geräte der Firma INTERTECHNIQUE, Mainz).

Mit Hilfe eines nachgeschalteten Plotters kann das Meßergebnis innerhalb kürzester Zeit als Histogramm der Häufigkeitsverteilung des Kern-DNS-Gehalts ausgeschrieben und mit einem Floppy-Disketten-System gespeichert werden.

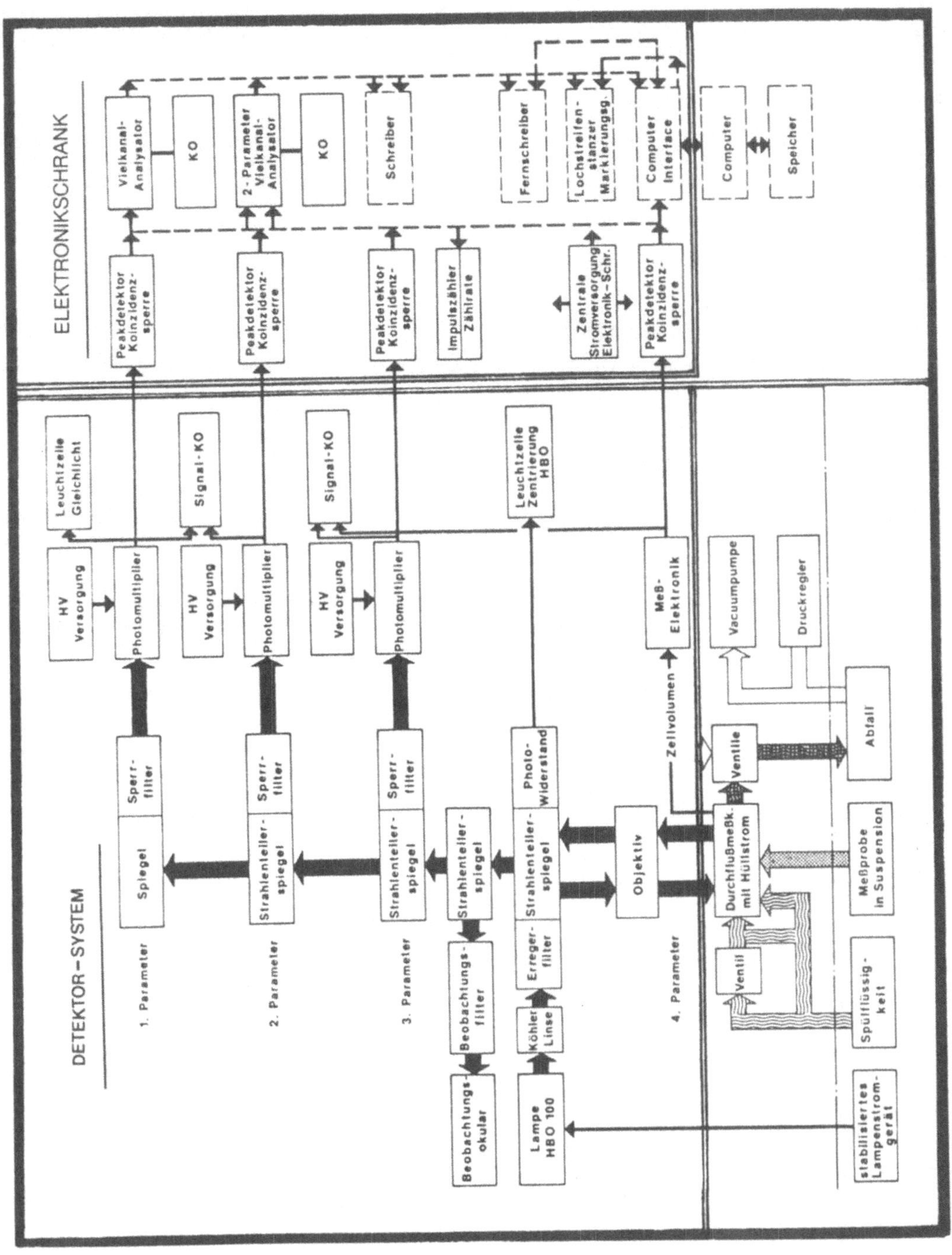

Abb. 4: Blockdiagramm des ICP 22. Unten erkennt man die Durchflußeinheit des Gerätes. Im li. oberen Teil ist das optische System, bei simultaner Messung von bis zu 4 Parametern, rechts die nachgeschaltete Recheneinheit abgebildet. HV: Hochspannung. Signal-Ko: Signalkontrolle (modifiziert nach *Wegmann*, 54).

Ein Blockdiagramm des ICP 22 mit nachgeschalteter Recheneinheit ist in Abb. 4 wiedergegeben. Das Diagramm zeigt den bei gleichzeitiger Messung von 4 Parametern (etwa DNS, RNS, Protein, Zellgröße) erforderlichen Geräteaufbau (54).

4. Justierung der Meßkammer

Die optische und elektronische Justierung des Gerätes ist ausschlaggebend für die Qualität der resultierenden Histogramme. Bei korrekter Einstellung des Meßgerätes soll sich eine symmetrische Kurve ergeben, die in guter Näherung durch eine Gauß-Funktion beschrieben werden kann (2).
Durch eine Beobachtungsoptik mit vorgeschalteten Filtern und einen Farbteilerspiegel ist es möglich, die Meßpore ständig zu beobachten, je nach vorgeschaltetem Filter im abgeschwächten Erregerlicht oder direkt im Fluorescenzlicht.
Die Meßkammer ist dann justiert, wenn die Austrittsebene der Meßpore genau im Tiefenschärfebereich des Objektivs liegt (54).

5. Auswertung der DNS-Histogramme

Bisher wurden in der Literatur verschiedene Rechenmodelle vorgestellt, um die Verteilung des Kern-DNS-Gehalts in Zellpopulationen anhand von Histogrammen darzustellen und durch eine mathematische Funktion den relativen Anteil der Zellen in den einzelnen Zellcyclusphasen zu berechnen (2, 5, 6, 16, 19, 21, 22, 24, 26, 27, 34, 39).
Göhde (24) stellte schon 1973 ein Modell für weitgehend homogene Zellpopulationen vor, das einen relativ geringen Anteil an DNS-synthetisierenden Zellen und eine konstante Synthesegeschwindigkeit voraussetzt.
Andreeff (2) betrachtete das resultierende Histogramm als die Summe des normal verteilten Anteils der einzelnen Zellcyclusphasen und definierte diese mit Hilfe von Symmetriebetrachtungen als bestimmte Flächenanteile unter dem dargestellten Histogramm.
In der neueren Literatur wird von *Dean* und *Jett* (19) ein Modell vorgeschlagen, das die nucleäre Streuung der DNS vor allem in asynchronen Zellpopulationen exakt darstellt, während sich ein von *Fried* (22) angegebenes Verfahren besonders für die Darstellung in durch mitotische Arretierung (Selektion) synchronisierten Zellverbänden eignet. Der Vorteil eines von *Fox* (21) vorgestellten Modells liegt in der Anwendbarkeit für sowohl synchron als auch asynchron wachsende Zellpopulationen.
Bei der Auswertung der Histogramme benutzten wir das Rechenmodell von *Baisch, Göhde, Linden* (5) zur Bestimmung des Kern-DNS-Verteilungsmusters in den einzelnen Zellcyclusphasen.
Dieses Programm·soll im folgenden kurz skizziert werden: Eine Reihe von Meßdaten (z.B. Fluorescenz-Emissionsenergie aufeinanderfolgender Zellen) heißt stationär, wenn sich ihre statistischen Eigenschaften im Zeitablauf nicht ändern. Veranschaulicht bedeutet dies, daß man aus einer Datenreihe beliebige Abschnitte herausgreifen kann, deren Mittelwert und Varianz keine nennenswerten Veränderungen im Vergleich zu den entsprechenden Werten anderer Abschnitte aufweisen. Bei der Auswertung eines Histogramms sind naturgemäß die *nicht stationären* Zonen (Peaks) relevant.
Man definiert zunächst 2 aufeinanderfolgende stationäre Zonen mit einem dazwischen liegenden nichtstationären Bereich (Peak), dessen Grenzen mit Hilfe einer Regressionsgeraden auf beiden Seiten berechnet wird. Als nächster Schritt erfolgt die Berechnung des Peak-Untergrundes zur Bestimmung der Peak-Nettofläche (Abb. 5), wobei bei cytometrischen Histogrammen davon ausgegangen wird, daß der

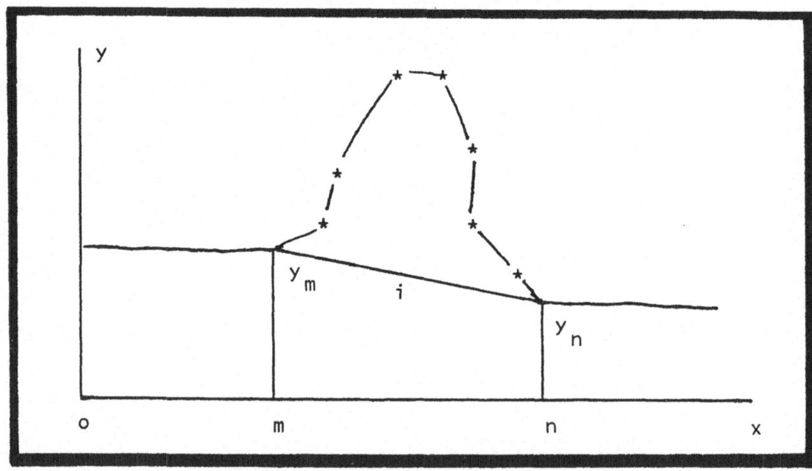

Abb. 5: Berechnung der Peak-Nettofläche nach Bestimmung des nichtlinearen Untergrundes (m: vordere Regressionsgerade, n: hintere Regressionsgerade). Der Untergrund li. und re. des Peaks besitzt nicht die gleiche Steigung wie die Interpolationsgerade (i). Der gemessene Peak-Inhalt erfolgt annähernd einer Normalverteilung (modifiziert nach *Baisch, Göhde* und *Linden,* 5).

Untergrund nicht linear ist, d.h. daß die durch die x-Achse, die Ordinatengeraden der Peak-Grenzen und die durch diese Peak-Koordinaten (ym, yn) führende Gerade (Interpolationsgerade) begrenzte Fläche nicht trapezförmig ist (Abb. 5). Geht man von der Annahme aus, daß der unter dem Peak liegende Untergrundanteil proportional zu dem darüber liegenden Peak-Anteil ist, und die gemessenen Peak-Anteile einer Normalverteilung vom Gauß-Typ folgen, kann nach integraler Berechnung des Peak-Untergrundes die Peak-Nettofläche bestimmt werden.

Als adäquates Maß für die Schärfe der einzelnen Gipfel und damit für die Auflösungskapazität der Histogramme dient die Relative Halbwertsbreite (RHB) bzw. der CV-Wert (Coefficient of Variation). Bezogen auf den Kanal der Spitzengipfel ist er definiert als die Peak-Auflösung auf seiner halben Höhe × 42,6 dividiert durch die Peak-Position (nach Angabe der Firma INTERTECHNIQUE, Mainz) (Abb. 6).

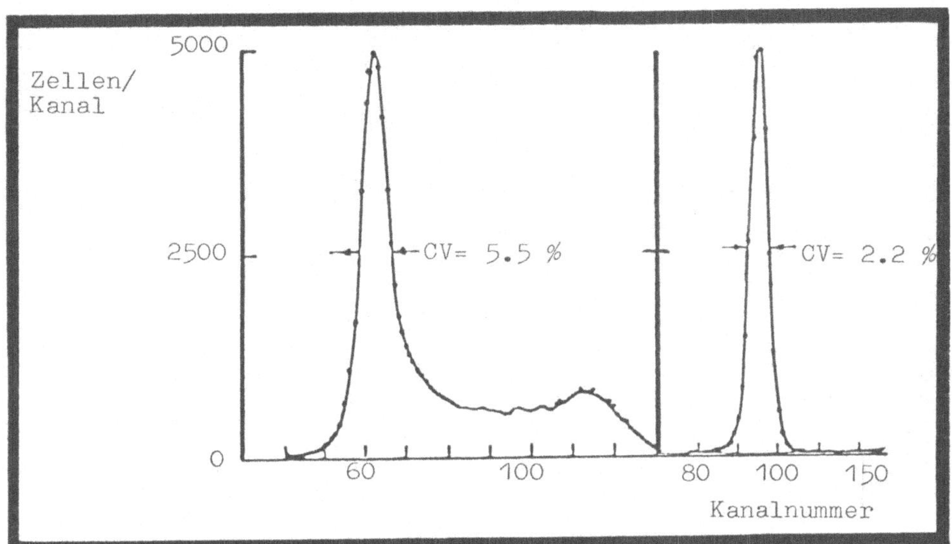

Abb. 6: Schematische Darstellung zur Definition der relativen Halbwertsbreite (RHB) bzw. des CV-Wertes (Coefficient of Variation): Bezogen auf den Kanal des Spitzengipfels als die Peak-Auflösung (Breite) auf der halben Höhe × 42,6 dividiert durch die Peak-Position (Kanalnummer).

6. Vorbereitung, Färbung und Messung des nucleären DNS-Gehalts einer Einzelzellsuspension

Zu einer aussagekräftigen cytometrischen DNS-Analyse ist erfahrungsgemäß die Untersuchung einer mindestens $3 \times 3 \times 3$ mm messenden Gewebsprobe erforderlich. Das unfixierte Gewebe wird zunächst grob mechanisch zerkleinert und anschließend durch Zugabe einer Lösung von 20 ml 0,5%igem Pepsin (gelöst in Trispuffer) aufgeschwemmt und 30 min in einem Erlmeyerkolben bei Raumtemperatur gerührt (50).

Die erhaltene Suspension, die neben einigen Zellen mit weitgehend leerem Cytoplasma zum überwiegenden Teil aus isolierten Zellkernen besteht, wird zur Entfernung von allen größeren Partikeln durch dreifachen Mull filtriert und anschließend mit eisgekühltem 96%igem Äthanol fixiert. Nach dem Absaugen von 0,5 ml Zellsediment werden 0,2 ml 0,1%ige Ribonuclease-Lösung (SERVA, Heidelberg) zur Entfernung der sich noch in Lösung befindlichen RNS zugegeben und die Zellsuspension bei Raumtemperatur ca. 1 min verrührt (57).

Anschließend wird die Suspension 10 min durch eine kombinierte Fluorochromierung mit 10 ml einer äquimolaren Menge an Mithramycin und Ethidiumbromid (SERVA, Heidelberg) bei Raumtemperatur angefärbt. Die Farblösung enthält 12,5 µg Ethidiumbromid/ml Lösung in 0,1 molarem Trispuffer (pH 7,5) und 25 µg Mithramycin/ml Lösung in 12,5%igem Äthanol mit 49 mmol Magnesiumchlorid.

Nach Anregung der biologischen Suspension mit Licht einer Wellenlänge von 457 nm (Mithramycin) kann die Sekundärfluorescenz der fluorochromierten Zellkerne bei einer Wellenlänge von 590 nm (Ethidiumbromid) gemessen und ausgewertet werden.

Um den DNS-diploiden $G_{1/0}$-Gipfel der untersuchten Zellen zu bestimmen, wird der Tumorzellsuspension im Rahmen der Messung eine Lösung von diploiden Referenzzellen (humane Lymphocyten) als sog. externer Standard zugefügt (8).

Die Messungen erfolgen bei einer Durchflußgeschwindigkeit der fluorochromierten Zellkerne durch die Meßkammer von ca. 500 Zellen/sec.

7. Quantitative DNS-Fluorochomierung und ihre Intensitätsmessung

Bei der Durchflußcytometrie leuchtet bei Benutzung von geeigneten fluorescierenden Farbstoffen nur der interessierende Zellinhaltsstoff. Da die Konzentration des Farbstoffs innerhalb der zu messenden Partikel deutlich höher ist als in dem umgebenden Medium — die Nachweisgrenze des DNS-Gehalts liegt bei ca. 10^{-12} bis 10^{-13} g —, kann der Zellinhaltsstoff einer Zelle als Helligkeitsdifferenz des Gesichtsfeldes unabhängig von der Meßfeldgröße mit nur einer Messung des Gesamtemissionswertes ermittelt werden. Die Helligkeit des Gesichtsfeldes kann durch fluorescierende Verunreinigungen innerhalb des Strahlengangs erhöht sein. In diesem Fall muß der Meßvorgang unterbrochen und die störenden fluorescierenden Partikeln durch mehrmaliges Spülen der Meßpore entfernt werden.

Die von uns benutzten Fluorochrome Ethidiumbromid (EB) und Mithramycin (MM) bilden mit der nucleären DNS einen stark fluorescierenden Komplex (32, 35). Bei einer Farbstoffkonzentration, die nur geringfügig über der Konzentration der Kern-DNS liegt, binden die Fluorochrome vorwiegend an die hydrophoben Regionen zwischen den Strängen der DNS; bei hohen Farbstoffkonzentrationen erfolgt die Anlagerung hauptsächlich aufgrund elektrostatischer Kräfte (2, 35, 38).

Die früher bei der Einzelzellcytometrie gefürchtete Ausbleichung der Fluorochromfärbung spielt heute bei den ultraschnellen Durchflußverfahren keine Rolle mehr, da die fluorochromierten Zellen nur noch ca. 50 µsec dem starken Erregerlicht ausgesetzt sind.

8. Stöchiometrische DNS-Färbung mit Ethidiumbromid und Mithramycin

Energieübertragungen in dem MM-EB-DNS-Komplex können zwischen 2 Farbstoffmolekülen stattfinden, wenn sich das Fluorescenzemissionsspektrum des Donator-Moleküls und das Fluorescenzanregungsspektrum des Acceptor-Moleküls überlappen. Der Abstand zwischen beiden Farbstoffmolekülen darf nicht größer sein als 25 – 35 Å, der sog. kritische Abstand (32).

Bei der Verwendung von MM und EB als spezifischer Farbstoffkombination für nucleäre DNS fungiert MM als Energie-Donator und EB als Energie-Acceptor (32, 57).

Die Wellenlängen des Meßlichts müssen abgestimmt sein auf die Fluorescenzwellenlänge der Farbstoffe, mit denen die DNS selektiv und stöchiometrisch angefärbt wird. Dieses wird durch das kombinierte Einbringen eines entsprechenden Erreger- und Sperrfilters sowie eines dichromatischen Strahlenteilerspiegels in den Strahlengang erreicht (Abb. 4).

Die von einem stabilisierten Lampenstromgerät gewährleistete konstante Stromversorgung ist notwendig, da die Fluorescenzlichtintensität von der Beleuchtungsintensität abhängig ist (17).

9. Einfluß der Farbstoffkonzentration

Diese sog. reversible Färbung setzt einen Bindungsprozeß zwischen Farbstoffmolekül und chemischen Bestandteilen der nucleären DNS voraus, die eine endliche Zahl von Bindungsstellen für den Farbstoff besitzt. Da die Anzahl der Bindungsstellen in der DNS konstant ist, ist die Belegungsdichte an diesen Stellen, d.h. der Gesamtfarbstoffgehalt, bei kleinen Farbstoffkonzentrationen dieser proportional; für hohe Konzentrationen gilt eine Sättigungskinetik nach dem Massenwirkungsgesetz (17) (Abb. 7 siehe nächste Seite).

Im Gegensatz zur Färbung mit nur einem Farbstoff, MM oder EB, findet bei der Verwendung der kombinierten Fluorochromanfärbung eine relative Fluorescenzintensitätszunahme statt, die möglicherweise damit erklärt werden kann, daß bei Bindung der DNS an einen der Farbstoffe eine Änderung der Chromatinstruktur bewirkt wird und sich die Farbstoffbindungskapazität für den zweiten Farbstoff erhöht (17).

Zellsuspensionen, die für mindestens eine Stunde mit veränderten Fluorochromkonzentrationen angefärbt wurden, zeigen einen starken Anstieg der Fluorescenzintensität bei Präparaten mit bis zu 0,05 mg Farbstoff/ml Suspension. Bei Konzentrationen bis 0,1 mg Farbstoff/ml Suspension erfolgt nur noch ein langsamer Anstieg der Fluorescenzintensität, die sich bei Farbstoffkonzentrationen oberhalb davon kaum noch ändert (17).

10. Intensitätsänderungen nach Alkoholfixierung, Pepsin-HCl- und RNase-Vorbehandlung

Die Fluorochromierung läßt sich sowohl auf frisches als auch auf alkoholfixiertes Material anwenden.

Die Konstanz der DNS ist eine wichtige Bedingung für die cytometrische Messung der Kern-DNS. Nach Alkoholfixierung ist die Fluorochromaufnahme pro Zellkern in allen Teilen quantitativ herabgesetzt. Im Gegensatz zu unbehandelten Zellen werden jedoch gleichzeitig die Vorsignale vermindert, die durch den beginnenden Kernzerfall entstehen (57), wodurch schließlich ein DNS-Histogramm mit einer besseren Gesamtauflösung entsteht.

Um die quantitative Erfassung und Auswertung des DNS-Verteilungsmusters nicht zu stören, hat sich eine schonende Entfernung des Cytoplasmas durch HCl-saures Pepsin bewährt (57). Durch Behandlung mit 0,1%iger RNase-Lösung (SERVA, Heidelberg) wird, wie bereits vorher erwähnt, die sich noch in Lösung befindende RNS zerstört.

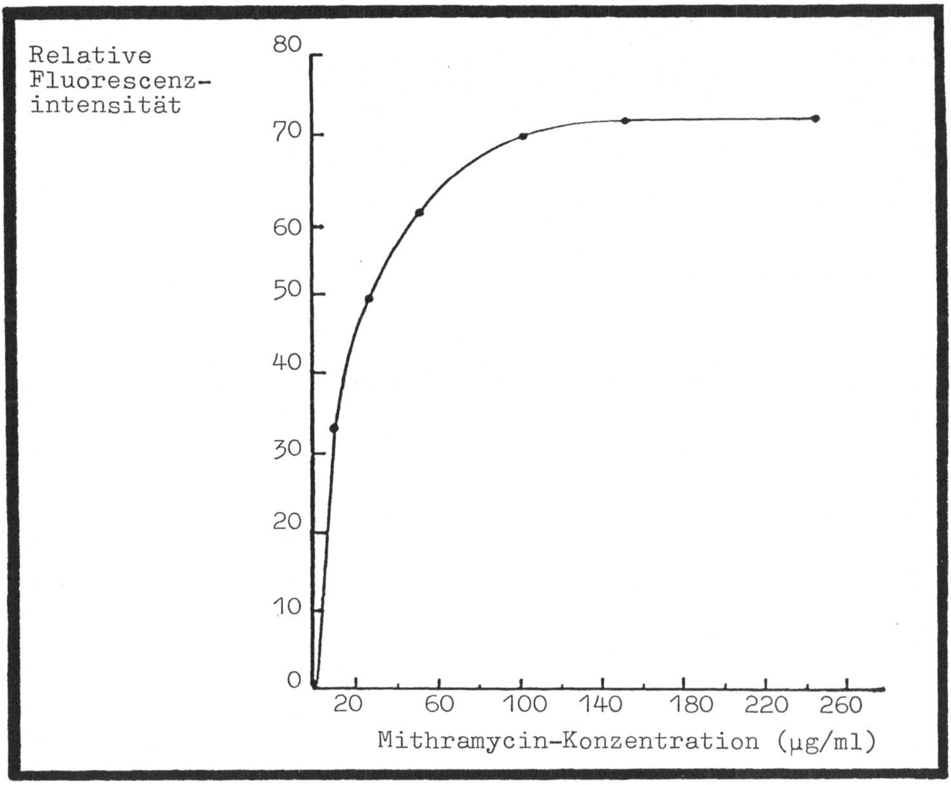

Abb. 7: Relative Fluorescenzintensität in Abhängigkeit von der Farbstoffkonzentration (modifiziert nach *Crissman*, 7).

Sowohl durch Alkoholfixierung als auch durch die anschließende Behandlung mit HCl-saurem Pepsin können eine kleinere RHB bzw. ein kleinerer CV-Wert, d.h. eine höhere Auflösungskapazität der Histogramme gegenüber den nicht vorbehandelten Zellen erzielt werden (8).
Für die Verstärkung des Kernzerfalls bei Färbung mit MM und EB ohne Vorbehandlung mit Alkohol und HCl-saurem Pepsin in Abhängigkeit von der Inkubationsdauer ist wahrscheinlich der in der Farbstofflösung vorhandene Trispuffer verantwortlich (17).

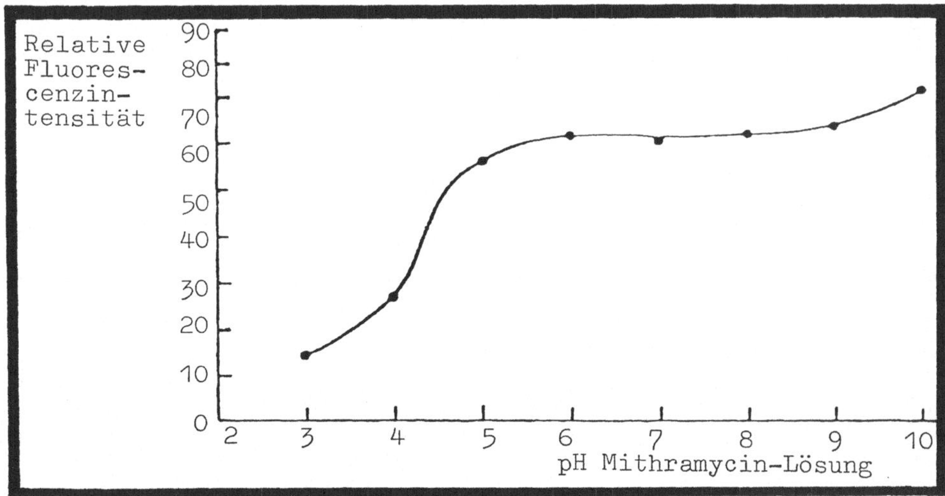

Abb. 8: Relative Fluorescenzintensität in Abhängigkeit von der Wasserstoffionenkonzentration (modifiziert nach *Crissman*, 7).

11. Hydrolyseverhalten und pH-Effekte

Wie Spektralstudien zeigen (Abb. 8), ist die Fluorescenzintensität von mit Alkohol fixierten und mit MM
und EB gefärbten Zellsuspensionen bei niedrigen pH-Werten (pH 3 – 5) durch saure Hydrolyse erhöht.
In einem mittleren pH-Bereich (pH 5 – 9) ändert sich die Fluorescenzintensität nur noch wenig (17).
Bei pH-Werten von über 9 ist wieder ein deutlicher Anstieg der Fluorescenzintensität zu beobachten, der
durch milde alkalische Hydrolyse des Chromatins hervorgerufen wird, was wiederum mehr Farbstoff-
DNS-Bindungsstellen schafft.
Bei pH-Werten von über 10 ist die Wirkung schwer zu beurteilen, da vermehrt Präcipitate in der Farb-
stofflösung und/oder Zellverklumpungen auftreten (17).

12. Ionenstärke-Effekt

Zellsuspensionen, die mit MM und EB angefärbt wurden, zeigen einen deutlichen, konzentrationsabhän-
gigen Anstieg der relativen Fluorescenzintensität bei Zugabe von NaCl-Lösungen (Abb. 9) bis zu einer
Molarität von 1,75. Bei höheren NaCl-Konzentrationen nimmt die Fluorescenzintensität wieder ab.

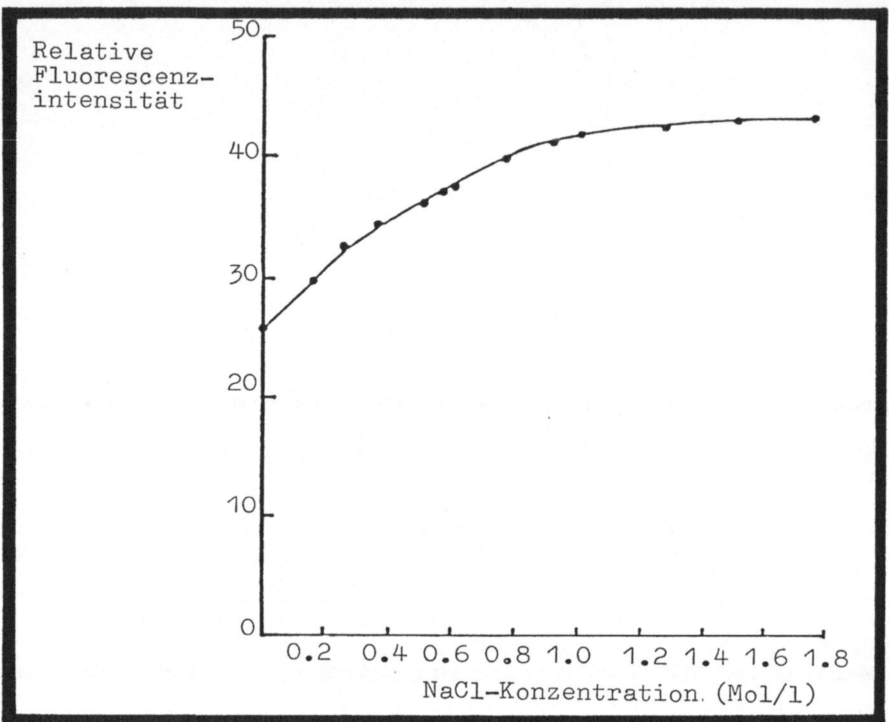

Abb. 9: Relative Fluorescenzintensität in Abhängigkeit von der NaCl-Konzentration (modifiziert nach
Crissman, 7).

Diese Ergebnisse zeigen, daß durch NaCl-Lösungen die Anfärbbarkeit des Chromatins erhöht wird. Die
Chromatinstruktur in den Zellen wird verändert, was jedoch bei cytometrischen Messungen nur in Gegenwart von geeigneten Fluorochromen beobachtet werden kann (17).
Zweiwertige Ionen wie Mg^{++}-Ionen müssen bei der Anfärbung der DNS mit Fluorochromen anwesend
sein, um diese ausreichend an die DNS binden zu können (17).
Aus diesem Grunde nimmt die relative Fluorescenzintensität in Abhängigkeit steigender $MgCl_2$-Konzen-
trationen deutlich zu (Abb. 10 siehe nächste Seite).

13. Abschließende Betrachtung zur Durchflußcytometrie

Die Zeit seit der von *Caspersson* 1936 eingeführten absorptionsphotometrischen Messung von Zellinhaltsstoffen an Einzelzellen bis hin zur ultraschnellen und vollautomatischen Messung mit Hilfe der Impulscytophotometrie war von dem Bemühen gekennzeichnet, durch Verbesserung der apparativen und
methodischen Verfahren jedem Tumor ein spezifisches nucleäres DNS-Verteilungsmuster zuzuordnen
(40, 47, 52, 53) und damit den subjektiven und qualitativen histologischen Beurteilungen ein quantitati-
ves, objektives und jederzeit reproduzierbares Meßverfahren ergänzend zur Seite zu stellen.
Das vorgestellte Verfahren kann als eine der derzeit klinisch wichtigsten und relevantesten Methoden zur
schnellen und quantitativen DNS-Bestimmung angesehen werden (20).

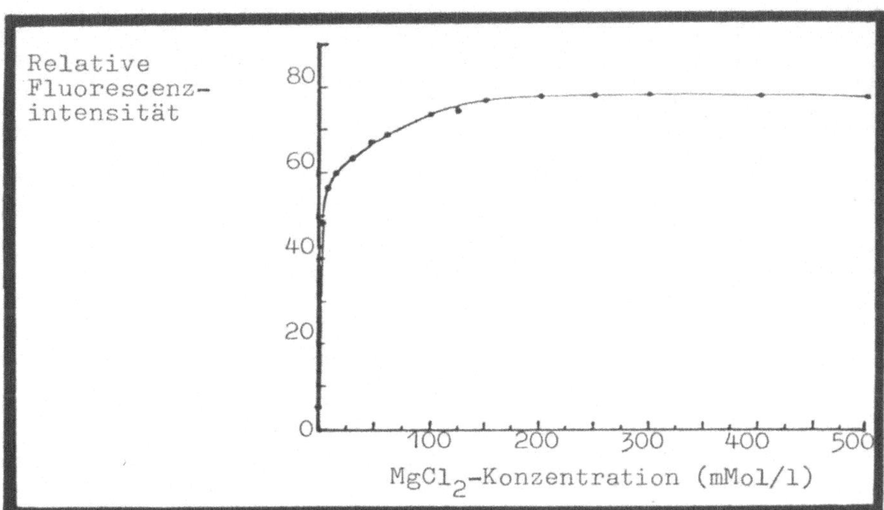

Abb. 10: Relative Fluorescenzintensität in Abhängigkeit von der $MgCl_2$-Konzentration (modifiziert nach *Crissmann*, 7).

Interessante und bereits vielerorts durchgeführte Untersuchungen erstrecken sich auf das sog. Prescreening maligner Tumoren, z.B. bei Abstrichmaterial aus der Cervix (36) und an Zellmaterial aus Blasenspülungen (14).
Bei soliden Tumoren wurde ein hoher Prozentsatz von DNS-Aneuploidien gefunden (8). Diese Ergebnisse erwiesen sich, ergänzend zu histologischen bzw. cytologischen Befunden, als äußerst hilfreich in der Diagnostik maligner Tumoren. Gleichzeitig wurden jedoch auch Grenzen der monoparametrischen DNS-Analyse deutlich. Euploide, besser pseudoeuploide Tumoren, waren bei alleiniger quantitativer DNS-Messung durchflußcytometrisch nicht zu erkennen. Hier brachte die Einführung bi- bzw. multiparametrischer Messungen, z.B. DNS/Protein (17), DNS/RNS (18), einen weiteren Fortschritt. Es zeigte sich, daß Tumoren mit scheinbar unimodaler (pseudoeuploider) DNS-Verteilung häufig bereits einen, im Vergleich zu normalen Zellen, erhöhten RNS- bzw. Proteingehalt aufweisen (2, 17, 18). Auf diese Weise können bereits prämaligne Veränderungen durchflußcytometrisch erkannt werden (14). Ein Beispiel simultaner DNS/RNS-Bestimmung (Acridinorange-Färbung) bei normalen, menschlichen Lymphocyten ist in Abb. 11 wiedergegeben.

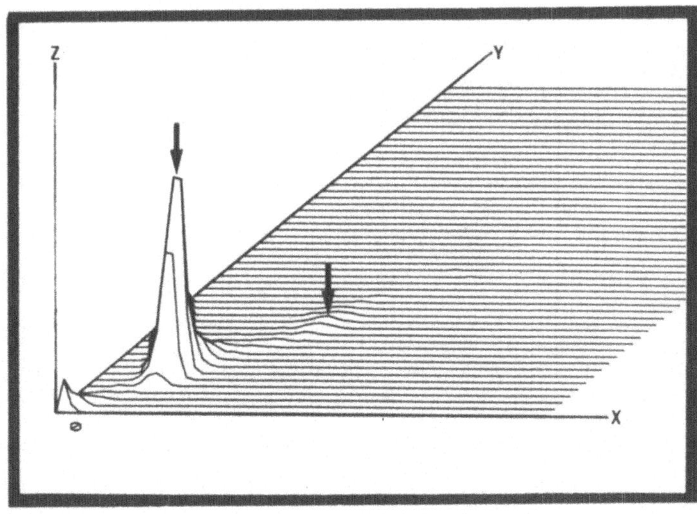

Abb. 11: Simultane DNS/RNS-Bestimmung mit humanen Lymphocyten (Acridinorange-Färbung).
x-Achse: Relativer DNS-Gehalt
y-Achse: Relativer RNS-Gehalt
z-Achse: Zellzahl/Kanal
Peak von li. nach re.: Detritus, $G_{1/0}$-Population (Pfeil), G_2 + M-Zellen (Pfeil)

Eine weitere Anwendungsmöglichkeit besteht in der selektiven Anfärbung und Quantifizierung bestimmter Oberflächenmuster von Zellen in Suspension (10). Durch diese Technik können etwa T- und B-Lymphocyten unterschieden (49) oder auch quantitative Analysen von Interaktionen zwischen Zelloberflächenreceptoren und Hormonen durchgeführt werden (10). Zusätzlich können, durch Benutzung spezieller „Sorter", interessierende Zellpopulationen, nach Markierung mit den entsprechenden Fluorochromen, äußerst präzise „aussortiert" werden, so daß sie dann für weitere Experimente zur Verfügung stehen (31).

Überblickt man „the present state of the art" der Durchflußcytometrie, so muß man feststellen, daß die monoparametrische DNS-Cytometrie bereits einen festen Platz in der klinisch-onkologischen Diagnostik und Therapie eingenommen hat, während die oben kurz erwähnten speziellen Methoden bisher erst einzelnen hochspezialisierten Laboratorien vorbehalten sind. Es ist jedoch zu erwarten, daß mit zunehmender Verfeinerung der apparativen und methodischen Techniken auch diese Verfahren ihren Einzug verstärkt in die klinische Forschung halten werden.

Literatur

1. *Alabaster, O, Tannenbaum, E, Habbersett, M C, Magrath, I T, Herman, C J.:* Drug-induced changes in DNA fluorescence intensity detected by flow microfluorometry and their implications for analysis of DNA content distributions. Cancer Res. 38, 270 – 273 (1978)
2. *Andreeff, M.:* Zellkinetik des Tumorwachstums. Springer, Heidelberg 1977
3. *Atkin, N B.:* The relationship between the deoxyribonucleic acid content and the ploidy of human tumor. Cytogenetics 1, 113 – 122 (1962)
4. *Atkin, N B, Richards, B M.:* Deoxyribonucleic acid in human tumors as measured by microspectrophotometry. Brit. J. Cancer 10, 769 – 787 (1956)
5. *Baisch, H, Göhde, W, Linden, W A.:* Analysis of PCP-data to determine the fraction of cells in the various phases of cell cycle. Radiat. environm. Biophys. 12, 31 – 39 (1975)
6. *Barlogie, B, Drewinko, B, Johnston, D A, Buchner, T, Hauss, W H, Freireich, E J.:* Pulse cytophotometric analysis of synchronized cells in vitro. Cancer Res. 36, 1176 – 1181 (1976)
7. *Barlogie, B, Hittelman, W, Spitzer, G, Trujillo, J M, Hart, J S, Smallwood, L, Drewinko, B.:* Correlation of DNA distribution abnormalities with cytogenetics findings in human adult leukemia and lymphoma. Cancer Res. 37, 4400 – 4407 (1977)
8. *Barlogie, B, Göhde, W, Johnston, D A, Smallwood, L, Schumann, J, Drewinko, B, Freireich, E J.:* Determination of ploidy and proliferative characteristics of human solid tumors by pulse cytophotometry. Cancer Res. 38, 3333 – 3339 (1978)
9. *Bauer, F W, Crombag, N H C M N, De Grood, R M, De Jongh, G J.:* Flow cytometry as a tool for the study of cell kinetics in epidermis. Brit. J. Derm. 102, 629 – 639 (1980)
10. *Böhm, N, Sandritter, W.:* DNA in human tumors: a cytophotometric study. Curr. top. Path. 60, 151 – 219 (1975)
11. *Böhm, N, Sprenger, E, Sandritter, W.:* Fluorescent cytophotometric Feulgen-DNA measurements of benign and malignant human tumors. Beitr. Path. 142, 210 – 220 (1971)
12. *Bohn, B.:* Flow cytometry: a novel approach for the Quantitative Analysis of Receptor-Ligand Interactions on Surfaces of Living Cells. Molec. cell. Endocr. 20, 1 – 15 (1980)
13. *Caspersson, T.:* Method for the determination of the absorption spectra of cell structure. J. roy. micr. Soc. 60, 8 – 15 (1940)
14. *Collste, L D, Devonee, M, Darzynkiewicz, Z, Traganos, F, Sharpless, T K, Whitmore, W F, Melamed, M R.:* Bladder Cancer Diagnosis by Flow Cytometry. Correlation Between Cell Samples from Biopsy and Bladder Irrigation Fluid. Cancer (Philad.) 45, 2389 – 2394 (1980)
15. *Cottier, H.:* Pathogenese I. Ein Handbuch für die ärztliche Fortbildung, Bd. 1, Springer, Heidelberg 1980
16. *Coulter, W H.:* High speed automatic blood cell counter and cell sizer. Proc. nat. Electr. Conf. 12, 1034 – 1042 (1956)
17. *Crissman, H A, Stevenson, A P, Kissane, R J, Tobey, R A.:* Techniques for Quantitative Staining of Cellular DNA for Flow Cytometric Analysis. In: Flow cytometry and sorting, 243 – 261. *M. R. Melamed, P. F. Mullaney, M. L. Mendelsohn* (eds.). John Wiley and Sons Inc., 1979
18. *Darzynkiewics, Z, Evenson, D P, Staiano-Coico, L, Sharpless, T K, Melamed, M R.:* Correlation between Cell Cycle Duration and RNA Content. Cell. Physiol. 100, 425 – 438 (1979)
19. *Dean, P N, Jett, J H.:* Mathematical analysis of DNA distribution from flow microfluorometry. J. cell. Biol. 60, 523 – 527 (1974)
20. *Feichter, G E, Goerttler, K, Haag, D, Heep, J, Höpker, W, Kaufmann, M, Krämer, K L, Kubli, F, Kühn, B, Kunze, S T, Maier, H, Müller, A, Rummel, H, Schlag, P, Schwechheimer, K.:* DNS-Messungen von malignen Tumoren mittels Impulscytophotometrie. Dtsch. med. Wschr. 109, 738 – 744 (1984)
21. *Fox, M H.:* A model for the computer analysis of synchronous DNA (distributions obtained by flow cytometry. Cytometry 1, 71 – 77 (1980)
22. *Fried, J.:* Method for the quantitative evaluation of data from the flow microfluorometry. Comput. biomed. Res. 9, 263 – 376 (1976)

23. *Göhde, W, Dittrich, W.:* Impulsfluorometrie − ein neuartiges Durchflußverfahren zur ultraschnellen Mengenbestimmung von Zellinhaltsstoffen. Acta. histochem. 10, 429 − 437 (1971)

24. *Göhde, W.:* Zellcyclusanalysen mit dem Impulscytophotometer. Habilitationsschrift, Münster 1973

25. *Göhde, W, Schumann, J, Büchner, T, Otto, F, Barlogie, B.:* Pulse cytophotometry − its application in tumor cell biology and clinical oncology. In: Flow cytometry and sorting. *M. R. Melamed, P. F. Mullaney, M. L. Mendelsohn* (eds.). John Wiley and Sons Inc., New York 1978, 599 − 620

26. *Gray, J W.:* Cell cycle analysis from computer synthesis of deoxyribonucleic histograms. J. Histochem. Cytochem. 22, 642 − 650 (1974)

27. *Gray, J W.:* Cell cycle analysis of pertubed cell populations: computer simulation of sequential DNA distributions. Cell Tiss. Kinet. 9, 499 − 516 (1976)

28. *Hiddemann, W, Schumann, J, Andreeff, M, Barlogie, B, Herman, C J, Leif, R C, Mayall, B H, Murphy, R F, Sandberg, A A.:* Convention of Nomenclature for DNA Cytometry. Cytometry 5, 445 − 446 (1984)

29. *Hiebert, R D.:* Light Sources, Detectors and Flow Chambers. In: Flow cytometry and sorting, 623 − 637. *M. R. Melamed, P. F. Mullaney, M. L. Mendelsohn* (eds.). John Wiley and Sons Inc., 1979.

30. *Hofstädter, R, Ehrlich, P.:* DNS-Feulgencytophotometrie bei Nierenparenchymcarcinomen verschiedenen Malignitätsgrades. Verh. dtsch. Ges. Path. 62, 375 (1978)

31. *Horan, P K, Wheeless, L L.:* Quantitative single cell analysis and sorting. Science 198, 149 − 157 (1977)

32. *Jovin, T M.:* Fluorescence polarisation and Energy Transfer: theory and Application. In: Flow cytometry and sorting, 137 − 165. *M. R. Melamed, P. F. Mullaney, M. L. Mendelsohn* (eds.). John Wiley and Sons Inc., 1979.

33. *Kamentsky, L A, Melamed, M R, Perman, H.:* Spectrophotometer: new instrument for ultrarapid cell analysis. Science 150, 630, (1965)

34. *Kim, M, Perry, S.:* Mathematical methods for determining cell DNA synthesis rate and age distribution utilizing flow microfluorometry. J. theoret. Biol. 68, 27 − 42 (1979)

35. *Le Pecq, J B, Paoletti, C.:* A fluorescent complex between ethidium bromide and nucleic acids. J. molec. Biol. 27, 87 − 108, (1967)

36. *Mullaney, P F, Achatz, M, Seger, G, Sinsel, F, Heinze, H, Weiss, B, Mann, R.:* Expectation values for parameter sets measured in slit scan flow cytometry: cancer prescreening. Flow Cytometry IV Universitets-Forlaget 448 − 452, 1980

37. *Nervi, D, Badarocco, E G, Maisto, A, Mauro, F, Tirindelli-Danesi, D, Starace, G.:* Cytometric evidence of cytogenetic and proliferative heterogeneity of human solid tumors. Cytometry 2, 303 − 308 (1982)

38. *Olmsted, J, Kearns, D R.:* Mechanism of ethidium bromide fluorescence enhancement on binding to nucleic acids. Biochemistry 16, 3647 − 3654 (1977)

39. *Phillipot, J C.:* Traitement des résultats de spectrométrie jonction. IEEE Trans. nucl. Sci. 17. No. 3 (1970)

40. *Prenna, G, Mazzini, G, Cova, S.:* Methodological and instrumentational aspects of cytofluorometry. Histochem. J. 6, 259 − 278 (1974)

41. *Raju, M R, Johnson, T S, Tokita, N, Gilette, E L.:* Flow cytometric applications to tumour biology: prospects and pitfalls. Brit. J. Cancer 41, Suppl. IV, 171 − 176 (1980)

42. *Sandritter, W.:* Die Cytophotometrie in der Cytologie. Verh. dtsch. Ges. Path. 57, 42 (1973)

43. *Sandritter, W, Carl, M, Ritter, W.:* Cytophotometric measurements of the DNA content of human malignant tumors by means of the Feulgen reaction. Acta cytol. (St. Louis) 10, 26 − 30 (1966)

44. *Schumann, J, Ehring, F, Göhde, W, Dittrich, W.:* Impulscytophotometrie der DNS in Hauttumoren. Arch. klin. exp. Derm. 239, 377 − 389 (1971)

45. *Schumann, J, Zante, J, Göhde, W.:* Aneuploidy in solid human tumors. In: 3rd International Symposium in Pulse Cytophotometry. *Lutz, D.* (ed.). European Press Medican, Ghent 1978, 295 − 321

46. *Sprenger, E, Böhm, N, Sandritter, W.:* Durchflußfluorescenz-Cytophotometrie für ultraschnelle DNS-Messungen an großen Zellpopulationen. Histochemistry 26, 238 (1971)

47. *Steen, H B, Lindmo, T.:* Flow cytometry: a high-resolution instrument for everyone. Science 204, 403 − 404 (1979)

48. *Steinkamp, J A, Orlicky, G A, Crissman, H A.:* Dual-Laser Flow Cytometry of Single Mammalian Cells. J. Histochem. Cytochem. 27, 273 − 276 (1979)

49. *Sugarbaker, E V, Thornthwaite, T J, Temple, W T, Ketcham, A S.:* Flow cytometry: general principles and applications to selected studies in tumour biology. Int. Advanc. Surg. Oncol. 2, 125 − 153, (1979)

50. *Thornthwaite, J T, Sugarbaker, E V, Temple, W J.:* Preparation of tissues for DNA flow cytometric analysis. Cytometry 1, 229 − 237, (1980)

51. *Tribukait, B, Gustafson, H, Esposti, P.:* Ploidy and proliferation in human bladder tumors as measured by flow cytofluorometric DNA-analysis and its relationship to histopathology and cytology. Cancer (Philad.) 43, 1742 − 1751 (1979)

52. *Van Dilla, M A, Mendelsohn, M L.:* Introduction and résumé of flow cytometry and sorting. In: Flow cytometry and sorting, 11 − 37. *M. R. Melamed, P. F. Mullaney, P. F. Mendelsohn, M L.* (eds.). John Wiley and Sons Inc., New York 1979

53. *Vindeløv, L.:* Flow microfluorometric analysis of nuclear DNA in cells from solid tumors and cell suspensions. Virch. Arch. (Cell Path.) 24, 227 − 242 (1977)

54. *Wegmann, F.:* Pulse Cytophotometer (ICP-11 and ICP-22. In: Flow cytometry and sorting, 673 − 678. *M. R. Melamed, Mullaney, P F, Mendelsohn, M L.* (eds.). John Wiley and Sons Inc., 1979

55. *Wiendl, H J, Schwabe, M, Becker, M D, Kowatsch, J.:* Feulgen-cytometric studies of gastric mucosal smears in malignant and benign diseases of the stomach. Acta Cytol. (St. Louis) 18, 222 − 230 (1974)
56. *Zank, M, Krug, H.:* Cytophotometrische DNS-Bestimmungen an Primärtumoren und Metastasen. Arch. Geschwulstforsch. 36, 343 − 359 (1970)
57. *Zante, J, Schumann, J, Barlogie, B, Göhde, W, Büchner, T.:* New preparation and staining procedures for specific and rapid analysis of DNA distributions. In: Pulse Cytophotometry II, 97 − 106. *W. Göhde, J. Schumann, T. Büchner* (eds.). European Press Medican, Ghent 1976

Kryochirurgie

I. Kryochirurgie, Kryotechnik, Kryonekrose
Ultrastrukturelle Morphologie der Kryoläsion

E. W. Breitbart, G. Schaeg, M. Jänner, W. Rehpenning, A. Carstensen

Universitäts-Hautklinik, Eppendorf, Martinistr. 52, 2000 Hamburg 20
(Direktor: Prof. Dr. Th. Nasemann)

Zusammenfassung

Nach einer historischen Darstellung der Entwicklung der Kälteanwendung in der Medizin werden die kryobiologischen Grundlagen und phasenorientierte Kryoläsion − physikalische Phase, Gefäßphase und immunologische Phase − dargestellt.
Dabei werden die für eine optimale kälteinduzierte Zellzerstörung notwendigen Gefriergeschwindigkeiten (100° C/min) und Auftaugeschwindigkeiten (höchstens 10° C/min) herausgearbeitet; unter Einhaltung dieser Kriterien stellt sich die Kryoläsion an der Haut dreidimensional dar.
Nur im Zentrum der Vereisung (Zone I) findet sich die für eine optimale Zellzerstörung notwendige „homogene Nucleation". Eine Gegenüberstellung der beiden Sondensysteme (offenes Sprayverfahren/Kontaktverfahren) durch Messung der Eisballausdehnung und damit der Nekrosetiefe spricht eindeutig für die Anwendung des offenen Sprayverfahrens in der Dermatologie bei Verwendung von flüssigem Stickstoff.
Die elektronenmikroskopischen Befunde zeigen die kälteinduzierten Veränderungen bei Kryoläsion.

Summary

After a historical review on the development of the medical use of cryo, the cryobiological basics and the phases of the cryolesion − physical phase, vascular phase and immunological phase − are shown.
The speed of freezing (100° C/min) and the speed of thawing (max 10° C/min), which are necessary for an optimal cryo-induced cell-destruction, are evaluated; if these parameters are followed, the cryolesion of the skin shows a threedimensional form.
The "homogeneous nucleation", which is necessary for an optimal destruction of the tumor-cells, is found only in the center of the lesion (zone 1). A comparison of the two systems of probes (open spray-system vs. contact-system) is made by measuring the range of the iceball, i.e. the depth of the necrosis, showing the evident superiority of the open spray-system using liquid nitrogen as the freezing medium.
The electron-microscopical results show the cryo-induced necrosis of cryolesions.

Historische Entwicklung

Im 5. Jahrhundert vor Christi Geburt beschrieb *Hippokrates* (91) die Kälteanwendung und wies auf ihre analgetische Wirkung bei Traumen und Erkrankungen der Knochen und Gelenke hin. Dieser analgetischen Wirkung ging auch der arabische Arzt *Avicenna* (39) nach, der nachweislich als erster eine ernstzunehmende Studie über die Kälte als Anaestheticum erstellte.
In dem 1661 verfaßten Buch von *Thomas Bartholin* (14) „De Nivis Usu Medico" wird die schwellungshemmende, Blutungen verhindernde und schmerzstillende Wirkung der Kälte ausgeführt.

Erst 210 Jahre später, im 19. Jahrhundert, beginnt eine kontinuierliche Publikation über die Kälteanwendung in der Medizin, die als Grundlage für die moderne Kryochirurgie anzusehen ist. Der Brite *James Arnott* (8) (1851) behandelte als erster Tumoren der Haut; seine Ideen der kryochirurgischen Tumor-Therapie wurden von *John Hughes Bennet* (16) 1849 aufgegriffen und in seinem Buch „On Cancerous and Cancroid Growth" veröffentlicht. 1885 benutzte *Gerhardt* (33) als erster in der Dermatologie die Kälte zur Lupusbehandlung. *White* (98) (1899) verwandte dann erstmals flüssige Luft, *Herba* (59) behandelte 1899 den Lupus vulgaris mit Chloräthylspray. *Dreuw* (24) 1904 und *Juliusberg* 1905 therapierten mit Chloräthylspray bzw. Kohlensäureschnee nicht nur den Lupus vulgaris erfolgreich, sondern auch den Lupus erythematodes.

W. A. Pussey (82) übernahm die Erfahrung *Juliusbergs* und prägte 1907 den Begriff der „Kryotherapie". Um 1900 entwickelte *White* (98) eine Applikationsflasche für flüssigen Stickstoff — „White's Wash Bottle Spray" —, auf deren Grundprinzip alle heutigen Kryogeräte zurückzuführen sind.

Mit dem Beginn der Erarbeitung der kryochirurgischen Grundlagen (64) wurden die Voraussetzungen für die moderne Kryochirurgie geschaffen.

Kryobiologie

Die Wirkung tiefer Temperaturen auf isolierte Zellen und Gewebsverbände ist Gegenstand der kryobiologischen Grundlagenforschung (64) und hat heute zwei Ziele:
— Die Konservierung von Zellen und Zellverbänden, wie z.B. die Kryokonservierung von Spermien, Erythrocyten, Krebszellen und ganzen Organen (81, 93).
— Die Zerstörung von Zellen und Zellverbänden.

Die Voraussetzung einer effizienten Kryochirurgie ist die Kenntnis der Vorgänge beim kryochirurgisch induzierten Zelltod. Alle biologischen Lebensvorgänge sind an ein wäßriges Milieu gebunden. Eine Erniedrigung der Temperatur unter den Gefrierpunkt führt zu einer Änderung des Aggregatzustandes des Wassers und damit zu einer entscheidenden Beeinflussung der Vitalität biologischer Systeme (75). Dabei wird nicht nur das freie „gefrierbare Wasser" in biologisch inaktive Eiskristalle übergeführt, sondern auch das „gebundene Wasser" der Membransysteme; letzteres aber erst bei tieferen Temperaturen (38).

Ist ein Gewebeblock tiefgefroren, so ist die Annahme, daß alle Zellen innerhalb dieses Eisblocks zerstört sind, nur bedingt richtig (78, 79, 88), da die tiefste in dieser Region erreichte Temperatur keine letalen Folgen für einige Zellen hat. Im Gegensatz zum Einkomponentensystem Wasser mit einem wohldefinierten Gefrierpunkt sind biologische Gewebe ein Vielkomponentensystem mit unterschiedlichen Gefrierpunkten. Als Beispiel hierfür: Die kälteinduzierte Zerstörung von Melanomzellen findet zwischen Temperaturen von -4° C und -7° C statt, Bindegewebszellen werden erst bei -20° C zerstört (60, 32).

Die plötzlich lokal begrenzte Änderung der Gewebstemperatur ergibt einen Temperaturgradienten, der in dem Moment zur Kristallbildung im System führt, in dem der Gefrierpunkt des biologischen Systems unterschritten ist. Es bilden sich drei Zonen aus, in denen das biologische Gewebe vollständig gefroren (Zone I), teilweise gefroren (Zone II) und von der Kälte unbeeinflußt ist (Zone III). Dabei hat die Gefriergeschwindigkeit und die Auftaugeschwindigkeit eine zentrale Bedeutung (69, 68, 6, 10, 70, 72, 69, 83).

Physikalische Phase

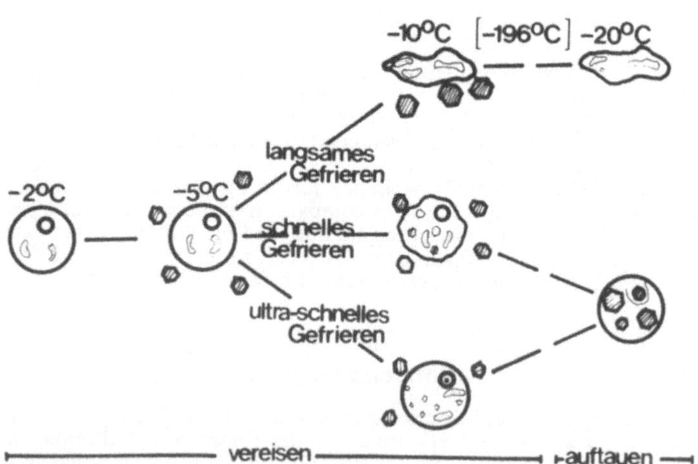

Abb. 1: Schematische Darstellung der physikalischen Vorgänge in der Zelle während des Gefrierens und Auftauens (nach *Mazur* 1977)

Die Phasenänderung in biologischen Zellsystemen läuft nach *Mazur* (73/73) (1977) folgendermaßen ab:
– Bis – 5° C gefriert das biologische System nicht, verbleibt im völlig flüssigen Aggregatzustand, obwohl der Gefrierpunkt des Cytoplasmas mit – 2,2° C (58) angegeben wird. Dieser Vorgang ist bei allen drei Gefriergeschwindigkeiten – langsam, schnell, ultraschnell – gleich.
– Zwischen – 5° C und – 15° C bilden sich extracelluläre Eiskristalle, während der Intracellularraum unterkühlt, aber nicht gefriert. In diesem Temperaturbereich ist die Zellmembran eine natürliche Barriere für die extracellulären Eiskristalle. Da sie im Verhältnis zum Durchmesser der Zellmembrankanäle unverhältnismäßig groß sind, können sie nicht in den Intracellularraum gelangen (67, 75).
– Ab – 15° C spielt die Gefriergeschwindigkeit eine entscheidende Rolle. Wird mit einer niedrigen Gefriergeschwindigkeit weiter gefroren, resultiert die heterogene Nucleation (auch als „solution effect" bekannt) (61); wird schnell oder ultraschnell gefroren, so resultiert die homogene Nucleation (66).

Heterogene Nucleation

(Gefriergeschwindigkeit 1° C/min bis 10° C/min)
Die extracellulären, schon vorhandenen Eiskristalle wachsen weiter. Dadurch wächst die extracelluläre Elektrolytkonzentration an, und das freie intracelluläre Wasser diffundiert aufgrund des sich aufbauenden Druckgradienten aus dem Intra- in den Extracellularraum und gefriert dort.
Dieser Wasserverlust führt zur Schrumpfung der Zellen und Anstieg der intracellulären Elektrolytkonzentration auf Werte, die mit dem Leben nicht mehr vereinbar sind (75, 25).
Die Zellschrumpfung wird nur bis zum sog. „Minimal-Volumen" toleriert, bei geringerem Volumen kommt es zu irreversiblen Membranschäden mit konsekutiven Permeabilitätsstörungen (73).
Die Permeabilitätsstörung wird durch die Denaturierung der Membranlipoproteine (Herauslösung der Phospholipide) (62) erklärt. Die Folge ist die Freisetzung von Zellinhaltsstoffen. Die Membranen der Zellkompartimente werden ebenfalls geschädigt (7, 77, 80).

Homogene Nucleation

(Gefriergeschwindigkeit 10° C/min bis 100° C/min und mehr)
Beim schnellen und ultraschnellen Gefrieren gefriert auch das intracelluläre Wasser, wobei die Zellorganellen als Kristallisationskeime dienen, und/oder bei schnellem Gefrieren wandern extracellulär gebildete, kleine Eiskristalle durch die Zellmembrankanäle in den Intracellularraum (73, 74). Da die Kristallbildung extra- und intracellulär stattfindet, besteht ein Gleichgewicht ohne Verschiebung der Elektrolytkonzentrationen. Der feste Aggregatzustand oder die vollständige Kristallisation des biologischen Gewebes ist am tiefsten eutektischen Punkt erreicht, der bei – 21° C liegt (99).

Vorgänge während des Auftauens

Die Vorgänge während des Auftauens sind von der Geschwindigkeit des Gefriervorganges abhängig.
Nach langsamem Gefrieren und schnellem Auftauen führt die hohe intracelluläre Elektrolytkonzentration zu einer exzessiven intracellulären Wasseraufnahme, ggf. Ruptur der Zellen (27), der sog. „posthypertonischen Zerstörung" (61, 96).
Bei langsamem Auftauen nach langsamem Gefrieren haben kleine extracelluläre Eiskristalle (47, 96), die wegen ihrer hohen Oberflächenspannung in Gegenwart größerer Kristalle instabil sind, Zeit, in den intracellulären Raum einzudringen. Dort dienen sie dem aus dem Extracellularraum eindringenden Wasser als Kristallisationskeime und haben eine konsekutive Zerstörung der Zelle zur Folge (54, 68, 13).
Nach langsamem Gefrieren resultiert der Zelltod abhängig von der Auftaugeschwindigkeit: bei schnellerem Auftauen infolge der Membranveränderungen (77, 62), des sog. „dilution shock" (27), bei langsamem Auftauen durch die Re- und Umkristallisationsvorgänge, deren Ursache noch unklar ist (86).
Nach schnellem und ultraschnellem Gefrieren kann eine hohe Auftaugeschwindigkeit theoretisch keine zelltötenden Effekte nach sich ziehen, da keine Zeit für Um- und Rekristallisation bleibt (69).
Eine niedrige Auftaugeschwindigkeit bewirkt auch in diesem Fall Re- und Umkristallisationen mit Entstehung großer sphärischer Kristalle, die alle Zellstrukturen zerreißen, über – 50° C setzt das Kristallwachstum verstärkt ein (76, 11).
Die Phänomene, die die kälteinduzierte Zellzerstörung herbeiführen, sind folgende (15):
– extracelluläre Eiskristallbildung
– intracelluläre Eiskristallbildung
– Dehydrierung der Zelle mit Schrumpfung
– toxische Elektrolytkonzentration intracellulär
– Denaturierung der Membranlipoproteine
– der Thermoschock
Keiner dieser 6 Faktoren allein führt zur Zellzerstörung, sondern der Zelltod wird durch die Summe der zellschädigenden Wirkung jedes einzelnen Faktors bestimmt. Die einzelnen Phänomene haben je nach Gefriergeschwindigkeit und Auftaugeschwindigkeit unterschiedlichen Anteil am Zelltod (84, 9, 62). Die intracelluläre Eiskristallisation wird, wie bereits erwähnt, *nur* durch hohe Gefriergeschwindigkeiten erreicht (73/74, 54).

Als Fazit der physikalisch-chemischen Vorgänge des in vitro-Gefrierens von Zellen ergibt sich, daß als
Voraussetzung für einen sicheren Zelltod folgende Bedingungen einzuhalten sind:
– Gefriergeschwindigkeit zwischen 10° C/min und 100° C/min
– langsames Auftauen mit 10° C/min

Gefäßphase

Die physikalisch-chemischen Abläufe wurden ausschließlich an Einzelzellpopulationen in vitro erstellt.
In der kryochirurgischen Praxis wird mit der Kälte ein vitaler Zellverband zerstört, der je nach Lokalisation eine unterschiedliche Durchblutung aufweist.
90% der Blutgefäße der Säugetiere werden durch Arteriolen, Capillaren, Venolen repräsentiert. Da die
Kälte in der Dermatologie stets auf die Körperoberfläche einwirkt, hat die Mikrozirkulation eine kälteschützende Funktion. Bei +11° C bis +3° C (50) führt dieser kälteschützende Effekt zur Vasokonstriktion. Die Vermutung, daß eine durch die Kälte induzierte Blutstase auch Gewebsnekrosen hervorrufen
kann, wurde schon 1889 (22) bei der Beschreibung der Frostbeulen aufgestellt und später bestätigt (57,
50).
Während des Gefrierens kommt es plötzlich zur Erstarrung der gesamten im Einwirkungsbereich liegenden Blutsäule mit Unterbrechung der Gewebsdurchblutung, die im Capillarbereich irreversibel ist (12,
102). Die intravasale Stase betrifft zunächst das gesamte eingefrorene Gefäßsystem (85).
In der Auftauphase laufen neben den physikalischen Veränderungen in den Endothelzellen (17) Thrombocytenzerstörungen mit Freisetzung von Gewebsthrombokinase ab, deren Folge eine Erhöhung der
Blutviscosität ist (63, 65).
Diese Effekte führen zu einer Gerinnung mit völliger Thrombosierung des Mikrozirkulationssystems (34)
und kleiner Gefäße < 0,33 mm Durchmesser.
Aus großen Gefäßen blutet es unvermindert weiter, da der erhöhte Blutdruck zur Ausschwemmung der
kältegeschädigten Blutpartikel führt, bevor die Gerinnung abgeschlossen ist (30, 55, 48).
Im Mikrozirkulationsbereich ist die kälteinduzierte Gefäßreaktion irreversibel und komplettiert die Gewebsnekrose. Dabei reicht die Thrombosierung über den Bezirk der homogenen Nucleation hinaus bis
zu den hypothermen Bereichen (37).

Immunologische Phase

Die immunologische Phase ist zum jetzigen Zeitpunkt noch Grundlagenforschung. Die internationale
kryotherapeutische Studiengruppe befaßt sich seit 14 Jahren mit der Immunologie bei Kryochirurgie. Es
gibt Hinweise für eine humorale und zellgebundene Immunreaktion (5, 17, 97, 104, 105, 3, 45, 23).
Es wird vermutet, daß die immunstimulierende Eigenschaft kältezerstörter Gewebe auf zwei Arten zustande kommt.
– Durch die Alteration der Zellmembranen gelangen sequestrierte intracelluläre Antigene in die Blutbahn, bekommen Kontakt zum Immunsystem und wirken als Autoantigen (100).
– Die membrangebundenen Antigene werden durch die Kälte so verändert, daß der Wirt sie als fremd
  ansieht und eine Antigen/Antikörperreaktion einleitet (92).

Humorale Immunreaktion

Aus experimentellen Untersuchungen bei „in vivo"-Vereisung wurden antigene Materialien freigesetzt,
die in die Blutbahn gelangen und eine (Auto)Immunreaktion hervorrufen, die als „kryoimmunologische
Reaktion" bezeichnet wird (43, 44, 92) und von der Masse des kryochirurgisch zerstörten Gewebes, dem
Grad der Antigenität desselben und der immunologischen Reaktionslage des Wirtes abhängig ist (104,
105).
Bei der Vereisung der Prostata von Tieren wurden außerdem organspezifische Antikörper des IgG- und
IgM-Typs gefunden (2, 46). Weitere experimentelle Untersuchungen lassen vermuten, daß kryochirurgisch zerstörtes Tumorgewebe tumorspezifische Antigene freisetzt, die den Wirt zur immunologischen
Gegenreaktion veranlassen (49). Neben diesen Sofortreaktionen gibt es Hinweise für einen „Booster-Effekt", da nach wiederholten Vereisungen der Prostata und Samenblase zeitlich früher einsetzende und
höhere Immunglobulinbildung der Klasse IgG gefunden wurden (1, 18).

Celluläre Immunreaktion

In experimentellen Studien wurden Hinweise einer zellgebundenen Reaktion als postkryotherapeutische
Immunantwort nach Vereisung von Nebenhoden gefunden (106, 107, 4).
Diese experimentellen Ergebnisse zeigen, daß es durchaus berechtigt ist, die dritte Phase der Kryoläsion
als „immunologische Phase" zu bezeichnen, da es sowohl zur Antikörperreaktion als auch zur T-Zellübertragenen Destruktion kryochirurgisch zerstörten Gewebes kommt (107). Für die kryochirurgischen
Onkologen sind diese Ergebnisse Argumente für die kryochirurgische Behandlung maligner Tumoren,
denn es besteht die begründete und auch schon dokumentierte (52, 40) Möglichkeit der wirts- und tumorspezifischen Immunantwort auf die tumorspezifischen Antigene, was gelegentlich eine Reduktion

bzw. Destruktion von Fernmetastasen bewirkt (1). Positive immunologische Einflüsse durch die Kryochirurgie bei Behandlung maligner Tumoren sind allerdings wahrscheinlich nur bei Patienten mit noch intakten Immunsystemen zu erwarten.

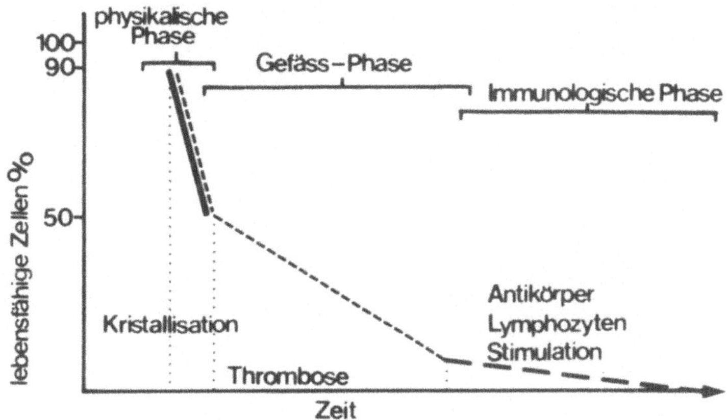

Abb. 2: Schematische Darstellung der unterschiedlichen Phasen der Kryodestruktion (nach *Le Pivert* et al. 1979)

Kryotechnik

Die Kryoläsion läuft in drei Phasen ab, wie vorausgehend ausgeführt, die auf ein einziges Phänomen, die Kristallisation, zurückzuführen sind. Die Art der Kristallisation ist wiederum eine direkte Funktion der Gefriergeschwindigkeit (73, 74). Die zeitliche Abfolge der drei Phasen ist je nach Gefriergeschwindigkeit, je nach Auftaugeschwindigkeit und je nach Art des vereisten Gewebes unterschiedlich (59) (s. Abb. 3).
Für den kryochirurgisch tätigen Onkologen, der das Ziel hat, maligne Tumoren zu zerstören, ist die Überlebensrate der malignen Zellen nach Einwirkung der Kälte von eminenter Bedeutung. Er muß Gefrier- und Auftaugeschwindigkeit so wählen, daß eine 100%ige Zerstörung der Zellen erreicht wird.
Experimentell wurde nachgewiesen, daß bei niedriger Gefriergeschwindigkeit (1° C/min bis 10° C/min = heterogene Nucleation − Zone II) die Überlebensrate von Zellen sowohl von der Zeitspanne abhängig ist, in der die Zellen der erhöhten toxischen Elektrolytkonzentration ausgesetzt sind, als auch von ihrer Resistenz gegenüber konzentrierten Elektrolytlösungen (68, 61, 73, 74). An Hefezellsuspensionen konnte nachgewiesen werden, daß bis zu 50% der Zellen überleben (6 u. 9). An anderen Zellarten, z.B. Tumorzellen, wurden Üb:rlebensraten zwischen 10% und 75% nachgewiesen (89). Eine 100%ige Zellnekrose ist also mit dem „Solution-Effekt" (heterogene Nucleation) nicht zu erreichen, während hohe Gefriergeschwindigkeiten (10° C/min bis 100° C/min) mit anschließender, langsamer Auftauphase zu einer Abtötung der Zellen von über 99% führen (homogene Nucleation) (26, 53).
Dieser Anteil von unter 1% überlebender Zellen kann für den Tumorträger verheerende Folgen haben. Eine 100%ige Tumorzerstörung ist nur durch wiederholte Gefrier/Auftaucyclen zu erreichen (50, 29, 21). Gleichzeitig wird durch das wiederholte Gefrieren die Wärmeleitfähigkeit des Gewebes geändert, d.h. die Gefrierzone weitet sich beim 2./3. Gefriercyclus schneller aus, der Effekt der Kälte wird optimiert (28). Die verbesserte Wärmeleitfähigkeit soll auf der Zellstrukturzerstörung und auf Erythrocytenaustritten aus zerstörtem Gewebe beruhen (35). Eine erfolgreiche Kryochirurgie hat also folgende Voraussetzungen:
− hohe Gefriergeschwindigkeit von 100° C/min
− in einem gewissen Sicherheitsabstand unterhalb des Tumors muß eine Temperatur von −21° C erreicht werden
− geringe Auftaugeschwindigkeit 10° C/min
− wiederholte Gefrier/Auftaucyclen, mindestens 2 ×

Technische Voraussetzungen

Die vorstehenden Postulate einer erfolgreichen Kryochirurgie sind, soweit es die geringe Auftaugeschwindigkeit von 10° C/min und wiederholte Gefrier/Auftaucyclen betrifft, leicht zu erfüllen. Dagegen benötigen wir, um eine hohe Gefriergeschwindigkeit zu erreichen und den Eisball kontrolliert in Relation zur Tumorausdehnung zu setzen, folgende Voraussetzungen:

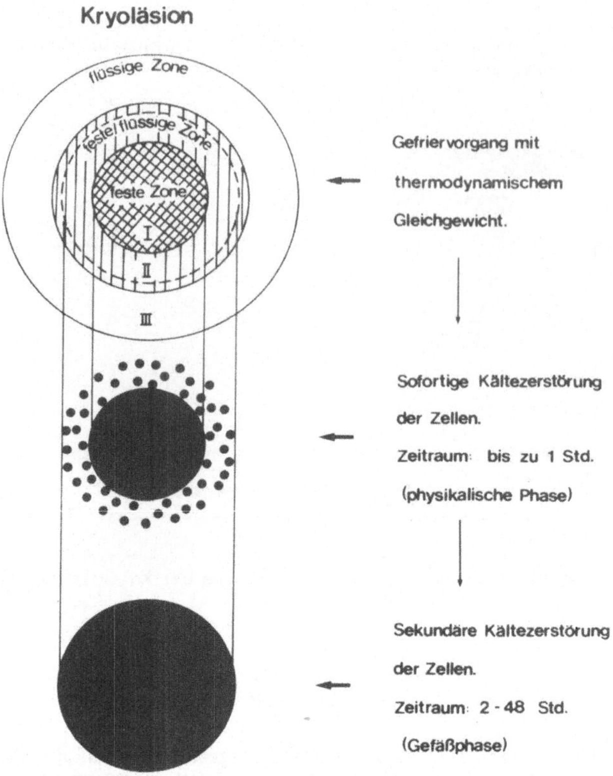

Abb. 3: Schema der Kryoläsion im biologischen Gewebe (nach *Le Pivert* 1977)

Zone I: In der Zone I ist alle Gewebsflüssigkeit gefroren. Sie wird beschrieben durch den Temperaturgradienten von $-196°$ C bis $-21°$ C (99). Hier herrscht die „homogene Nucleation" vor, mit sofortiger Zellzerstörung, die nach 1 Std abgeschlossen ist.

Zone II: Temperaturgradient von $-21°$ C bis $-5°$ C, in diesem Temperaturbereich setzt die Eiskristallisation („heterogene Nucleation") mit sekundärer Kryodestruktion ein, deren Wirkung durch die Gefäßphase vervollständigt wird.

Zone III: Temperaturgradient von $-5°$ C bis Körpertemperatur des Patienten, keine Zelldestruktion.

- Verwendung eines geeigneten Kältemittels und eines leistungsfähigen Kälteapparates (Gefriergeschwindigkeit von 100° C/min)
- Kenntnis der Eisballform und -ausdehnung in durchbluteten Geweben in Abhängigkeit von der Gefriergeschwindigkeit und dem verwendeten Sondensystem
- nicht-invasive Möglichkeit, in vivo die Tumorausdehnung zu bestimmen

Kältemittel

Es gibt drei Methoden zur Kälteerzeugung in der Medizin:
- Peltier-Effekt (thermoelektrische Kühlung)
- Joule-Thomsen-Effekt (Expansionskälte)
- Verdampfung eines Kältemittels

Bei der Verdampfung eines Kältemittels von dem flüssigen/festen Aggregatzustand in den gasförmigen lassen sich bei hoher Kälteleistung die tiefsten Temperaturen erreichen. Deshalb wird in der Kryochirurgie das Prinzip der Verdampfung bevorzugt.

Als Kältemittel wird flüssiger Stickstoff (LN_2, Siedepunkt $-195,8°$ C) bevorzugt. Er ist problemlos zu lagern und inzwischen durch ein weit verzweigtes Liefersystem leicht zu beschaffen.

Geräte

Es gibt eine Fülle von kryochirurgischen Geräten, die in ihrem technischen Funktionsprinzip auf „White's Wash Bottle Spray" (1900) zurückzuführen sind. Die einfachsten und billigsten Geräte, wie z.B. das „Cry-Owen"-Gerät der Firma Alcon Pharma, Freiburg, sind im dermatologischen Bereich zu bevorzugen.

Sondensysteme

Für die Applikation des Kältemittels stehen zwei Sondensysteme zur Verfügung:
— das offene Spray-Verfahren
— das Kontaktverfahren
Der Autor führte experimentelle Untersuchungen an lebender Schweinehaut durch, um die Leistungsfähigkeit beider Sondensysteme zu überprüfen und gegenüberstellen zu können.
Dabei sind von Interesse die Eisballausdehnung und -form und die erreichbare Gefriergeschwindigkeit. Bei beiden Sondensystemen findet sich eine spitzkegelige Eisballform. Die von *Brothagen* (20) 1961 beschriebene Glockenform der Eisballzone bei nicht durchblutetem Gewebe, die der Autor ebenfalls nachweisen konnte, wird bei durchblutetem Gewebe durch die Wärmekonvektion des durchströmenden Blutes in die spitzkegelige umgewandelt. Dieser Befund ist bei der kryochirurgischen Therapie breitbasig infiltrierender Tumoren von großer Bedeutung.
Die erreichten Nekrosetiefen sind bei beiden Sondensystemen abhängig von der Gefrierzeit, wobei sich beim offenen Sprayverfahren im Unterschied zum Kontaktverfahren bei gleicher Gefrierzeit tiefere Nekrosezonen erreichen lassen.

Tab. 1. Nekrosetiefen beider Sondensysteme in Abhängigkeit von der Gefrierzeit unterteilt in Zone I und II

Gefrierzeit	Sonde: offen Ø 2,6mm Tiefe der Nekrosezone (mm)		Sonde: geschlossen Ø 18mm Tiefe der Nekrosezone (mm)	
	Zone I	Zone II	Zone I	Zone II
10 sec	–	–	–	–
20 sec	–	–	–	–
30 sec	3,5	3,5 – 4,5	–	–
40 sec	4,0	4,0 – 5,0	–	–
50 sec	5,0	5,0 – 5,5	–	–
60 sec	7,0	7,0 – 8,0	–	2,0 – 3,0
120 sec	9,0	9,0 – 10,5	3,5	3,5 – 5.0
180 sec	9,0	11,0 – 12,5	–	–

Die in Tabelle 1 aufgeführten Werte geben die mit beiden Sondensystemen erreichten Nekrosetiefen wieder. Bei der kryochirurgischen Zerstörung von Tumoren spielt die Gefriergeschwindigkeit eine entscheidende Rolle. Sie sollte, um eine „homogene Nucleation" zu erreichen, nicht unter 100° C/min liegen (6, 10, 73, 74, 83). Bei der Berechnung der Gefriergeschwindigkeit fanden der Autor et al. eine deutliche Überlegenheit des offenen Spraysystems, aber auch eine Limitierung der optimalen Gefriergeschwindigkeit in bezug auf die Nekrosetiefe.
So können beim offenen Spraysystem im Zentrum der Applikation nur bis zu einer Gewebetiefe von 9 mm optimale Gefriergeschwindigkeiten erreicht werden, beim Kontaktverfahren nur bis zu 3,5 mm (41, 42, 89, 90). Setzt man den Vorgang fort, so vergrößert sich die Eisballzone zwar, wobei die Gefriergeschwindigkeit aber nur zu einer „heterogenen Nucleation" führt. Aufgrund dieser Ergebnisse ist die Verwendung des offenen Sprayverfahrens in der Dermatologie unter Berücksichtigung der anatomischen Verhältnisse dem Kontaktverfahren vorzuziehen.

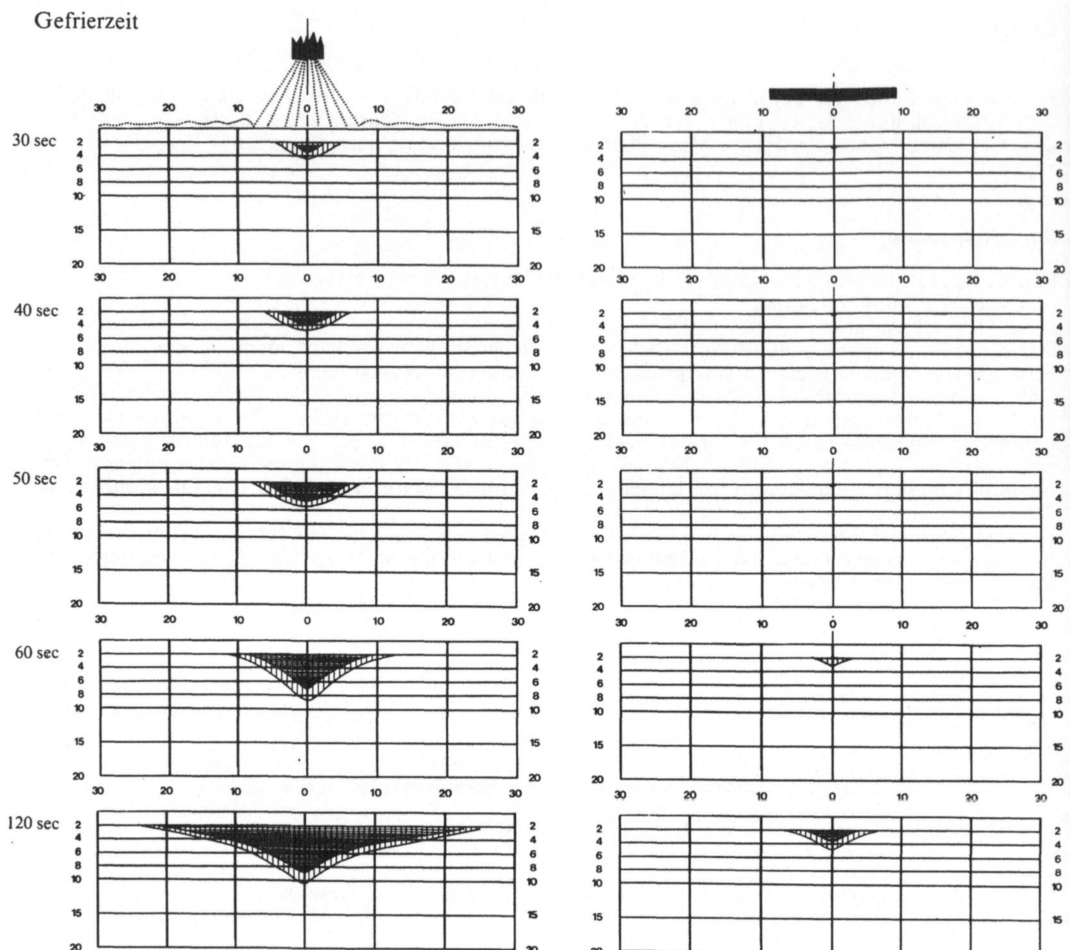

Abb. 4: Hier ist in Abhängigkeit von der Gefrierzeit das offene Sprayverfahren (Sonde offen, ϕ 2,6 mm) dem Kontaktverfahren (Sonde geschlossen, ϕ 18 mm) gegenübergestellt
Zone   I (homogene Nucleation)
Zone II (heterogene Nucleation)
Zone III (Hypothermie)

Elektronenmikroskopische Untersuchungen der Kryoläsion

Als weitere Information für den kryochirurgisch tätigen Dermatologen ist vor der Anwendung der Kälte-chirurgie die Kenntnis der morphologischen Veränderungen von Interesse.
Da sich bei unseren Untersuchungen zeigte, daß die histologischen Befunde im Vergleich zu den elektro-nenoptischen nur wenig Informationen über die eigentliche Zellzerstörung bringen, werden nur elektro-nenmikroskopische Befunde besprochen.
Ebenso wie schon *Weiss* und *Armstrong* (97) (1960) fanden der Autor et al., daß kälteinduzierte, charak-teristische Veränderungen erst nach 6 Std lichtmikroskopisch eindeutig sichtbar waren, obwohl elektro-nenmikroskopisch schon nach 6 Std eindeutige Veränderungen im Sinne eines abgeschlossenen Zelltodes zu finden sind. Hier werden die charakteristischen, kälteinduzierten Befunde beschrieben. Da nach *Breitbart* et al. (19) (1978) und *Uyeda* et al. (94) (1977) erst nach dem 2. Gefrier/Auftaucyclus sichtbare histologische Veränderungen auftreten, werden nur die elektronenmikroskopischen interpretiert.

Zweiter Vereisungs/Auftaucyclus

Elektronenoptisch sind eindeutige morphologische Veränderungen sichtbar. In der Epidermis beginnt ein Zellödem. Das Cytoplasma ist homogenisiert, die Zellorganellen sind verschwunden und die fragmentierten Tonofibrillen rücken an den Zellrand. Der Zellkern ist teilweise deformiert und die Zellkernmembran weist eine osmiophile Verdichtung auf, vereinzelt sieht man auch Verklumpungen des Chromatins. Die Kernmembran ist rupturiert und das Karyoplasma fließt aus.
In der unteren Epidermis sind offenbar mehr Zellen von der beginnenden Cytolyse betroffen als im oberen Teil (Str. granulosum).
Die indeterminierten Zellen zeigen früher pathologische Veränderungen als die Keratinocyten. Die Desmosomen sind intakt und die Intercellularräume (ICR) nicht erweitert. Die Strukturen der Basallamina scheinen völlig intakt zu sein. Die Gefäßendothelien sind weitgehend unauffällig. Intravasal sind Zelltrümmer zu sehen. Faserige Anteile des Bindegewebes sind unauffällig.
Nach 6 Std ist eine deutliche Zelldestruktion in der Epidermis und dem Corium sichtbar. Die fortgeschrittene Cytolyse und der Zellzerfall zeigen sich durch Abschnürung zahlreicher Matrixvesikel. Der untere Epidermisbereich ist besonders destruiert. Die Desmosomen scheinen intakt und lösen sich als Ganzes von den Zellmembranen ab.
Die Intercellularräume sind breit eröffnet. Es finden sich massenhaft Zelltrümmer. Die fragmentierten Tonofibrillen bilden Myelinfiguren. Die Basalmembran scheint intakt. Die Kerndestruktion reicht von geringen Veränderungen, scholligen Hyperchromasien bis zur Karyolyse. Die starke Osmiophilie der Kernmembran — sofort nach dem Auftauen sichtbar — ist verschwunden. Die Endothelien der Gefäße und die Bindegewebszellen sind stark destruiert, Vacuolisierung und Vesikelbildungen sind sichtbar. Das Kollagen ist unverändert.
Große Blasenbildung im Bereich der Basalschicht, die Lamina densa der Basalmembran ist erhalten. Keratinocytenmembranen mit anhaftenden Halbdesmosomen lösen sich ab, im Blaseninneren Keratinocytenfragmente. Die Epidermis hebt sich als Ganzes ab. Die Bindegewebszellen zeigen einen ähnlichen Degenerationsgrad wie 6 Std nach Kryochirurgie.
Die Capillarwandstrukturen erscheinen nahezu aufgelöst. Intra- und extracellulär finden sich Lysosomen. Das Kollagen ist verquollen, Periodizität der Kollagenfasern erhalten. Nach 48 und 72 Std entnommene Biopsien zeigen keine wesentlichen Änderungen zu den beschriebenen Befunden, nur graduelle Unterschiede in der Nekrose. Den vorliegenden elektronenmikroskopischen Befunden nach ist die Wirkung der intracellulären Eiskristallbildung (54, 68, 13) an den Kernmembranrupturen und dem damit verbundenen Ausfließen von Karyoplasma gut zu erkennen.
Das Zellödem ist Folge des Zelltodes, der sich auch in der Homogenität des Cytoplasmas, dem Verschwinden der Zellorganellen, der Fragmentierung der Tonofibrillen und der Verklumpung des Chromatins zeigt.
Derartige Veränderungen wurden auch von *Schattenberg* et al. (87) (1971) und *Helpap* (45) (1980) bei der Vereisung der Leber beschrieben.
Ob die passagere osmiophile Verdichtung der Zellkernmembran Folge der von *Lovelock* (62) (1957) beschriebenen Denaturierung der Membranlipoproteine ist, muß derzeit noch ebenso offenbleiben, wie die sich aufdrängende Vermutung, daß die Zerstörung der indeterminierten Zellen im Verhältnis zu den Fibrocyten und Keratinocyten frühzeitig stattfindet (32, 60).
Ebenso wie *Uyeda* et al. (94, 95) (1977, 1979) fanden wir kaum Veränderungen der Basalmembran und der Desmosomen, aber eindeutige Veränderungen der Gefäße.
In diesem Aufsatz wurden die theoretischen Grundlagen der Kryochirurgie für die praktische Anwendung in der Dermatologie dargestellt.
Das im nächsten Heft folgende Review beschäftigt sich mit der Praxis der Kryochirurgie, den Kontrollmöglichkeiten und den Indikationsbereichen in unserem Fach. Da eine Diskussion und Wertung die Kenntnis des Anschlußartikels voraussetzt, erfolgt die umfassende Betrachtung als Schluß des 2. Reviews.

Literaturverzeichnis

1.) *Ablin, R J, Soanes, W A, Gonder, M J.:* Prospects for cryo-immunotherapy in cases of metastasizing carcinoma of prostate. Cryobiology 8, 271 – 279 (1971).

2.) *Ablin, R J.:* Cryosurgery of the rabbit prostate. Comparison of the immune response of immature and mature bocks. Cryobiology 11, 416 – 422 (1974).

3.) *Ablin, R J.:* Cryo-immunotherapy: clinical and experimental considerations of the immune response. In: Normal and Abnormal Growth of the Prostate (*Goland*, Ed.), Chas. C. Thomas, Springfield, Ill. 788 – 832 (1975).

4.) *Ablin, R J.:* Immunological aspects of cryosurgery. An overview of recent experimental and clinical developments and their implications. In: Cryoimmunology (*Simatos; Strong; Turc*, Eds.), Inserm. Paris, 62, 237 – 259 (1977).

5.) *Ablin, R J, Fontana, G, Helpap, B.* and the *Cryoimmunotherapeutic Study Group:* Cryoimmunotherapy. A conference report. Tumor Diagnose. 2, 246 – 249 (1981).

6.) *Anderson, N G, Green, J G, Mazur, P.:* Centrifugal freezing. I. A system for rapid freezing of aqueous cell suspensions. Nat. Cancer Inst. Monogr. 21, 415 – 430 (1966).

7.) *Araki, T.:* Freezing injury in mitochondrial membranes. II. Degradation of phospholipid in rabbit liver mitochondria during freezing and storage at low temperatures. Cytobiology 14, 151—159 (1977).

8.) *Arnott, J.:* The treatment of Cancer by the regulated application of an anaesthetic temperature. J. Churchill, London. 1851.

9.) *Asahina, E.:* Freezing process and injury in isolated animal cells. Fed. Proc. 24, 5183—5187 (1965).

10.) *Asahina, E, Emura, M.:* Types of cell freezing and the post thawing survival of mammalian ascites sarcoma cells. Cytobiology 2, 256—262 (1966).

11.) *Asahina, E, Hisada, Y, Emura, M.:* Survival of mammalian tumor cells frozen and thawed very rapidly. Low. Tem. Sci. Serg. B. (Sapporo) 25, 81—96 (1967).

12.) *Balthasar, K.:* Gezielte Kälteschäden in der Großhirnrinde der Katze. Dtsch. Z. Nervenheilk. 176, 173—199 (1957).

13.) *Bank, H P, Mazur, P.:* Visualization of freezing damage. J. Cell Biol. 57, 729—742 (1973).

14.) *Bartholin, T.:* De Nivis Uso Medico. Haubold, Kopenhagen. 1661.

15.) *Baust, J G.:* Mechanism of cryoprotection in freezing tolerant animal systems. Cryobiology 10, 197—205 (1973).

16.) *Bennet, J H.:* On Cancerous and Cancroid Growth. Knox and Sutherland, Edinburgh, 237—238 (1849).

17.) *Bowers, W D, Hubbard, R W, Daum, R C, Asbaugh, P, Nilson, E.:* Ultrastructural Studies of Muscle Cells and Vascular Endothelium Immediatly after Freeze-Thaw. Injury. Cryobiology 10, 9—21 (1973).

18.) *Brandt, E J, Riera, C, Orsini, F, Shulman, S.:* Cryoimmunology — The booster phenomenon. Cryobiology 3, 382 (1967).

19.) *Breitbart, E W.:* Neue Gesichtspunkte in der kryochirurgischen Behandlung von Neubildungen der Haut. In: Operative Dermatologie (*Salfeld,* Ed.), Springer, Berlin Heidelberg, New York, 230—233 (1978).

20.) *Brodthagen, H.:* Local Freezing of the skin by Carbon Dioxide Snow. Munksgaard, Copenhagen. 1961.

21.) *Cahan, W G.:* Five years of cryosurgical experience: benign and malignant tumors with hemorrhagic conditions. In: Cryosurgery (*Rand; Rinfret; Leden,* Eds.), Chas. C. Thomas, Springfield, Ill. 388—409 (1968).

22.) *Cohnheim, J.:* „Lectures on General Pathology". (*McKee,* Ed.), New Sydenham, Society, London 1889.

23.) *Cooper, A J, Fraser, J D.:* Autoallergic responses induced by cryoabiation of normal kidney tissue. In: Cryoimmunology (*Simatos; Strong; Turc,* Eds.), Inserm. Paris, 62, 261—266 (1977).

24.) *Dreutw, H.:* Die Behandlung des Lupus durch den praktischen Arzt nebst histologischen Untersuchungen. Klin. Wschr. 47, 1216 (1904).

25.) *Farrant, J, Wollgar, A E.:* Possible relationship between the physical properties of solutions and cell damage during freezing. In: „The Frozen Cell" (*Wolstenhohne; O'Connor,* Eds.), Ciba Foundation Symposium, Churchill, London. 97—114 (1970).

26.) *Farrant, J.:* Some mechanisms of freezing injury. In: Latest Development in Cryosurgery (*Haschek,* Ed.), Wiener Med. Akademie. 23—32 (1972).

27.) *Farrant, J, Morris, G J.:* Thermal Shock and Dilution Shock as the Cases of Freezing Injuring. Cryobiology 10, 134—140 (1973).

28.) *Fraser, J, Gill, W.:* Observations on ultra-frozen tissue. Brit. J. Surg. 54, 770—776 (1967).

29.) *Gage, A A, Koepf, S, Wehrle, D, Emmings, F.:* Cryotherapy for cancer of the lip and oral cavity. Cancer (Philad.) 18, 1646—1651 (1965).

30.) *Gage, A, Fazekas, G, Rilea, E.:* Freezing injury to large blood vessels in dogs. Surgery 61, 748—751 (1967).

31.) *Gage, A A.:* Cryotherapy for oral cancer. JAMA (Chicago) 204, 565—569 (1968).

32.) *Gage, A A, Meenaghan, M A, Natiella, J B.:* Sensitivity of pigmented mucosa and skin to freezing injury. Cryobiology 16, 348—361 (1979).

33.) *Gerhardt, C.:* Lupus-Behandlung durch Kälte. Dtsch. med. Wschr. 11, 699—700 (1885).

34.) *Giampapa, V C, Changyul, O, Aufses, A H.:* The vascular effect of cold injury. Cryobiology 18, 49—54 (1981).

35.) *Gill, W, Fraser, J, Carter, D C.:* Repeated freeze-thaw cycles in cryosurgery. Nature (Lond.) 219, 410—413 (1968).

36.) *Gill, W, Fraser, J, Da Costa, J, Beazley, R.:* Amer. Surg. 36, 437—445 (1970).

37.) *Gill, W, Da Costa, J, Fraser, J.:* The control and predicability of the cryolesion. Cryobiology 6, 342—353 (1970).

38.) *Graeves, R J.:* Preservation of antigens and antibodies. Fed. Proc. 24, 253—258 (1965).

39.) *Grunner, O G.:* A treatise on the Canon of Medicine of Avicenna. Luzac & Co., London 1930 vii.

40.) *Grusel, E O, Roberts, M S, Veenema, R J.:* Regression of prostatic cancer following sequential cryotherapy of the prostate. J. Urol. (Baltimore) 108, 928—932 (1972).

41.) *Hausaman, J E.:* Gefrierversuche in vitro und in vivo als Grundlage für die klinische Anwendung der Kryochirurgie. Zahn-Mund-Kieferheilk. 62, 497—505 (1974).

42.) *Hausamen, J E.:* Klinische und experimentelle Untersuchungen zur Kryochirurgie im Kiefer- und Gesichtsbereich. Die Quintessenz, Berlin, 1974.

43.) *Helpap, B, Grouls, V, Yamashita, K, Breining, H.:* The proliferative response of the spleen in cryosurgery. Cryobiology 13, 54−60 (1976).

44.) *Helpap, B, Grouls, V, Lange, U, Breining, H, Lymberopulos, S.:* Morphologic and cell kinetic investigations of the spleen after repeated in situ freezing of liver and kidney. Path. Res. Pract. 164, 167−177 (1979).

45.) *Helpap, B.:* Der kryochirurgische Eingriff und seine Folgen. Morphologische und zellkinetische Analyse (*Doerr; Leonhardt,* Eds.), Thieme, Stuttgart, New York. 65−70 (1980).

46.) *Kanetake, H.:* Cryoimmunologic investigations of the rabbit kidney. Invest. Urol. 14, 373−377 (1977).

47.) *Karow, A M, Schlafer, M.:* Ultrastructure-function correlative studies for cardiac cryopreservation. IV. Prethaw ultrastructure of myocardium cooled slowly (2° C/min) or rapidly (70° C/min) with or without dimethyl sulfoxide (DMSO). Cryobiology 12, 130−143 (1975).

48.) *Klein, H, Braess, P, Ganz, H.:* Untersuchungen zur Kryotherapie an den großen Halsgefäßen beim Menschen. Arch. klin. exp. Ohren-, Nasen-, Kehlkopfheilk. 205, 307−311 (1973).

49.) *Kimura, H.:* Comparative immunological studies on cryosurgery and operation using moloney murine sarcoma virus induced primary tumors in BALB/c mice. Gann 69, 507−515 (1978).

50.) *Kreyberg, L, Rotnes, P L.:* La stase expérimentale méthode pour la mettre en guidance au moyen des préparations speciales. C. R. Soc. Biol. 106, 895−897 (1931).

51.) *Kreyberg, L.:* Local freezing. Proc. roy. Soc. Biol. 147, 427−439 (1947).

52.) *Langer, S, Reiferscheid, M.:* Möglichkeiten und Grenzen der Kryotherapie in der Chirurgie. Aktuelle Chir. 10, 307−314 (1975).

53.) *Leibo, S P, Farrant, J, Mazur, P, Hanna, M G, Schmith, L H.:* Effects of freezing on marrow stem cells suspensions: interactions of cooling and warming rates in the presence of PVP, sucrose or glycerol. Cryobiology 6, 315−332 (1970).

54.) *Leibo, S P.:* Preservation of mammalian cells and embryos by freezing. In: Cryoimmunology (*Simatos; Strong; Turc,* Eds.), Inserm. Paris, 62, 311−334 (1977).

55.) *Lenz, H, Preussler, H.:* Regenerations- und Reparationszustände der Carotis nach Kryochirurgie. Z. Laryng. Rhinol. 52, 381−393 (1973).

56.) *Le Pivert, P, Balique, J G, Clermont, A, Frappart, L.:* Predictability of cryonecrosis by tissue impedancemetry. LMM (Cryotherapy n° 2) 15, 385−403 (1979).

57.) *Lewis, T.:* Observations upon the reactions of the vessels of the human skin to cold. Heart 15, 177−208 (1930).

58.) *Lewis, R B.:* Cold Injury. In: In Conference on Cold Injury: Transactions of the first conference June 4−5, 1951 (*Ferrer,* Ed.), Connecticut, Hildreth, Press. Inc. 24−26 (1952).

59.) *Licht, S H.:* Therapeutic Heat and Cold. (*Licht,* Ed.), New Haven, Conn. 1965.

60.) *Lindo, S, Daniels, F.:* Cryosurgery of the junctional nevi. Cutis 16, 492−496 (1975).

61.) *Lovelock, J E.:* The haemolysis of human red blood-cells by freezing and thawing. Biochem. biophys. Acta (Amst.) 10, 414−426 (1953).

62.) *Lovelock, J E.:* The denaturation of lipid-protein complexes as a cause of damage by freezing. Proc. roy. Soc. Med. 147, 427−433 (1957).

63.) *Lutzeyer, W, Lymberopoulos, S, Rautenbach, R, Werner, U.:* Skalpell für die Kältechirurgie. Acta Mediotechnica 18, 28−30 (1970).

64.) *Luyet, B J, Gehino, M P.:* Life and Death at Low Temperatures. Normandy, Missouri, Biodynamica. 341−347 (1940).

65.) *Lymberopulos, S, Lutzeyer, W, Breining, H.:* Die Kryochirurgie der Niere. II. Der nahtlose kryochirurgische Nierenparenchymeingriff ohne Nierenstielabklemmung. Urologie 8, 136−164 (1969).

66.) *Mazur, P.:* Kinetics of water loss from cells at subzero temperatures and the likehood of intracellular freezing. J. gen. Physiol. 47, 347−369 (1963).

67.) *Mazur, P.:* The role of cell membranes in the freezing of yeast and other single cells. Ann. N.Y. Acad. Sci. 125, 658−676 (1965).

68.) *Mazur, P.:* Theoretical and experimental effects of cooling and warming velocity on the survival of frozen and thawed cells. Cryobiology 2, 181−191 (1966).

69.) *Mazur, P, Schmidt, J.:* Interactions of cooling velocity on the survival of frozen and thawed yeast. Cryobiology 5, 1−17 (1968).

70.) *Mazur, P.:* The freezing of the biological system. Science 168, 939−949 (1968).

71.) *Mazur, P.:* Physical and chemical changes during freezing and thawing of cells with special references to blood cells. Bibl. Haematol., Basel 29, 764−777 (1968).

72.) *Mazur, P, Leibo, S P, Farrant, J, Chu, E H Y, Hanna, M G, Schmith, L H.:* Interactions of cooling rate, warming rate and protective additive on the survival of frozen mammalian cells. In: „The Frozen Cell" (*Wolstenhome; O'Connor,* Eds.), Churchill, London. 69−88 (1970).

73.) *Mazur, P.:* The Role of Intracellular Freezing in the Death of Cells Cooled at Supraoptimal Rates. Cryobiology 14, 251−272 (1977).

74.) *Mazur, P.:* Mechanisms of injury and protection in cells and tissues at low temperatures. In: Cryoimmunology (*Simatos; Strong; Turc,* Eds.), Inserm. Paris 62, 37−60 (1977).

75.) *Meryman, H T.:* Mechanics of freezing in living cells and tissue. Science 124, 515−521 (1956).

76.) *Meryman, H T.:* Physical limitation of the rapid freezing method. Proc. roy. Soc. Med. 147, 452 – 459 (1957).

77.) *Meryman, H T, Williams, R J, Douglas, M S J.:* Freezing injury from „solution effects" and its prevention by natural or artificial cryoprotection. Cryobiology 14, 287 – 302 (1977).

78.) *Neel, H B, Ketcham, A S, Hammond, W G.:* Cryonecrosis of normal and tumor-bearing rat liver potentiated by inflow occlusion. Cancer (Philad.) 28, 1211 – 1218 (1971).

79.) *Neel, H B, Ketcham, A S, Hammond, W G.:* Requisites for successful cryogenic surgery of cancer. Arch. Surg. 102, 45 – 48 (1971).

80.) *Persidsky, M D.:* Lysosomes as primary targets of cryoinjury. Cryobiology 8, 482 – 488 (1971).

81.) *Polge, C, Schmidt, A U, Parkers, A S.:* Revival of spermatozoa after vitrification and dehydration at low temperatures. Nature (London) 164, 66 (1949).

82.) *Pusey, W A.:* Use of carbon dioxide snow in the treatment of nevi and other lesions of the skin. JAMA (Chicago) 49, 1354 – 1356 (1907).

83.) *Rapatz, G, Nath, J, Luyet, B J.:* Electron microscope study of erythrocytes in rapidly frozen mammalian blood. Biodynamica 9, 83 – 94 (1963).

84.) *Reite, C B.:* Mechanical forces as a cause of cellular damage by freezing and thawing. Biol. Bull. 131, 197 – 203 (1966).

85.) *Rothenborg, H W.:* Cutaneous circulation in rabbits and human before, during and after cryosurgical procedures measured by xenon-133 clearance. Cryobiology 6, 507 – 514 (1970).

86.) *Salt, R W.:* Principles of insect cold-hardiness. Ann. Rev. Entomol. 6, 55 – 74 (1961).

87.) *Schattenberg, P J, Totovic, V, Helpap, B, Breining, H, Lymberopoulos, S.:* Path. Res. Pract. 163, 334 – 352 (1978).

88.) *Schmidt, J J, Fraser, J.:* An estimation of tissue damage and thermal history in the cryolesion. Cryobiology 11, 139 – 147 (1974).

89.) *Schrott, K M, Sigel, A, Schmidt, T.:* Das Verhältnis zwischen Sondengröße, Gefriergeschwindigkeit und Zelltod in der Kryotherapie. Urologe 8, 164 – 167 (1969).

90.) *Schrott, K M, Sigel, A.:* Untersuchungen über die Gefriergeschwindigkeit des neuen Kältedüsensystems. Urologe 9, 295 – 297 (1970).

91.) *Sguazzi, A, Bracco, D.:* A historical account of the technical means used in cryotherapy. Minerva med. 65, 3718 – 3722 (1974).

92.) *Shulman, S, Brandt, E J, Yantorno, C.:* Studies in cryo-immunology. II. Tissue and species specificity of the autoantibody response and comparison with iso-immunization. Immunology 14, 149 – 158 (1968).

93.) *Stiff, P J, Murgo, A J, Zaroulis, C G, Deris, M F, Clarkson, B D.:* Unfractionated Human Marrow Cell Cryopreservation Using Dimethylsulfoxide and Hydroxyethyl Starch. Cryobiology 20, 17 – 24 (1983).

94.) *Uyeda, K, Nakayasu, K, Kishimoto, S, Tanna, K, Sotomatsu, S.:* Electromicroscopic studies of cryosurgery in the dermatological field. In: Proceedings of the XV International Congress of Dermatology, Mexico. 565 – 567 (1977).

95.) *Uyeda, K, Nakayasu, K, Kishimoto, S, Tanna, K, Sotomatsu, S.:* Electron microscope observation of epidermal cells and infiltrated cells in the verrucous lesions after cryosurgery. J. clin. Electron Micr. 12, 5 – 6 (1979).

96.) *Van Venrooij, G E P N, Aersten, A M W J, Hax, W M A, Verrergaert, P H J T, Verhoeven, J J, Van der Vorst, H A.:* Freeze-etching: freezing velocity and crystal size at different locations in samples. Cryobiology 12, 46 – 61 (1975).

97.) *Weiss, L, Armstrong, J A.:* Structural changes in mammalian cells associated with cooling to – 76° C. J. Biophys. Biochem. Cytol. 7, 673 – 677 (1960).

98.) *White, A C.:* Liquid air in medicine and surgery. Med. Red. 56, 109 (1899).

99.) *Wood, T H, Rosenberg, A M.:* Freezing in yeast cells. Biochem. biophys. Acta (Amst.) 25, 78 – 87 (1957).

100.) *Yantorno, C, Soanes, W A, Gonder, M J, Shulman, S.:* Studies in cryo-immunology. I. The production of antibodies to urogenital tissue in consequence of freezing treatment. Immunology 12, 395 – 399 (1967).

101.) *Yon, J.:* Structure et dynamique conformationnelle des protéines. Hermann, Paris, 67 – 104 (1969).

102.) *Zacarian, S A, Stone, D, Clater, M.:* Effects of cryogenic temperature on microcirculation in the golden hamster cheek pouch. Cryobiology 7, 27 – 39 (1970).

103.) *Zade-Oppen, A M M.:* Posthypertonic hemolysis in sodium chloride systems. Acta physiol. scand. 73, 341 – 364 (1968).

104.) *Zappi, E, Shulman, S.:* Cellular and humoral response after freezing damage of the rabbit testis and epididymis. Fed. Proc. 30, 416 (1971).

105.) *Zappi, E, Shulman, S.:* Cryo-immunization: the cold propagation in the target tissue and the resulting volume of the lesion. Cryobiology 8, 235 – 243 (1971).

106.) *Zappi, E, Nemirovsky, M, Shulman, S.:* Contralateral epididymo-orchitis after cryoinjury to the male rabbit gonad. Immunology 25, 891 – 903 (1973).

107.) *Zappi, E, Nemirovsky, M, Shulman, S.:* Cellular and humoral responses of autosensitized rabbits to a testis cryo-injury. Immunology 26, 477 – 488 (1974).

Anschrift des Verfassers:
Priv.-Doz. Dr. med. E. W. Breitbart, Martinistr. 52, Hautklinik, Universitätsklinik, 2000 Hamburg 20

Kryochirurgie

II. Kontrollmöglichkeiten der Kryochirurgie
Anwendung in der Dermatologie

E. W. Breitbart, G. Schaeg, M. Jänner, W. Rehpenning, A. Carstensen
Universitäts-Hautklinik Eppendorf, Martinistr. 52, 2000 Hamburg 20,
(Direktor: Prof. Dr. Th. Nasemann)

Zusammenfassung

Nach der Darstellung der Kälteanwendung in den unterschiedlichen medizinischen Fachdisziplinen werden die Probleme, die bei der praktischen Anwendung der Kryochirurgie beachtet werden müssen, aufgeführt.
Sehr genau werden die Methode und die bisher erreichten Ergebnisse der Ultraschalldiagnostik, am Beispiel des malignen Melanoms, beim präoperativen, nicht-invasiven Tumorstaging erläutert.
Der Vorteil der präoperativen Kenntnis der Invasionstiefe maligner Tumoren wird bei der Darstellung der intraoperativen Temperaturmessung, die zur Kontrolle der Eisballfront/Nekrosetiefe notwendig ist, deutlich.
Der Ablauf einer kryochirurgischen Behandlung mit spezieller Betonung der prä-, intra- und postoperativen Kontrollen wird erarbeitet. Den obligaten und fakultativen Komplikationen der Kältechirurgie folgen die Indikationen, wobei die eigenen Ergebnisse und Erfahrungen als Grundlage dienen.
Als Zukunftsbetrachtung werden die kryochirurgischen Erfahrungen beim malignen Melanom zur Diskussion gestellt.

Summary

After the description of the clinical use of cryo in different medical disciplines, the problems which occur in the practical use of cryosurgery are discussed.
The method of diagnostical ultrasound and its possibilities up to date are presented, with a special view on the malignant melanoma and the preoperative, non-invasive measurement of its invasion-depth.
The advantage of having a preoperative knowledge of the invasion-depth of malignant tumors becomes obvious concerning intraoperative temperature-measurement, which is necessary for a controlled destruction of the tumor.
The way of a cryosurgical treatment is described with a special note on the pre-, intra- and postoperative controls.
The obligatory and the optional complications of cryosurgery are discussed and the various indications are described on the basis of our own results and experiences.
As an outlook into the future our own experiences concerning the cryosurgical treatment of the malignant melanoma are presented and discussed.

Anwendung der Kryochirurgie in der Medizin

In den verschiedenen medizinischen Fachdisziplinen werden die folgenden vier Eigenschaften der lokalen Applikation tiefer Temperaturen am biologischen Gewebe mit differenzierter Zielsetzung therapeutisch ausgenutzt:
- *Adhäsion:* Die Haftung des Gewebes an einer Kältesonde (Kontaktverfahren) tritt bei Temperaturen unter $-10°$ C auf. Dieses Phänomen wird vornehmlich zur Linsenextraktion bei der Kataraktoperation ausgenutzt.

- *Inflammation:* Die aseptische Entzündung nach Kryochirurgie tritt bei Anwendung von Temperaturen unter − 15° C auf. Sie wird in der Ophthalmologie therapeutisch zur Behandlung der Netzhautablösung verwendet. Die Lasertherapie hat heute diesen Anwendungsbereich stark eingeschränkt.
- *Gefäßreaktion:*
  a) Vasokonstriktion: Bei Temperaturen zwischen + 11° C und + 3° C kommt es zur Vasokonstriktion (11), die therapeutisch bei der Epistaxis ausgenutzt wird.
  b) Thrombose: Die Thrombose wird, wie die zellzerstörenden Effekte, bei Temperaturen unterhalb von − 21° C erreicht.
     Sie ist eine Folge der Blutstase, der Thrombocytenzerstörung und der Freisetzung von Gewebsthrombokinase.
- *Nekrose:* Bei Temperaturen unter − 21° C Ausnutzung der zellzerstörenden Wirkung der Kälte. Breites Anwendungsgebiet ist die Kryotumorchirurgie.

Als bemerkenswert ist hervorzuheben, daß von den beiden möglichen Applikationsmethoden Kontaktverfahren/Sprayverfahren in allen Fachdisziplinen dem Kontaktverfahren der Vorzug gegeben wird, obwohl es inzwischen eindeutige Hinweise gibt, daß das Sprayverfahren in seiner Kühlleistung dem Kontaktverfahren weit überlegen ist (90, 44, 45).

Der Grund hierfür ist darin zu sehen, daß sich das Sprayverfahren nur an der Körperoberfläche (Haut) und eventuell im Bereich der Übergangsepithelien − Mund/Genitalbereich − ohne Gefahr für das umliegende, gesunde Gewebe anwenden läßt.

In der *Neurochirurgie* wurde die Kryochirurgie zum ersten Mal systematisch eingesetzt (16). Unter ausschließlicher Verwendung des Kontaktverfahrens werden stereotaktische Hirnoperationen durchgeführt und intrakranielle Tumoren (17, 95) vereist.

Die kryochirurgische, transsphenoidale Hypophysektomie wird bei der Behandlung der Hypophysentumoren, der Akromegalie (2), dem M. Cushing und dem metastasierenden Mamma- und Prostatacarcinom (2, 13, 15, 82) durchgeführt. Auch bei der diabetischen Retinopathie sind kryochirurgische Maßnahmen möglich.

In der *Ophthalmologie* wird die Haftung des Gewebes an der Kryosonde bei der Linsenextraktion ausgenutzt, und es wird die Retinopexie bei Retinaablösung (51, 52, 5, 60, 61, 62) durchgeführt. Diese Therapiemöglichkeiten sind inzwischen teilweise durch die Lasercoagulation abgelöst worden. Die Erfolge bei kryochirurgischer Behandlung intraoculärer Tumoren und auch conjunctivaler Melanome werden unterschiedlich beschrieben (60).

Die Periocular-Erkrankungen − vornehmlich Basaliome, spinocelluläre Carcinome der Lider und Lidränder und die Trichiasis − werden zunehmend kryochirurgisch behandelt.

Durch die von *Gonder, Soanes* und *Schmidt* (36) (1964) erarbeiteten Grundlagen für die Kryochirurgie in der *Urologie* war es möglich, zunächst Prostataadenome und -carcinome (83, 84, 85, 86, 87, 49), später dann auch Blasentumoren, Blasenerkrankungen sowie Nierenerkrankungen (68, 69, 65, 66, 67) kryochirurgisch zu behandeln.

Anfänglich wurde völlig ungezielt ohne endoskopische Kontrolle vorgegangen. Die dadurch bedingten hohen Komplikationsraten sind durch die Verbesserung der Techniken geringer geworden. Dabei ist es inzwischen möglich, neben der Sicht- auch eine Temperaturkontrolle durchzuführen.

Der Kryochirurgie parenchymatöser Organe, wie z.B. der Niere, wurde durch die Entwicklung des Kryoskalpells (68) ein neuer Impuls gegeben, da hiermit ohne Nierenstielabklemmung Eingriffe in Blutleere durchgeführt werden können.

In der *Hals-Nasen-Ohrenheilkunde* wird vornehmlich die unblutige Kryotonsillektomie (57, 48, 54) durchgeführt, und es werden Adenoide, Nasenpolypen, Präcancerosen (89, 37, 30, 31) und Carcinome des gesamten Hals-, Nasen- und Mundbereichs, inklusive der Larynxpapillome kryochirurgisch behandelt.

Die Gefäßthrombose wird bei rezidivierendem Nasenbluten und bei der Thrombose der Gefäßtumoren (34, 47, 94) ausgenutzt.

Außerdem wurden die Voraussetzungen für die kryochirurgische Therapie der chronischen Rhinitis (78, 79, 38) und des M. Menière (19, 97) geschaffen.

In der *Gynäkologie* wird die Kryochirurgie bei Präcancerosen (81, 92, 18, 12), Tumoren und auch entzündlichen Erkrankungen der Vulva, der Vagina und des Uterus eingesetzt.

Die von *Openchowski* (75) (1883) eingeführte Kältebehandlung der chronisch-rezidivierenden Cervicitis wird weiter verfolgt, im Vergleich zur Elektrocoagulation soll sie bessere Resultate haben (77, 76, 80, 42). Auch in dieser Fachdisziplin wird die Gefäßthrombose bei dysfunktionellen Blutungen und Blutungen infolge von Tumorprogression ausgenutzt, und selbst extrem lange Heilungsverläufe bei der Kryovulvektomie werden nicht gescheut (35).

In der *Zahn-, Mund-* und *Kieferheilkunde* werden die Präcancerosen, die benignen und malignen Tumoren (27, 28, 43, 44, 45, 4, 14, 26, 10), inklusive der Gefäßtumoren kryochirurgisch angegangen. Die Erfahrungen mit der Kryochirurgie entzündlicher Periodontal-Erkrankungen werden positiv gewertet (74).

In der *Allgemeinchirurgie* findet die Kryochirurgie bei Carcinomen der Lunge, des Magens, der Leber, des Pankreas und des Dick- und Mastdarms Anwendung (96, 53). Hierbei wird der hämostyptische Effekt an den parenchymatösen Organen teilweise vermißt (39). Bei der Kryochirurgie von Knochentumoren und Knochenmetastasen (70, 71, 6) werden ohne größeren Aufwand und bei bleibender Belastbarkeit Reduktionen der Tumormassen bis zur völligen Zerstörung erzielt.

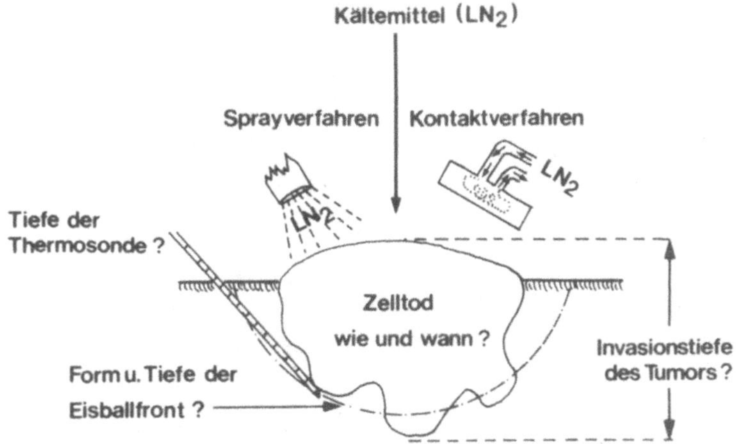

Abb. 1: Schematische Darstellung der zu beachtenden Aspekte bei der praktischen Kryochirurgie

In Abb. 1 sind die Probleme, die sich dem Dermatologen beim routinemäßigen Einsatz der Kryochirurgie stellen, im einzelnen aufgezeichnet. Der Dermatologe sollte sich im klaren darüber sein:
— mit welchem Kältemittel er die geforderte Gefriergeschwindigkeit erreichen kann
— welche Form und maximale Tiefe die Kältenekrose, in Abhängigkeit von der Gefrierzeit, aufweist
— wann der Zelltod in der Kryoläsion abgeschlossen ist
— wie sich präoperativ die maximale Tumorausdehnung nicht-invasiv bestimmen läßt
— wie sich intraoperativ die Eisballausdehnung kontrollieren läßt
— wie sich das intraoperative Überfließen des flüssigen Stickstoffes verhindern läßt
In Review I konnten wir durch eigene Untersuchungen nachweisen, daß als
— Kältemittel flüssiger Stickstoff (LN₂, Siedepunkt = − 196° C) am geeignetsten ist
— das offene Sprayverfahren dem Kontaktverfahren in der Dermatologie vorzuziehen ist
— die Eisballform und Nekrosetiefe in Abhängigkeit von der Gefrierzeit, unabhängig von der Gewebeart, bestimmbar ist (siehe Tab. 1, Ref. I)
— und daß die Anlage zum Zelltod 6 Std nach Kryochirurgie vorhanden ist.
Ungelöst bleiben die drei Probleme:
— präoperativ nicht-invasiv die Tiefenausdehnung des Tumors zu bestimmen
— wie sich intraoperativ die Kontrolle der Eisballausdehnung durchführen läßt
— wie sich der Schutz des peritumoralen Gewebes vor überfließendem LN₂ durchführen läßt.

Ultraschalldiagnostik zur präoperativen Invasionstiefenbestimmung von Hauttumoren

In unserer Klinik wurde in den letzten 4 Jahren die Ultraschalldiagnostik als Methode zur Tumorinvasionstiefenbestimmung entwickelt und eingesetzt (9). Wir verwenden ein Ultraschallgerät der Firma Sonometrics, New York − „Ophtalmoscan 200", mit der Möglichkeit der eindimensionalen (A-Mode) und der zweidimensionalen (B-Scan) Bilddarstellung (siehe Abb. 2 S. 62).
Um ein hohes Auflösungsvermögen zu erreichen, verwenden wir hochgedämpfte Transducer mit einer Frequenz von 20 MHZ. Die Transducer sind fokussiert (Durchmesser des Focuspunktes 0,2 mm), um eine möglichst punktuelle Messung zu gewährleisten. Die Verbindung zwischen Transducer und Haut/Tumoroberfläche wird durch eine Wasservorlaufstrecke hergestellt.
Nach der Validisierung dieser Methode (9) führten wir die Ultraschalldiagnostik bei unterschiedlichen Tumoren durch.
Insgesamt wurden 11 000 Einzelmessungen durchgeführt; dabei konnten wir, wie am Beispiel des malignen Melanoms (s. Abb. 3) aufgezeigt, spezifische Amplitudenreliefs herausarbeiten. Wir benutzen für die topographische Orientierung das zweidimensionale Bild des B-Scan und für die exakte Messung das eindimensionale A-Mode-Bild. Entsprechend der Abbildung 3 interpretieren wir die Amplitudenreliefe (siehe S. 62)
Bei 125 so präoperativ mittels Ultraschall diagnostizierten, malignen Melanomen verglichen wir die in vivo-Invasionstiefen mit den postoperativ, histometrisch ermittelten Messungen. Dabei wurden die Gewebsblöcke in Stufen- und Serienschnitten aufgearbeitet, um die größte Tumortiefenausdehnung messen zu können (siehe Abb. 4 S. 62).
Obwohl wir eine sehr hohe Korrelation zwischen den in vivo (Ultraschall) und den in vitro (Histologie) gewonnenen Invasionstiefen, mit R < 0,9, finden konnten, differierten die in vivo-Werte von den in vitro-Werten erheblich (siehe Abb. 5 S. 63).

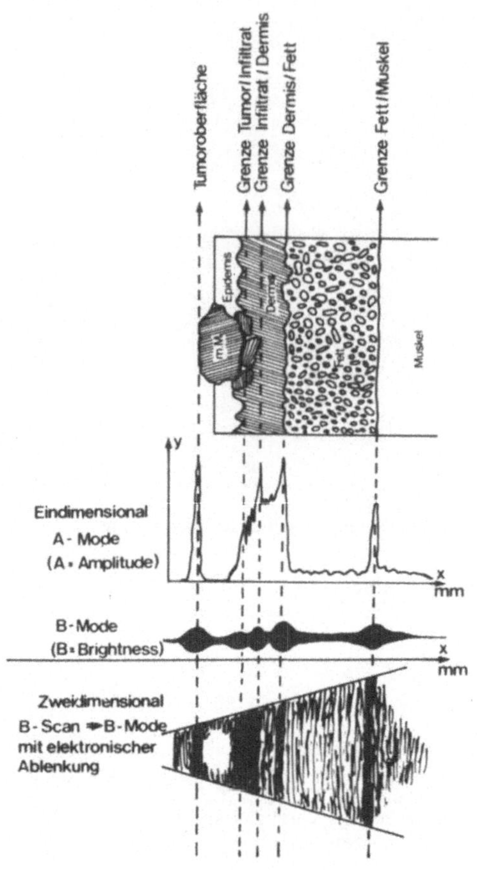

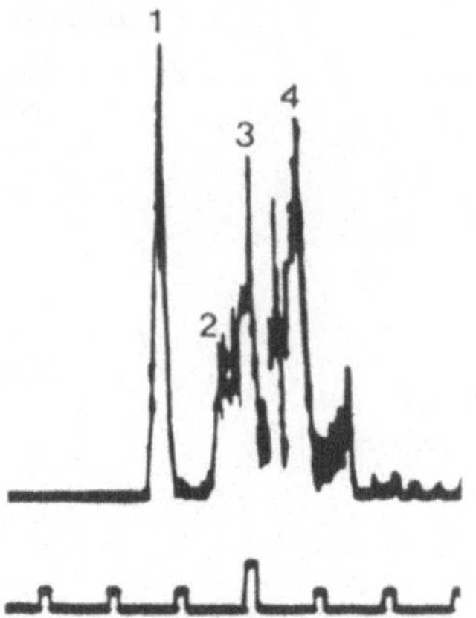

Abb. 3: Negativbild eines Originalpolaroidphotos eines oberflächlich spreitenden malignen Melanoms.
Melanomspezifisches Amplitudenrelief:
1 Peak: Grenze Wasser/Tumoroberfläche;
2 Peak: Grenze Tumor/Infiltrat;
3 Peak: Grenze Infiltrat/Dermis;
4 Peak: Grenze Dermis/Subcutis

Abb. 2: Schematische Veranschaulichung der Zeitamplituden-Methode (A-Mode), der B-Bild-Methode und des B-Scan am Beispiel der Haut

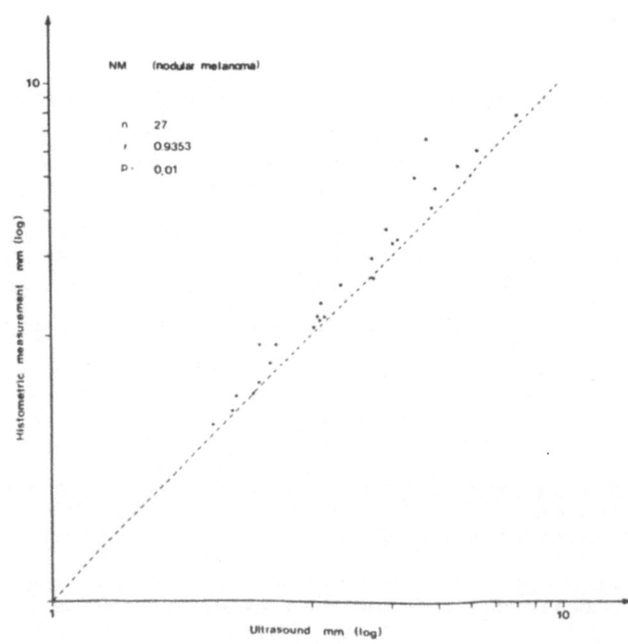

Abb. 4: Korrelation zwischen Histometrie und Ultraschall in logarithmischem Maßstab von 27 nodulären Melanomen (NM)

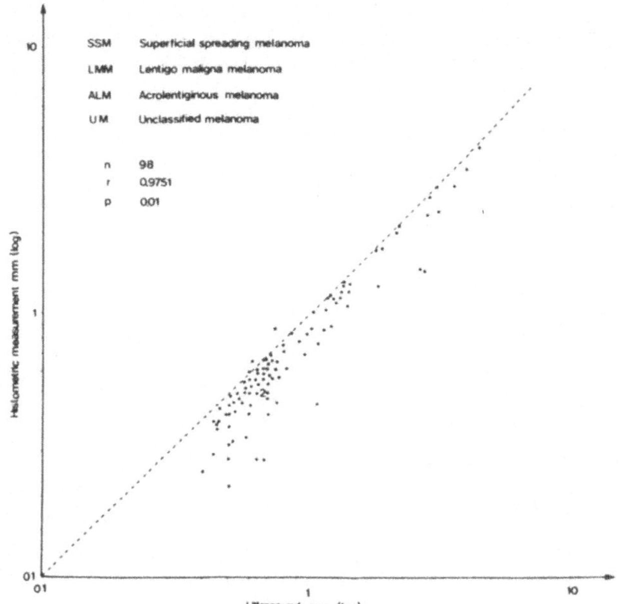

Abb. 5: Korrelation zwischen Histometrie und Ultraschall in logarithmischem Maßstab von 98 oberflächlich spreitenden − (SSM), Lentigo maligna − (LMM), akrolentiginösen − (ALM) und nicht klassifizierbaren Melanomen (UM)

Diese Differenzen scheinen typspezifisch zu sein, da wir bei dem oberflächlich spreitenden Melanom, dem akrolentiginösen Melanom, dem Lentigo maligna-Melanom und den nicht klassifizierbaren Melanomen eine wahrscheinlich durch die histologische Aufarbeitung bedingte Schrumpfung um einen Wert von $\bar{M} = -0{,}22$ mm $\pm$ 0,19 fanden.

Im Gegensatz dazu zeigen sich beim nodulären Melanom histometrisch höhere Werte, $\bar{M} = +0{,}62$ mm $\pm$ 0,57. Zum jetzigen Zeitpunkt unserer Untersuchung finden wir für diese Schrumpfungs/Quellungsvorgänge keine eindeutige Erklärung.

Intraoperative Kontrolle der Eisballausdehnung

Um die Eisballausdehnung intraoperativ meßbar zu machen, stehen uns zwei Meßmethoden zur Verfügung:
− Temperaturmessung
− Impedanzmessung
Da *Le Pivert* (56) (1977) mit vergleichenden Untersuchungen der Temperatur- und Impedanzmessung nachweisen konnte, daß die Genauigkeit und Empfindlichkeit beider Methoden äquivalent ist, wird an dieser Stelle nur die weniger aufwendige Methode der Temperaturmessung besprochen (11, 32, 33, 99, 44, 45, 91).

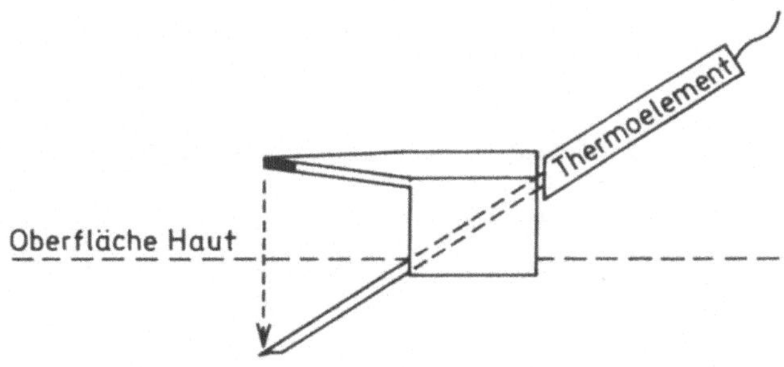

Abb. 6: Führungsschablone. Von uns entwickelte Führungsschablone zur Tiefenplazierung der Thermosonden. Die schwarze Spitze der Schablone wird über die mit Ultraschall bestimmte, tiefste Ausdehnung eines Tumors gehalten, in unterschiedlich wählbaren Tiefen befindet sich hier die Sondenspitze.

Für die Temperaturmessung stehen Miniaturmantelthermoelemente zur Verfügung, die in Injektionskanülen eingebracht und verlötet, die punktuelle Messung an der Spitze der Injektionsnadeln ermöglichen. Bei der Plazierung der Temperatur-Sonden muß darauf geachtet werden, daß man sowohl die vertikale, als auch die horizontale Ausdehnung des Eisballs mißt. Ein Thermoelement wird so plaziert, daß es vertikal mit einem Sicherheitsabstand, der Dignität des Tumors entsprechend, unter dem Tumor lokalisiert ist; ein zweites mit dem entsprechenden Sicherheitsabstand in der Horizontalen zu liegen kommt. Je nach Größe und Ausdehnung des Tumors kann die Anzahl der Thermoelemente variiert werden.
Die größte Schwierigkeit ist die exakte Tiefenlokalisation der Thermoelementspitze.
Wir führen die Plazierung mit einer von uns entwickelten Führungsschablone durch.

Peritumoraler Gewebeschutz

Da bei Verwendung von flüssigem Stickstoff als Kältemittel bei dem offenen Sprayverfahren das um den Tumor liegende, gesunde Gewebe geschädigt wird, ist eine Abdeckung sinnvoll.
Die von *Torre* (93) (1977) beschriebenen „Neoprene Cones" sind konisch zulaufende Plastikzylinder in Größen von 5 mm − 38 mm, die den natürlichen Grenzen des Tumors und der jeweiligen Körperoberfläche der zu behandelnden Körperregion nicht ideal entsprechen.
Deshalb wurde an unserer Klinik zum Schutz des peritumoralen Gewebes die „Moulagen"abdeckung entwickelt (24, 25). Hierbei wird, unter Verwendung eines in der zahnärztlichen Abdrucktechnik gebräuchlichen Siliconkautschuks, eine individuelle, der Tumorausdehnung und der Körperfläche exakt angepaßte, „Moulage" angefertigt. Dazu werden zunächst mit einem Dermatographen die seitlichen Grenzen des Tumors mit einer der Dignität entsprechenden Sicherheitszone markiert. Der aus zwei Komponenten bestehende Siliconkautschuk wird angefertigt, aufgepreßt und nach der etwa 2 min dauernden Aushärtung abgenommen.
Der Tumor und die seitliche Tumormarkierung haben sich abgedrückt. Entsprechend dieses Abdrucks wird mit einem Skalpell eine nach außen konisch zulaufende Öffnung in die elastisch-harte Masse geschnitten, und es resultiert eine „Moulage", die der jeweiligen Körperoberfläche und Tumorform entspricht.
Durch entsprechenden Druck auf diese Abdeckung ist intraoperativ eine Verminderung der Blutzufuhr zu erreichen.
Stehen alle prä- und intraoperativen Kontrollmöglichkeiten zur Verfügung, so läßt sich die Kryochirurgie bei malignen Tumoren folgendermaßen standardisieren:
  I. Präoperative Kontrolle:
    − nicht-invasive Bestimmung der in vivo-Invasionstiefe maligner Tumoren mit Ultraschall
 II. Intraoperative Kontrolle:
    − Moulagenabdeckung
    − Temperaturkontrolle
    − Histologie
III. Postoperative Kontrolle:
    − Verlaufshistologie

Die intraoperative Kryobiopsie läßt sich sehr einfach, direkt im Anschluß an den 1. Vereisungscyclus, nach Möglichkeit quer durch den gesamten Tumor mit Erfassung der größten Invasionstiefe durchführen. Der Vorteil dieser Probebiopsie liegt darin, daß wir bei der Entnahme keine Quetschungs- oder Zerreißungsvorgänge zu fürchten haben. Wird die noch gefrorene Biopsie sofort in Formalin abgelegt, ist sie uneingeschränkt einer histologischen Beurteilung zu unterziehen. Je nach Dignität des Tumors (z.B. sklerodermiformes Basaliom) werden in individuell festgelegten Zeitabständen nach der Abheilung Verlaufshistologien aus der Narbe und der Peripherie derselben empfohlen.
Da die Ultraschalldiagnostik zur Zeit noch keine Routineuntersuchung ist und nicht jedem Dermatologen zur Verfügung steht, ist als einziger Schwachpunkt bei diesem Vorgehen die exakte Plazierung der Thermoelemente zu sehen. Ohne das Wissen über die in vivo-Invasionstiefe des zu vereisenden Tumors läßt sich das Thermoelement nur empirisch setzen.
Sind die Temperatursonden richtig plaziert, so muß der Vereisungsvorgang so lange fortgesetzt werden, bis an den Elementspitzen Temperaturen von − 21° C erreicht werden.

Obligate und fakultative Komplikationen bei Kryochirurgie

Als obligate Komplikationen sind die morphologischen Veränderungen an der Haut bei Einwirkung von Kälte zu werten.
Sie treten in 5 Phasen auf (10), die in ihrem zeitlichen Auftreten und in ihrer Ausprägung individuellen Schwankungen unterliegen.
  − Rötung
  − Ödem/Blase
  − Exsudation
  − Mumifikation
  − Narbe

Die *Rötung* tritt nach dem 1. Vereisungscyclus auf, ist scharf begrenzt, eine flüchtige Reaktion, die in Abhängigkeit von der Gefrierdauer nach wenigen Minuten zu einer *Ödem*bildung führt. Schon nach 24 Std ist die aus dem Ödem entstehende *Blasen*bildung abgeschlossen. Je nach Lokalisation — in gewebsfesten Regionen — ist die Blase straff, in gewebslockeren Regionen schlaff.
Desgleichen reagiert das umliegende Gewebe seiner Struktur entsprechend. An der Fußsohle, z.B. kommt es nur zu geringen Verschwellungen, dagegen treten an den Lidern und im Scrotalbereich stärkere Ödembildungen auf, die sich innerhalb von 5 — 6 Tagen ohne Residuen zurückbilden.
Die *Exsudation*, aus dem durch Kälte zerstörten Gewebsareal, setzt in der Regel 1 — 2 Tage nach Kryochirurgie ein. Es kommt zur Absonderung eines leicht gelblichen Sekrets, je nach Nekrosetiefe kann die Sekretbildung bis zu 3 Wochen anhalten.
Nach Abschluß der Exsudation (regelhaft 14 Tage) ist das vereiste Gewebe *mumifiziert*. Es resultiert eine festanhaftende, scharf begrenzte, schwarze Nekroseplatte, die sich im Laufe von 1 — 2 Wochen ablöst und ein Ulcus hinterläßt, das langsam abheilt.
Gleichfalls obligat treten während der Vereisungscyclen bei den Patienten leicht brennende Schmerzen auf, so daß bei uns generell der kryochirurgische Eingriff in Lokalanaesthesie durchgeführt wird.
Die leichten Schmerzen entwickeln sich ca. eine halbe Stunde nach der Therapie für 1 — 5 Std zu einem Dauerschmerz. Danach sind die Patienten in der Regel schmerzfrei.
Neben diesen geschilderten, regelmäßig vorkommenden Nebenwirkungen treten gelegentlich Komplikationen auf, die eine längere Behandlung erforderlich machen (102, 20)
— hypertrophe Narben
— Hypo/Hyperpigmentierung
— Blutung
— Erysipel
— trophisches Ulcus
— Nervenschäden
Als häufigste fakultative Komplikation tritt die *hypertrophe Narbe* auf, die in unserem Patientengut von 7485 Patienten 27% ausmachte. Eine Progredienz oder ein Übergang in ein Keloid wurde sowohl von *Zacarian* (102) (1980) als auch von uns nicht beobachtet.
Die *Hypopigmentierung* der Kryonarbe ist obligat und reversibel, ebenso wie die *Hyperpigmentierung*, die als postinflammatorische Pigmentierung aufzufassen ist.
Das *Erysipel* ist in unserem Krankengut mit 0,01% die seltenste Komplikation.
Eine im Verlauf der Abheilung auftretende *Blutung* trat bei 3 von 7485 behandelten Patienten auf. Sie entsteht durch Ruptur einer kältegeschädigten Arterie, die durch die Gefäßthrombose nicht verschlossen wird.
Trophische Ulcera können entstehen, wenn die Kryochirurgie in von uns als „kryochirurgisches Niemandsland" bezeichneten Bereichen (Prätibialregion, Hautareal über der Achillessehne) durchgeführt wird. Hier brauchen Kryoläsionen 1 Jahr und länger zur Abheilung.
Nervenschäden sind eine äußerst seltene Komplikation (73, 21, 3), die bei kontrolliert durchgeführter Kryochirurgie vermieden werden können.
Bei 4 von unseren 7485 Patienten kam es nach Kryochirurgie im Digitalbereich zu Sensibilitätsstörungen in den Fingerspitzen, die nach einigen Monaten verschwanden.
Ernste Komplikationen sind möglich, und damit *Kontraindikationen* für die Kryochirurgie, bei anamnestisch erfaßter Kälteurticaria, Kryoglobulinanämie, Kälteagglutinationskrankheit, Diabetes mellitus und arterieller Verschlußkrankheit.

Indikationen zur Kryochirurgie

In der Univ.-Hautklinik Hamburg-Eppendorf wurden inzwischen 42 verschiedene Neubildungen der Haut (insgesamt 7485 Fälle) kryochirurgisch behandelt.
Hier erfolgt eine Einteilung der Neubildungen nach für Kryochirurgie *geeignet* (I), *bedingt* geeignet (II) und *nicht* geeignet (III).
I. Für die Kryochirurgie *geeignet* sind:
— Warzen, Basaliom + Rezidiv, solare Keratose, Keloide, spinocelluläres Carcinom, kavernöse Hämangiome, extramammärer M. Paget, M. Bowen, Leukoplakie, Cornu cutaneum, Keratoacanthom, Lupus vulgaris, Zylindrome, Angiokeratome, Larva migrans, Lentigo benigna.
Bei der Kryochirurgie der *Warzen* muß beachtet werden, daß die meisten Formen durch eine konservative Therapie sehr gut anzugehen sind. Der Kryochirurgie vorbehalten sind die rezidivfreudigen Para- und Subungualwarzen, die plantare Dornwarze und die chronisch rezidivierenden Plantarwarzen (7, 8, 72).
Das *Basaliom* (100, 22, 23) ist die Domäne der Kryochirurgie, da es auch bei ungünstiger Lokalisation einfach und ambulant, mit sehr großem Sicherheitsabstand behandelt werden kann. Unseren Ergebnissen nach sind insbesondere die Rezidivbasaliome und die sklerodermiformen Basaliome nach einem genauen, präoperativen Staging ebenfalls hervorragend kryochirurgisch zu therapieren.
Solare Keratosen lassen sich ohne Schwierigkeit behandeln. Da sie nur einer kurzen Gefrierzeit bedürfen, ist die Abheilungsphase mit maximal 2 Wochen anzusetzen.
Bei der Kryochirurgie von *Keloiden* ist zu beachten, daß nur Keloide ab einem Durchmesser von 1 cm aufwärts behandelt werden. Die Erfolge, selbst bei großflächigen Keloiden (bis zu 60 cm²), sind exzeptionell gut. Diese Ergebnisse stehen im Gegensatz zu denen von *Graham* (40) (1977).

Beim *spinocellulären Carcinom* sollten nur in Ausnahmefällen Tumoren behandelt werden, die größer als
1 cm im Durchmesser sind. Mit dieser Einschränkung stehen wir im Gegensatz zu *Lubritz* (63, 64) (1977),
Gage (30) (1975) und *Zacarian* (99, 100, 101, 102) (1975, 1980).
Beim *Xeroderma pigmentosum* lassen sich ambulant in einer Sitzung multiple Tumoren (bis zu 20 − 30) in
einer Sitzung behandeln.
II. Für Kryochirurgie *bedingt* geeignet:
− Lichen sclerosus et atrophicus, Erythematodes chronicus discoides, Acne keloidalis
Da in den meisten Fällen von *Acne keloidalis* die Größe der Keloide 1 cm im Durchmesser nicht über-
schreitet, ist die Kryochirurgie hier nur bedingt geeignet.
Für den *Lichen sclerosus et atrophicus* und den *Erythematodes chronicus discoides* gilt, daß hier nur nach
Ausschöpfung aller anderen Therapieformen die Kryochirurgie einzusetzen ist.
III. Für die Kryochirurgie *nicht* geeignet:
− Condylomata acuminata, Mollusca contagiosa, Follikulitis keloidalis nuchae, Teleangiektasien, Nae-
  vus flammeus, Naevus verrucosus, Naevuszell-Naevus, Naevus sebaceus Jadassohn, Syringome, Lichen planus, Chondrodermatitis chronica nodularis helicis Winkler, digitale Schleimcysten.
Die hier aufgeführten Neu- und Fehlbildungen sind mit anderen Therapiemaßnahmen geeigneter zu be-
handeln als mit Kryochirurgie.
IV. In Zukunft für Kryochirurgie wahrscheinlich geeignet ist das maligne Melanom der Haut:
− primäres malignes Melanom
− metastasierendes malignes Melanom
Folgende Überlegungen ließen uns vermuten, daß das maligne Melanom der Haut eventuell mit Erfolg
kryochirurgisch behandelt werden kann:
− Die Kältesensitivität pigmentierter epithelialer Zellen (−4° C bis −7° C) (59, 30).
− Der kryochirurgisch zerstörte Tumor wird am Wirt belassen, die kältezerstörten Tumorzellen bekommen Kontakt zum Immunsystem des Wirtes und lösen eine tumorspezifische (1, 41) Immunantwort
  aus.
− Beim malignen Melanom erkennt das Immunsystem des Wirtes die tumorassoziierten, vornehmlich
  membrangebundenen (55, 58, 50) Antigene (TAA) als fremd und kann eine tumorspezifische Ab-
  wehrreaktion auslösen.
Unsere bisherigen Ergebnisse scheinen diese Überlegungen zu bestätigen, da bei der Kryochirurgie der
primären Melanome − inzwischen wurden 67 maligne Melanome kryochirurgisch behandelt − bisher keine Metastasierung, außer der schon bei der Diagnosestellung vorhandenen (2 Fälle), erkennbar ist. Bei
der *palliativen Kryochirurgie* des malignen Melanoms (insgesamt 84 Fälle) konnten therapeutisch ausge-
reizte Fälle entscheidend positiv (nur im Stadium II) durch die Kryochirurgie beeinflußt werden.
Zum jetzigen Zeitpunkt sind diese Ergebnisse zwar ermutigend, berechtigen aber nicht dazu, das maligne
Melanom generell kryochirurgisch anzugehen.
Für uns sind diese Ergebnisse die Grundlage für eine kontrollierte, randomisierte Studie. Anhand dieser
Studie soll in Zusammenarbeit mit Onkologen, Immunologen und Pathologen der Versuch gemacht wer-
den, zur Lösung kryoimmunologischer Fragen und immunologischer Probleme beim malignen Melanom
der Haut beizutragen.

Diskussion

In beiden Artikeln haben wir uns bemüht, umfassend die theoretischen Voraussetzungen (Rev. I) für die
praktische Anwendung der Kryochirurgie (Rev. II) in der Dermatologie darzustellen.
Durch die seit 1940 (64) stattfindende Erarbeitung der kryobiologischen Grundlagen sind wir inzwischen
auch in der Dermatologie in der Lage, die Kryochirurgie so zu betreiben, daß eine optimale, kontrollier-
bare Zellzerstörung gewährleistet ist.
Da die optimale Zellzerstörung nur bei einer intracellulären Eiskristallbildung (homogene Nucleation)
stattfindet, benötigen wir hohe Gefriergeschwindigkeiten, um ca. 100° C/min mit einer anschließenden,
geringen Auftaugeschwindigkeit von ca. 10° C/min, mit zweimaliger Wiederholung des Gefrier-/Auf-
taucyclus.
Breitbart et al. konnten an experimentellen Studien nachweisen, daß von den in der Dermatologie zur
Verfügung stehenden Sondensystemen − Sprayverfahren/Kontaktverfahren − das Sprayverfahren vorzuziehen ist, da es in seiner Leistungsfähigkeit (Gefriergeschwindigkeit) wesentlich effizienter als das
Kontaktverfahren ist.
Da bei höherer Gefriergeschwindigkeit auch größere Nekrosetiefen (Rev. I, Abb. 4) erreicht werden, sind
wir in der Lage, primäre Tumoren mit maximalen Invasionstiefen von 9 mm (siehe Tab. 1 in Rev. I) unter optimalen Bedingungen zu therapieren.
Die Nekrosetiefe läßt sich, bei Verlängerung der Gefrierzeiten beliebig vergrößern; die Zellzerstörung ist
− da die Gefriergeschwindigkeiten nur für eine „heterogene Nucleation" ausreichen − eine Summation
aus dem Solution/Dilution-Effekt und der Gefäßthrombose und muß durch eine dreimalige Wiederholung des Gefrier-/Auftaucyclus gesichert werden.
Obwohl der Zelltod nach dem 2. Vereisungs-/Auftaucyclus angelegt und nach 6 Std komplettiert ist, bleiben nach unseren elektronenmikroskopischen Untersuchungen Zellbestandteile, wie z.B. die Zellmembranen, bis zur völligen Verdämmerung für mindestens 48 Std sichtbar. Es ist zu vermuten, daß die in
der Literatur (55, 59, 1, 41, Rev. II) beschriebenen kryoimmunologischen Vorgänge mit dieser langsamen
Zellverdämmerung im Zusammenhang stehen könnten.

Nach unserer inzwischen 8-jährigen Erfahrung auf dem Gebiet der Kryochirurgie sind wir der Meinung, daß die wichtigste Voraussetzung für den Einsatz dieser Methode die Kontrolle der Nekrosetiefe in Relation zur Tumorausdehnung ist.
Da diese Kontrolle nur exakt durchgeführt werden kann, wenn die maximale in vivo-Invasionstiefe der Tumoren bekannt ist, entwickelten wir eine spezielle, technisch anspruchsvolle Methode der Ultraschalldiagnostik. Hiermit ist es uns inzwischen möglich, mit großer Exaktheit nicht nur präoperativ die Invasionstiefe zu bestimmen, sondern auch postoperativ die Nekrosezone darstellbar und meßbar zu machen. Hierdurch ist die bisher übliche, intraoperative Temperaturmessung mit Thermoelementen, die mit einer großen Fehlerquote behaftet ist, überflüssig geworden.
Niemals überflüssig ist dagegen die Sicherung der Tumordiagnose durch die Kryobiopsie, die im Anschluß an den 1. Vereisungscyclus durchgeführt wird.
Nach Überprüfung der Indikationsbereiche in unserem Fach können wir jetzt 17 Neu- und Fehlbildungen der Haut als eindeutig für die Kryochirurgie geeignet ansehen.
Hiermit ist nicht gesagt, daß diese 17 Indikationen nur kryochirurgisch anzugehen sind.
Wir sind der Meinung, daß die Kryochirurgie eine Erweiterung des therapeutischen Angebots ist:
– Konventionelle Chirurgie
– Lasertherapie
– Röntgentherapie
– Elektrotherapie
– Dermabrasio
Durch die Vielfalt dieses Angebotes wird eine individuelle, patientengerechte Tumorversorgung ermöglicht.

Literaturverzeichnis

1.) *Ablin, R J, Soanes, W A, Gonder, M J.:* Prospects for cryo-immunotherapy in cases of metastasizing carcinoma of prostate. Cryobiology 8, 271 – 279 (1971).

2.) *Adams, J E, Seymour, R J.:* Transphenoidal cryohypophysectomy in acromegaly. J. Neurosurg. 28, 100 – 104 (1968).

3.) *Beazley, R M, Bagley, D H, Ketcham, A S.:* The Effect of Cryosurgery on Peripheral Nerves. J. surg. Res. 16, 231 – 234 (1974).

4.) *Becker, R, Esser, E.:* Orale Präneoplasien – Klinik und Therapie. Dtsch. Ärzteblatt 7, 271 – 279 (1981).

5.) *Blagojevic, M, Stanojeivc-Paovic, A, Jaglicic, D, Misita, M.:* Cryopéxie préventive transconjunctivale avant l'opération de la cataracte chez les myopes. Bull. Mém. Soc. franç. Ophtal. **91**, 164 – 169 (1979).

6.) *Bradley, P F, Fisher, A, D.:* The cryosurgery of bone. An experimental and clinical assessment. Brit. J. oral Surg. 13, 111 – 127 (1975).

7.) *Breitbart, E W.:* Neue Gesichtspunkte in der kryochirurgischen Behandlung von Neubildungen der Haut. In: Operative Dermatologie (*Salfeld*, Ed.), Springer, Berlin-Heidelberg, New York. 230 – 233 (1978).

8.) *Breitbart, E W.:* Kryochirurgische Therapie der Warzen. Ärztl. Kosmetol. 9, 293 – 296 (1979).

9.) *Breitbart, E W, Rehpenning, W, Bohnsack, S.:* Hautdickenmessung: Vergleich der Hautfalten-, der Ultraschallmeßtechnik und der Histometrie mit der direkten Meßmethode. Poster 50, X. Jahrestag der ADF Münster/Westf., 1982.

10.) *Breitbart, E W.:* Kryochirurgie: Methodik und Ergebnisse. Hautarzt. Im Druck, 1983.

11.) *Brodthagen, H.:* Local Freezing of the skin by Carbon Dioxide Snow. Munksgaard, Copenhagen. 1961.

12.) *Cahan, W G.:* The cryosurgical management of massive recurrent cancer. In: Latest Developments in Cryosurgery (*Haschek*, Ed.), Wiener Medizinische Akademie. 295 – 300 (1972).

13.) *Cecetto, C, De Nardi, F.:* Transphenoidal stereotactic cryohypophysectomy in active acromegaly. J. neurosurg. Sci. 22, 117 – 119 (1978).

14.) *Chilla, R, Opaitz, M.:* Kryochirurgische Behandlung von Basaliomen und Carcinomen im Geschlechtsbereich. Dtsch. Ärzteblatt 28, 1759 – 1763 (1980).

15.) *Conway, L W, Collins, W F.:* Results of trans-sphenoidal cryohypophysectomy for carcinomas of the breast. New Engl. J. Med. 281, 1 – 7 (1969).

16.) *Cooper, J S, Lee, A S.:* Cryothalamectomy – hypothermic congelation: a technical advance in basal ganglia surgery. J. Amer. Geriat. Soc. 9, 714 – 718 (1961).

17.) *Cooper, J S, Stellar, S.:* Cryogenic freezing of brain tumors for excision or destruction in situ. J. Neurosurg. 20, 921 – 930 (1963).

18.) *Crisp, W E, Asadouian, L, Romberger, W.:* Application of cryosurgery to gynecology malignancy. Obstet. Gyn. 20, 668 – 673 (1967).

19.) *Cutt, R A, Ishiyama, E, Myers, E N, Wolfson, R.:* Histology of the monkey labyrinth following experimental cryosurgery. Ann. Otol. (St. Louis) 77, 275 – 285 (1968).

20.) *Elton, R F.:* Morbidity and Complications. In: Outline manual of dermatocryosurgery. 41st. Annual Meeting of the American Academy of Dermatology (*Lubritz; Torre*, Eds.), 47 – 48 (1982).

21.) *Finelli, M P F.:* Ulnar Neuropathy After Liquid Nitrogen Cryotherapy. Arch. Derm. (Chicago) 111, 1340 – 1342 (1975).

22.) *Frauenfelder, F T, Wallace, T R, Farris, H E, Watkins, J, Hendrikson, R, Smead, W J, Limmer, B L.:* The role of cryosurgery in external ocular and periocular disease. Trans. Amer. Acad. Ophthal. Otolaryng. 83, 713 – 724 (1977).

23.) *Fraunfelder, F T, Chappell, C.:* Cryosurgery of external ocular diseases. CETV, Ophthalmology, Series III, 1977.

24.) *Fritzemeier, C U.:* Siliconkautschuk als Modell und Hilfsmittel in der Mund-, Kiefer- und Gesichtschirurgie. Dtsch. Z. Mund-Kiefer-Gesichts-Chir. 2, 36 – 39 (1978).

25.) *Fritzemeier, C U.:* Kontrollmöglichkeiten bei der kryochirurgischen Behandlung von Hautneubildungen. Diss. Hamburg, 1978.

26.) *Fritzemeier, C U, Breitbart, E W.:* 3½jährige Erfahrung mit der kryochirurgischen Behandlung maligner Epitheliome der Gesichtshaut. In: Fortschritte der Kiefer- und Gesichtschirurgie (*Pfeiffer; Schwenzer,* Eds.), Thieme, Stuttgart, New York. 121 – 125 (1982).

27.) *Gage, A A.:* Cryotherapy for oral cancer. JAMA (Chicago) 204, 565 – 569 (1968).

28.) *Gage, A A.:* Cryosurgery as primary treatment for oral cancer-long-term results. In: Latest Developments in Cryosurgery (*Haschek,* Ed.), Wiener Medizinische Akademie. 283 – 293 (1972).

29.) *Gage, A A.:* Cryosurgery for Difficult Probleme in Cutaneous Cancer. Cutis 16, 465 – 470 (1975).

30.) *Gage, A A.:* Five years survival following cryosurgery for oral cancer. Arch. Surg. 111, 990 – 994 (1976).

31.) *Gage, A A.:* Cryosurgery for Cancer of the ear. J. derm. Surg. Oncol. 3, 417 – 421 (1977).

32.) *Gerlach, J, Meinhardt, S, Reschel, G, Spuler, H, Strucke, K.:* Grundlagen der operativen Anwendung tiefer Temperaturen in der klinischen Medizin. I. Mitt.: Abkühlung und Eisbildung durch Kältesonden in wäßrigen Lösungen. Z. ges. exp. Med. 140, 230 – 247 (1966).

33.) *Gerlach, J, Peschel, G, Schubert, S, Spuler, H, Strucke, W.:* Grundlagen der operativen Anwendung tiefer Temperaturen in der klinischen Medizin. II. Mitt.: Das Verhalten von Geweben in vitro bei lokalisierter Abkühlung und Vereisung. Z. ges. exp. Med. 140, 248 – 255 (1966).

34.) *Goldwyn, R, Rosoff, E.:* Cryosurgery for large hemangiomas in adults. Plast. reconstr. Surg. 43, 605 – 611 (1969).

35.) *Goncalves, J C A.:* Cryovulvectomy, a new surgical procedure for advanced cancer. In: Proceedings of the IV World congress of cryosurgery, San Remo. 309 – 319 (1980).

36.) *Gonder, M J, Soanes, W A, Smith, W.:* Experimental prostate cryosurgery. Invest. Urol. 1, 610 – 619 (1964).

37.) *Goode, R, Sponner, T.:* Office cryotherapy for oral Leukoplakia. Trans. Amer. Acad. Ophthal. Otolaryng. 75, 968 – 973 (1971).

38.) *Goode, R L.:* A Liquid nitrogen Turbinate Probe for Hypertrophic Rhinitis. Arch. Otolaryng. (Chicago) 13, 431 (1977).

39.) *Gottschalk, E, Dietrich, F, Eltahir, K.:* Zur Möglichkeit der Kryochirurgie an der Leber. Zbl. Chir. 26, 849 – 850 (1971).

40.) *Graham, G F.:* Treatment of acne and specific cutaneous neoplasia. In: Cryosurgical Advances in Dermatology and Tumors of the Head and Neck (*Zacarian,* Ed.), Chas. C. Thomas, Springfield, Ill. 74 – 97 (1977).

41.) *Grusel, E O, Roberts, M S, Veenema, R J.:* Regression of prostatic cancer following sequential cryotherapy to the prostate. J. Urol. (Baltimore) 108, 928 – 932 (1972).

42.) *Günther, H.:* Kryochirurgie in der Gynäkologie. Zbl. Gyn. 97, 3 – 11 (1975).

43.) *Hausamen, J E.:* Kryochirurgische Behandlung von Leukoplakien der Mundschleimhaut. Dtsch. zahnärztl. Z. 28, 1032 – 1034 (1973).

44.) *Hausamen, J E.:* Gefrierversuche in vitro und in vivo als Grundlage für die klinische Anwendung der Kryochirurgie. Zahn-Mund-Kieferheilk. 62, 497 – 505 (1974).

45.) *Hausamen, J E.:* Klinische und experimentelle Untersuchungen zur Kryochirurgie im Kiefer- und Gesichtsbereich. Die Quintessenz, Berlin, 1974.

46.) *Hausamen, J E.:* The basis, technique and indication for cryosurgery in tumors of the oral cavity and face. J. maxillofac. Surg. 3, 41 – 49 (1975).

47.) *Henderson, R C.:* Cryosurgical treatment of hemangiomas. Arch. Otolaryng. (Chicago) 93, 511 – 515 (1971).

48.) *Hill, C L.:* Cryosurgical tonsillectomy. An evaluation. Arch. Otolaryng. (Chicago) 87, 434 – 435 (1968).

49.) *Klosterhalfen, H, Köllermann, M W, Becker, H, Hupe, W, Kessler, G.:* Kombinierte perineale und transurethrale Vereisung beim Prostatacarcinom Stadium C. Urologe, A, 18, 57 – 63 (1979).

50.) *Kokoschka, E M.:* Untersuchungen zur Charakterisierung membrangebundener tumorassoziierter Antigene und ihre Anwendung bei der Behandlung des malignen Melanoms. Klin. Wschr. 91, Suppl., 5 (1979).

51.) *Krawicz, T.:* Die Kryoextraktion und ihr Einfluß auf die Kryoophthalmologie. Klin. Mbl. Augenheilk. 157, 593 – 604 (1970).

52.) *Krawicz, T.:* Cryosurgery of cataract, twenty years after its introduction. In: Proceedings of the IV. World Congress of Cryosurgery; San Remo. 704 – 706 (1980).

53.) *Langer, S, Reifferscheid, M.:* Möglichkeiten und Grenzen der Kryotherapie in der Chirurgie. Aktuelle Chir. 10, 307 – 314 (1975).

54.) *Lenz, H.:* Die Kryotonsillektomie. Z. Laryng. Rhinol. 50, 176−181 (1971).
55.) *Leong, S P, Cooperband, S R, Deckers, P J, Sutherland, C M, Fried, R M, Krementz, E T.:* Serologi cal Detection of Common Human Melanoma Membrane Antigenes by Microcomplement Fixation and Immunofluorescence. Oncology 40, 95−101 (1983).
56.) *Le Pivert, R, Binder, P, Ougier, T.:* Measurement of intratissue bioelectric low frequency impe- dance: a new method to predict per-operatively destructive effect of cryosurgery. Cryobiology 14, 245−250 (1977).
57.) *Leyden, J J, Millis, O H, Kligman, A M.:* Cryoprobe treatment of acne conglobata. Brit. J. Derm. 90, 335−341 (1974).
58.) *Lewis, M G, Ikonopisov, R L, Nairn, R L, Phillip, T M, Hamilton-Fairley, G, Bodenhan, D C, Alex- ander, P.:* Tumorspecific antibodies in human malignant melanoma and their relationship to the externa of disease. Brit. med. J. 3, 547−553 (1969).
59.) *Lindo, S, Daniels, F.:* Cryosurgery of the junctional nevi. Cutis 16, 492−496 (1975).
60.) *Lincoff, H, McLean, J, Long, R.:* The cryosurgical treatment of intraocular tumors. Amer. J. Oph- thal. 63, 389−399 (1967).
61.) *Lincoff, H.:* Cryosurgery in the treatment of retinal detachment. Atti Simp. Int. Sulla Criochirurgia in Oftalmologia. Roma. 101−132 (1970).
62.) *Lincoff, H, O'Connor, P, Kreissig, J.:* Die Retina-Adhäsion nach Kryopexie. Klin. Mbl. Augen- heilk. 156, 771−783 (1970).
63.) *Lubritz, R R.:* Cryosurgical management of multiple skin carcinomas. J. derm. Surg. Oncol. 3, 414−419 (1977).
64.) *Lubritz, R R.:* Cryosurgery of benign and pre-malignant cutaneous lesions. In: Cryosurgical Ad- vance in Dermatology and Tumors of the Head and Neck (*Zacarian*, Ed.), Chas. C. Thomas, Springfield, Ill. 55−73 (1977).
65.) *Lutzeyer, W, Lymberopoulos, S, Breining, H, Langer, S.:* Experimentelle Kryochirurgie der Niere. Langenbecks Arch. klin. Chir. 322, 843−847 (1968).
66.) *Lutzeyer, W, Lymberopoulos, S, Breining, H, Langer, S.:* Kältechirurgie am Nierenparenchym. Ver- handlungsbericht der Deutschen Gesellschaft für Urologie. 22. Tagung, Okt. 1968, in Berlin.
67.) *Lutzeyer, W, Lymberopoulos, S, Rautenbach, R, Werner, U.:* Skalpell für die Kältechirurgie. Acta Medicotechnica 18, 28−30 (1970).
68.) *Lymberopoulos, S.:* Die Kryochirurgie der Niere. I. Das „Kryoskalpell" zur Durchführung kryo- chirurgischer Parenchymeingriffe (Vorläufige Mitteilung). Urologie 7, 224−225 (1968).
69.) *Lymberopoulos, S, Lutzeyer, W, Breining, H.:* Die Kryochirurgie der Niere. II. Der nahtlose kryo- chirurgische Nierenparenchymeingriff ohne Nierenstielabklemmung. Urologie 8, 156−164 (1969).
70.) *Marcove, R C, Searfoss, R C, Whitmore, W F, Grabstald, H.:* Cryosurgery in the treatment of Bone Metastases from Renal Cell Carcinoma. Clin. Orthop. 127, 220−227 (1977).
71.) *Marcove, R C, Weis, L D, Vaghawalla, M R, Pearson, R, Huvos, A G.:* Cryosurgery in the treatment of giant cell tumors of bone. A report of 52 consecutive cases. Cancer (Philad.) 41, 957−969 (1978).
72.) *Nasemann, T, Hanke, R, Schaeg, G.:* Bericht über elektronenoptisch kontrollierte Stickstoff- und Salicylsäure-Behandlung von Warzen. Z. Hautkr. 47, 39−44 (1972).
73.) *Nix, T E.:* Liquid nitrogen neuropathy. Arch. Derm. (Chicago) 92, 185−187 (1965).
74.) *Odrich, P B, Kelman, C D.:* Cryotherapy, A New and Experimental Approach to the Treatment of Periodontal Disease. Periodontics 5, 313−317 (1967).
75.) *Openchowski, P.:* Sur l'action localisée du froid appliqué à la surface de la région corticale du cer- veau. C. R. Soc. Biol. (Paris) 4, 38−43 (1983).
76.) *Ostergard, D R, Townsend, D E.:* Malignant melanoma of the female urethra treated by cryosurge- ry with radical vulvectomy and anterior exenteration. (Report of a case). Obstet. Gyn. 31, 75−78 (1968).
77.) *Ostergard, D R, Townsend, D E, Hirose, F M.:* Treatment of chronic cervicitis by cryotherapy. Amer. J. Obstet. Gyn. 102, 426−432 (1968).
78.) *Ozenberger, J M.:* Cryosurgery in chronic rhinitis. Laryngoscope 80, 723−734 (1970).
79.) *Ozenberger, J M.:* Cryosurgery for the treatment of chronic rhinitis. Laryngoscope 83, 508−516 (1973).
80.) *Pappas, H J, Collins, R J, Paloucek, F P.:* Cryosurgical treatment of chronic cervicitis. Int. Surg. 49, 513−515 (1968).
81.) *Popkin, D R, Scali, V, Nisar, A M.:* Cryosurgery for treatment of cervical intraepithelial neoplasia. Amer. J. Obstet. Gyn. 130, 551−554 (1978).
82.) *Rand, R W.:* Neurosurgery. In: Handbook of Cryosurgery (*Ablin; Morris; Burk*, Eds.), Science and Practice of Surgery, Marcel Dekker, New York, Basel. 153−193 (1980).
83.) *Reuter, H J.:* Die endoskopische Kältechirurgie von Prostata- und Blasentumoren (Erfahrungen von 300 Fällen). Z. Urol. 63, 531−540 (1970).
84.) *Reuter, H J.:* Cryosurgery in urology. In: Cryogenics in Surgery (*Leden; Cahan*, Eds.), Huber, Hu- ber, Bern, Stuttgart, Vienna. 411−470 (1971).
85.) *Reuter, H J.:* Endoscopic Cryosurgery in Urology. Voytjeck, Vienna, 1971.
86.) *Reuter, H J.:* Endoscopic cryosurgery of prostata and bladder tumors. J. Urol. (Baltimore) 107, 389−393 (1972).
87.) *Reuter, H J.:* Atlas der transurethralen Resektion und Kältechirurgie. Thieme, Stuttgart, 1980.
88.) *Rothenborg, H W.:* Cryopretective properties of vasoconstriction. Cryobiology 13, 349−361 (1977).

89.) *Sako, K, Marchetta, F C, Hayes, R L.:* Evaluation of cryosurgery in the treatment of intraoral leukoplakia. J. Cryosurg. 2, 239 – 243 (1969).

90.) *Schrott, K M, Sigel, A.:* Untersuchungen über die Gefriergeschwindigkeit des neuen Kältedüsensystems. Urologie 9, 295 – 297, 1970.

91.) *Sebastian, G, Scholz, A.:* Intraoperative Temperaturverlaufskontrollen in der Basaliom-Kryochirurgie. Derm. Mschr. 169, 18 – 27 (1983).

92.) *Sevin, B U, Ford, J H, Girtanner, R E, Haskin, W J, Alan, B P N G, Nordquist, S R B, Averette, H E.:* Invasive cancer of the cervix after cryosurgery. Pitfalls of conservative management. Obstet. Gyn. 53, 4 – 11 (1979).

93.) *Torre, D.:* Cryosurgical instrumentation. In: Cryosurgical advances in dermatology and tumors of the head and neck (*Zacarian,* Ed.), Chas. C. Thomas, Springfield, Ill. 38 – 54 (1977).

94.) *Vercellino, V, Fazio, M, Gandolfo, S, Cameletto, D, Arnoldi, M.:* La criochirurgia nella pathologia orale e maxillo-faciale. In: Proceedings of the IV World Congress of cryosurgery, San Remo. 515 – 531 (1980).

95.) *Walder, H A D.:* Some considerations on the application of cryosurgery in neurosurgery. In: Proceedings of the IV. World Congress of cryosurgery, San Remo. 655 – 672 (1980).

96.) *Willmen, H R, Kogel, H.:* Stellenwert der Kryotherapie in der Behandlung peri- und intraanaler Malignome. Chir. Prax. 28, 51 – 56 (1981).

97.) *Wolfson, R J, Cutt, R A, Ishiyma, E, Myers, D.:* Cryosurgery for Menière's disease. Laryngoscope 78, 632 – 642 (1968).

98.) *Yantorno, C, Soanes, W A, Gonder, M J, Shulman, S.:* Studies in cryo-immunology. I. The production of antibodies to urogenital tissue in consequence of freezing treatment. Immunology 12, 395 – 399 (1967).

99.) *Zacarian, S A, Adhan, M J.:* Cryogenic temperature studies of human skin. J. invest. Derm. 48, 7 – 10 (1967).

100.) *Zacarian, S A.:* Cancer of the eyelid – cryosurgical approach. Ann. Ophthal. 4, 473 – 480 (1972).

101.) *Zacarian, S A.:* Cryosurgery of skin cancer: fundamentals of technique and application. Cutis 16, 449 – 460 (1975).

102.) *Zacarian, S A.:* Benign and malignant cutaneous lesions. In: Handbook of cryosurgery (*Ablin,* Ed.), M. Dekker, New York, Basel, 109 – 129 (1980).

Anschrift des Verfassers:

Priv.-Doz. Dr. med. E. W. Breitbart, Martinistr. 52, Hautklinik, Universitätsklinik, 2000 Hamburg 20

Review
Microscopically controlled surgery

Perry Robins, M.D. and R. Michael Nix, M.D.
Chemosurgery Unit New York University Medical Center New York, NY U.S.A.

Summary

In the treatment of small well-defined basal cell carcinomas and squamous cell carcinomas, all five major modalities (conventional surgical excision, chemosurgery, x-ray therapy, electrodessication and curettage and cryosurgery, achieve satisfactory results. However, in patients with primary or recurrent lesions that are found to be larger than 2 cm in diameter on clinical examination, patients with lesions of any size that are multiple recurrent and patients with a histological subtype of morphea/form basal cell carcinoma, all present a high risk for inadequate excision and possible recurrence and should be treated by the Mohs' technique.
The histographic surgical technique by Mohs is described comparing the advantage and disadvantage of the fresh and fixed-tissue approaches including listing the major indications for this modality.

Zusammenfassung

Für die operative Behandlung der kleinen superfiziellen und soliden nodulären Basaliome und kleinen superfiziellen Spinaliome, sind Kurettage und Electrodessication, chirurgisch operatives Vorgehen, die Chemochirurgie und die Kryochirurgie alle gleichermassen gute Methoden mit zufriedenstellenden Heilungsraten.
Jedoch für die operative Therapie der schwierigen Basaliome, wie das primäre sklerosierende Basaliom mit stark ausgeprägtem subklinischem Wachstum wie auch die verschiedenen Spinaliome ist die mikroskopisch kontrollierte Chirurgie nach Mohs eine wertvolle Methode mit niedrigen Rezidivquoten.
Besonders für diese Problemtumoren ist die intraoperative histologische Kontrolle des entnommenen Exzisats von besonderer Wichtigkeit. Wir beschreiben die Chemochirurgie nach Mohs und vergleichen die Vor- und Nachteile der sogenannten Fresh-tissue-Technik mit der Gewebefixierung.
Ferner wird die Besonderheit der histologischen Aufarbeitung des entnommenen Exzisats durch horizontale Stufenschnitte besprochen. Außerdem werden unsere Behandlungsergebnisse im Verlauf von 7 Jahren in Relation zu den anderen operativen Maßnahmen gestellt.

Five major modalities are available for the treatment of skin cancer, namely, electrosurgery, conventional excisional surgery, radiation therapy, cryosurgery and Mohs' microscopically controlled surgery. With an estimated 500,000 new cases of skin cancer in the United States each year, making it the most common form of cancer in man, each of these five modalities can achieve satisfactory cure rates for curing small primary lesions. However, in the management of difficult basal cell carcinomas (BCC) and squamous cell carcinomas (SCC) the "third dimensional" microscopically guided method of Mohs results in the lowest possible recurrence rate.
Basal cell carcinoma is the most common form of skin cancer and, fortunately, curable. The cure rate for primary BCC are often reported to be in the 92 − 98 (1 − 9) percent range. By contrast, recurrent BCC has been a much more difficult lesion to eradicate. In previously treated BCC, Hayes et al. (10) reported a 24% recurrence rate with conventional surgical treatment. Menn et al. (11), comparing the efficacy of various modes of therapy in the treatment of recurrent BCC, found a 59% failure rate from curettage and electrodessication, a 27% failure rate from radiation therapy and a 40% failure rate from surgery.
In 1930, (12, 13) Dr. Frederic Mohs, a Clinical Professor of Surgery at the University of Wisconsin, developed a chemosurgical technique to provide complete microscopic control of the excision of skin cancer. The purpose of the microscopic control was to assure eradication of the slender outgrowth of cancer cells that often extend for unpredictable distances beyond the clinically detectable borders of the neoplasm. Nowadays, there is a considerable controversy over what to call this technique. Originally, Dr. Mohs used a zinc chloride paste to fix the tumor in vivo. Mohs called this chemosurgery.
Incidentally, Mohs was not the first to use this chemical. In 1824, the French physician, Alexandre Canquoin (14), used the zinc chloride paste for the nonsurgical treatment of skin cancer. In 1974, Dr. Theodore Tromovitch began publishing his ideas for performing this same concept, without the use of the zinc chloride paste (15). The designation "chemosurgery" is also inaccurate because we no longer use the fixative at New York University Medical Center. Therefore, we have chosen to call this technique microscopically controlled surgery. However, in order to convey a complete understanding of either technique, I will briefly outline the step-by-step procedure of the fixed-tissue microscopic controlled surgery by Mohs. First, a dichloracetic acid is applied to the clinically visible lesion. The acid coagulates epidermal protein which enhances the absorption of the zinc chloride paste. Application of a 40% zinc chloride paste follows. The paste fixes the tissue, including nerves and blood vessels up to a depth of 4 − 5 mm, within a

Table 1. Comparison of Mohs' fixed-tissue chemosurgery with the fresh-tissue technique

Mohs' fixed-tissue technique	*Fresh-tissue technique*
	Advantages
No bleeding at time of surgery	Multiple stages in one day as an outpatient
Tissue is easier to handle and orient	More convenient for patient and doctor
'Slough' gives an extra 'added' margin of safety, which may be helpful in SCC and invasive BCE's	Little post-operative pain or swelling or bleeding
Can be used in treating melanomas	Selected corrective surgery may be done immediately
Can be used in 'anesthetic-Allergic' patients on anticoagulants	Especially useful in elderly patients or patients with multiple medical problems
	Useful where paste cannot be used (inner canthus)
	Disadvantages
Often necessitates hospitalization	May have considerable bleeding during surgery
Requires more time − usually one stage a day	No 'slough' for added margin safety
More pain and edema	May have post-operative bleeding
May have delayed bleeding	Orientation more difficult to maintain in large lesions
Any corrective surgery is delayed	

Table 2. Comparison of Mohs' chemosurgery with conventional excisional surgery

Mohs' chemosurgery	*Surgical excision in hospital*
Generally an outpatient precedure	Quite often an inpatient procedure
Always under local anesthesia	Frequently under general anesthesia
Stage-by-stage removal of tissue	Usually one stage removal
Tissue removed in saucer-shape	Tissue removed in block-shape

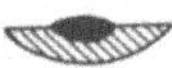

Tissue is cut into smaller sections and the edges are color-coded, permitting precise orientation and localization of tumor	Removed tissue is sometimes unmarked, or inadequately marked such that tumor localization is gross at best
Oblique frozen sections are aleways done immediately, and examined microscopically permitting one to examine the entire periphery and bottom surface of the specimen	Frozen sections frequently done immediately but are vertical. Sections usually do not cover the entire tissue removed but are often random throughout the depth, and sometimes the periphery
Slides are read by the chemosurgeon	Slides are read by the pathologist
If tumor remains, another section is taken immediately from the 'positive' area	Permanent sections read 1−2 days later − If tumor remains, the next step is variable
Immediate repair generally delayed	Immediate repair usually done

period of 6−24 hours. During this time the patients experiences moderate to severe discomfort. There is, however, no pain or bleeding during the excision of fixed tissue. The surgical defect heals by secondary intention. (Fig. 1.)

The fresh tissue technique (meaning unfixed) is performed as follows: The surgical area is prepared and the clinically apparent margins of the tumor are marked. The area of involvement is infiltrated with local anesthesia (Lidocaine hydrochloride 1% with epinephrine hydrochloride 1:100,000). After the crust and the necrotic portion of the tumor mass have been scraped away by curettage, a layer of tissue about 2 mm thick is removed from the entire base and edges of the wound. (Fig. 2,3,4) The layer extends as a continous, convex hemisphere from the skin margins to the depth of the defect, much like a deep saucrized type of shave biopsy.

From this point on, the fixed-tissue and the fresh-tissue techniques proceed in the same fashion. The specimen is divided into quadrants and placed in a petri-dish (Fig. 6). The edges, other than the epidermis, are carefully marked with Mercurochrome red and india ink black. A map is drawn indicating the location of each quadrant and where its associated color-coded borders fit into the hemisphere. These pieces are turned upside down, flattened, frozen and sectioned. The frozen sections are cut horizontally through the undersurface. Locations of residual tumor are marked on the map (Fig. 7), and only those areas with microscopically visible tumor are subsequently excised. (Fig. 8)

At the Chemosurgery Unit at New York University, one of us (Perry Robins) began in 1972 to study the efficacy of the fresh-tissue technique while still treating most lesions by the fixed-tissue technique. In 1973, the number of patients treated with the freshtissue technique was greatly increased and, by 1974, only 13 out of a total of 595 patients were treated by the fixed-tissue technique. Today, we hardly ever use the fixative, and then only when confronted with extensive, ill-defined SCCs. It is imperative to point out that this technique assumes proper understanding of the biological behavior of BCCs and SCCs.

We are in agreement with Albright (16) who finds Mohs' microscopically controlled surgery best suited for the treatment of the fibronodular and morpheaform BCC, and for the well-differentiated and pseudoglandular SCC.

Most lesions being treated at the Chemosurgery Unit are the aggressively behaving BCCs. Clinically, these aggressive tumors are characteristically ulcerative and infiltrative. Histologically, these tumors are composed of small groups of cells often displaying an irregular spikey appearance; infiltration of cords and strands, only one or two cell layers thick, can be seen. Very often there is a loss of peripherial palisading; the cells sometimes show a poorly differentiated SCC. The aggressive form of BCC in our Unit is synonymous with either recurrent or morpheaform BCC which is deeply invasive and occasionally involves the underlying muscle, cartilage and bone. Subclinical extensions of these tumors make it extremely difficult to assess clinically the true extent of these lesions and very often delays in diagnosis and inadequate treatment result.

Many factors have been cited to explain the more aggressive behavior of these lesions. (site of original-embryonal tissue planes) (18, 19) Pollack et al. (20) in a review article about the biology of BCC suggests that the capacity of tumors to locally inhibit host immune response may explain the aggressive behavior of these lesions. In fact, it is our observation that there tends to be less of a lymphocytic infiltrate in these

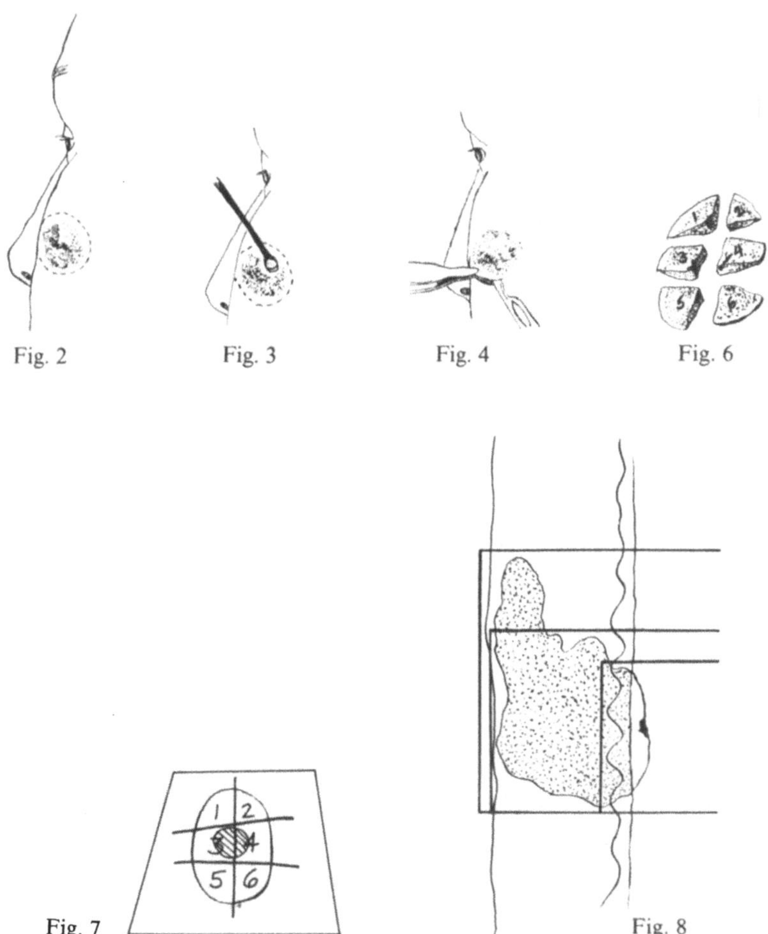

Fig. 2 Fig. 3 Fig. 4 Fig. 6

Fig. 7 Fig. 8

71

tumors than in other BCCs. Salasche and Amonette (21), measured the subclinical extensions of morpheaform BCC and compared those to the primary, small, nodular, exophytic lesions and found that subclinical extensions of the morpheaform BCC to average 7.2 mm as opposed to subclinical extensions of the nodular BCC that average 2.1 mm. These findings certainly defy the current recommendation by most surgeons, to treat these aggressive tumors with only 2 − 5 mm safety margins.
We believe it becomes apparent, that Mohs microscopically controlled surgery is a unique therapeutic modality for these lesions. A major portion of the therapeutic success of chemosurgery is the histographic excision technique described by Mohs, together with the special histopathologic method of horizontal sectioning. (Fig. 9a) In standard pathology laboratories, sectioning of specimens is based on the concept that most tumors have a spherical growth phase. A vertical section of tissue cut through its center would therefore be representative of its extent. (Fig. 9b) This concept holds true for the common primary nodular BCC.
However, as Mohs and Lathrop in 1952 observed, certain BCCs do not follow the spherical pattern of spread. Many recurrent BCC and especially morphea-type of BCC may infiltrate into deep mesodermal structures (perichondrium, etc.) in finger-like projections consisting of small cords and strands of tumor cells. These distant nests of tumor cells may be left behind, undetected by the usual vertical histologic-sectioning techniques.
Histographic excision allows three-dimensional tracing of the entire tumor field through serial horizontal sectioning. Any surgical pathology laboratory could perform this type of multiple, horizontal histographic frozen sections; however, it is best for the chemosurgeon to do this stepwise excision in the controlled environment of his operating room and tissue laboratory. For the postchemosurgical wound care and repair we most often elect healing by secondary intention, which enables us to observe possible recurrence in difficult lesions. Wound healing by secondary intention is accomplished through the phenomenon of wound contraction. Under certain circumstances, the wound fibroblasts can differentiate into a cell-type structurally and functionally similar to smooth muscle. These modified fibroblasts may be the cellular agents of wound contraction.
We have been able to observe remarkable cosmetic results in wounds that are allowed to heal in this manner.
A major advantage of the fresh-tissue technique is, that after complete ablation of the tumor, immediate repair is possible. Different experts in the field of reconstructive surgery are working closely as a team with the Chemosurgery Unit in order to achieve the best functional and cosmetic results in post-chemosurgical repair.

Statistics:
Since 1965, one of the authors (PR) first started his chemosurgical practice, 8,000 malignant neoplasms have been treated at the Chemosurgery Unit by the Mohs technique.
Our results, gathered from 1965 to 1980, were compiled from 6,982 biopsy-proved BCC, of which 2,960 have been followed for a period of at least five years.
The cure rate came to 97,4% inclusive of both primary and recurrent lesions. There is no difference in respect to cure rate and recurrence between the fixed-tissue and fresh-tissue techniques.
A further breakdown shows that the cure rate are 99.4% for primary lesions and 95.6% for recurrent BCCs. (Fig 10)
Our experience with these lesions can only echo Albright's statement that difficult SCCs and BCCs are strong candidates for microscopically controlled surgery.
Recurrence rate related to location of lesions (Fig 11)
Area for which high cure rates were achieved are the forehead, neck, cheeks and extremities.
Well over 98% of lesions in those sites were cured.
The site most difficult from which to eradicate neoplasms is the retroauricular area that extends inferiorly to the small triangle of the neck bordered by sternocleidomastoid muscle.

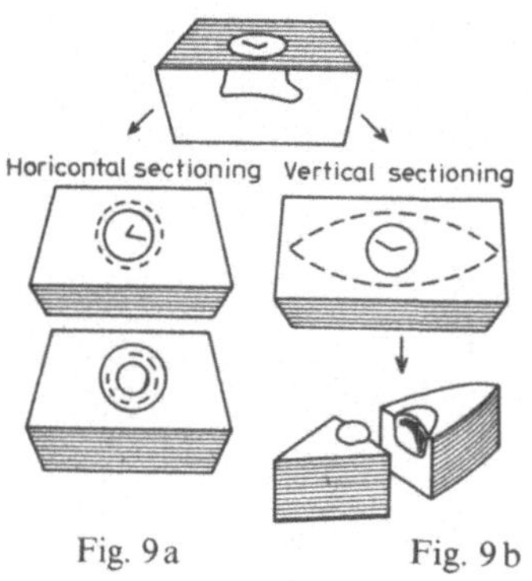

Fig. 9a   Fig. 9b

Basal cell carcinoma
five year cure rate (Mohs)

| No previous treatment | 99.4% |
| Recurrence | 95.6% |

Fig. 10

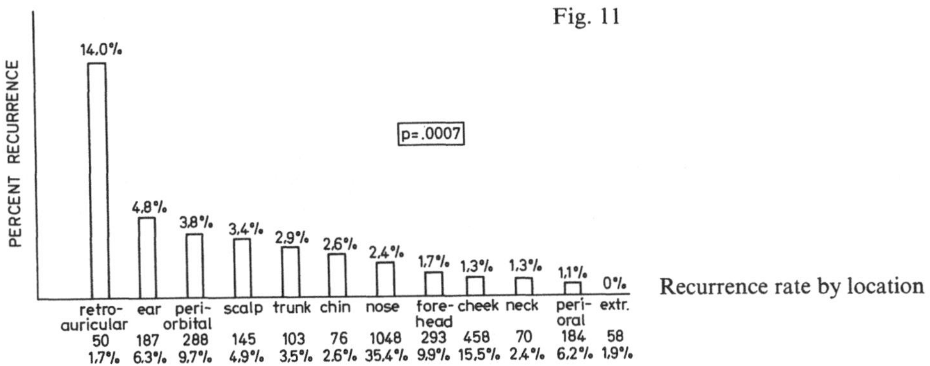

Fig. 11

Recurrence rate by location

Shortly, we will publish our newest views together with current statistics on this very challenging problem.
Recurrence rate related to size of lesions (Fig 12)

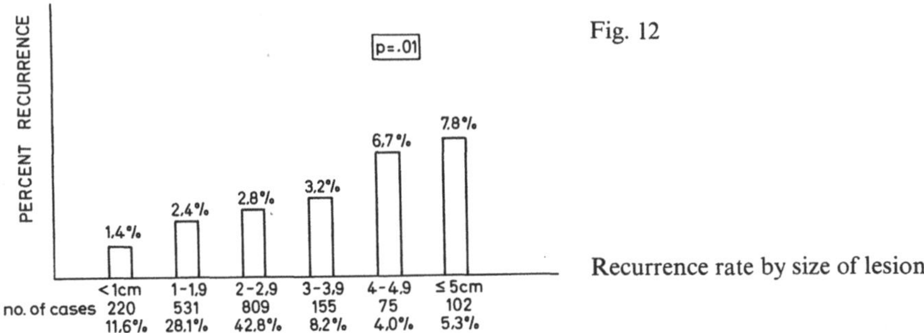

Fig. 12

Recurrence rate by size of lesion

The smaller the basal cell carcinoma, the higher the cure rate. For lesions smaller than 1 cm in diameter a cure rate of 99.6% was achieved for both primary and recurrent lesions.
For lesions larger than 5 cm a cure rate of 92.2% was achieved.
Recurrence related to prior therapy (Fig 13)
For lesions previously treated three times by electrodesication and curettage, my cure rate was 92.5%. The recurrence rate was lower for lesions previously excised twice. We thing this statistic reinforces the contraindications for this popular modality electrosurgery: (1) skin cancer over 13 mm in diameter; (2) skin cancer with poorly defined clinical borders; and most importantly recurrent skin cancer.

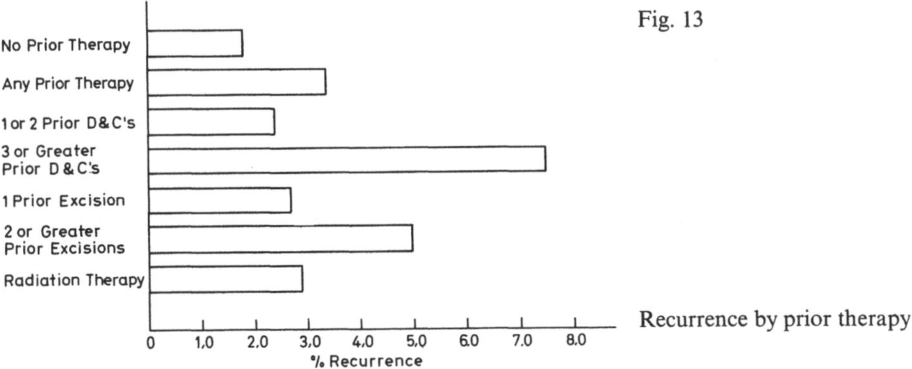

Fig. 13

Recurrence by prior therapy

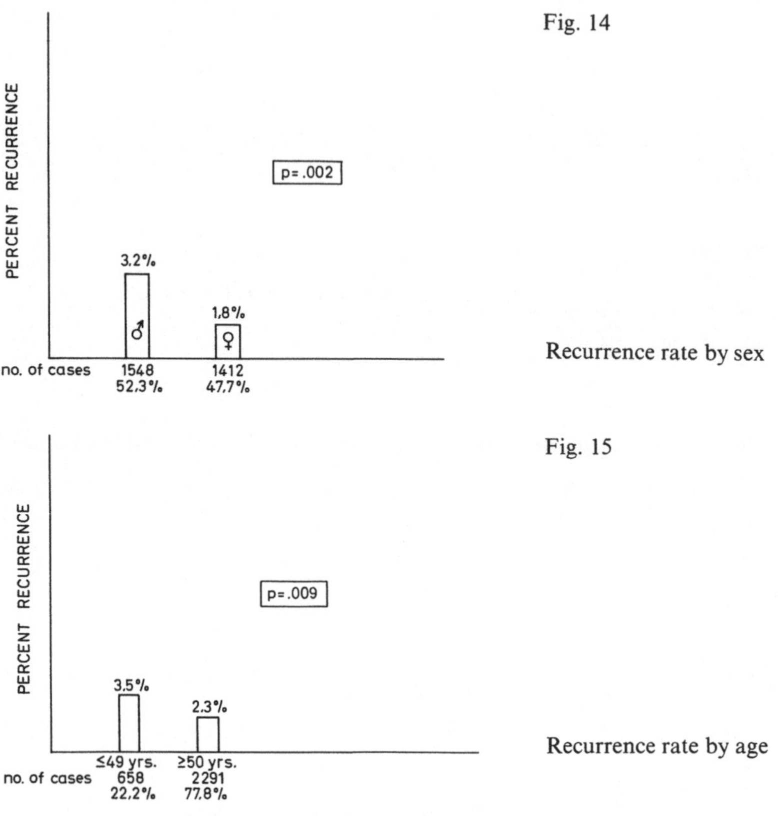

Recurrence related to sex of patients (Fig 14)
Recurrence rates are higher in males (3.2%) than in females (1.8%). We thing that malignancies in men tend to be more serious because men neglect them longer, whereas women are in general more concerned about their appearances and consequently seek consultation sooner. Recurrence rate related to ages of patient (Fig 15)
We found that the recurrence rate for patients younger than 50 years is 3.5%, whereas it is 2.3% for those older than 50.
It may be that lesions are more aggressive in younger individuals.
We believe that microscopically controlled surgery combines the advantages of the best available methods for the management of cutaneous tumors, because (91) it achieves the highest available cure rate for difficult BCCs and SCCs and (2) allows maximum conservation of tissue necessitating less complicated reconstruction.
However it should be pointed out, that this technique should not replace other more readily available and simpler modalities for the treatment of small, well defined basal cell carcinomas. The distinct advantage of microscopically controlled surgery is in the management of recurrent skin cancers and high risk primary (morpheaform) basal cell carcinomas and squamous cell carcinomas.
In conclusion microscopically controlled surgery can be employed for a variety of tumors, the most common tumors treated are: the recurrent basal or squamous cell carcinoma, the morphea type of basal cell carcinoma, tumors in embryonic fusion planes e.g. nasolabial fold, retroauricular sulcus, large or deeply invasive basal or squamous cell carcinomas and tumors in areas where maximal preservation of tissue and highest chance of cure is crucial e.g. eyelids, inner canthus.

References

1. *Knox, J M, Lyles, T W, Shapiro, E M, Martin, R D:* Curettage and electrodesiccation in the treatment of skin cancer. Arch. Dermatol. 82, 197−204, 1960. − **2.** *Tromovitch, T A:* Skin cancer, treatment by curettage and desication. Calif. Med. 103, 107−108, 1965. − **3.** *Bart, R S, Schrager, D, Kopf, A W, Bromberg, J, Dubin, N:* Scalpel excision of basal cell carcinoma. Arch. Dermatol. 114, 739−742, 1978. − **4.** *Popkin, G L, Bart, R S:* Excision versus curettage and electrodesication as dermatologic office procedure for the treatment of BCC. J. Dermatol. Surg. 1, 33−35, 1975. − **5.** *Crissey, J T:* Curettage and electrodesication as a method of treatment for epitheliomas of the skin. J. Surg. Oncol. 3, 287−290, 1971. − **6.** *Torre, D:* Cradle of cryosurgery. NY State J. Med. 67, 465−467, 1967. − **7.** *Zacarin, S A:* Cryosurgery of skin cancer: Fundamentals of technique and application. Cutis 16, 449−460, 1975. − **8.** *Mohs,*

F E: Chemosurgery for microscopically controlled excision of cutaneous cancer, in *Epstein E, Epstein E Jr:* Skin surgery ed 4 Springfield IL, 1977. — **9.** *Robins, P:* Mohs's surgery — 15 years experience in teaching-research-treatment. Exhibit at 39th Annual Meeting of the American Academy of Dermatology New-York, Dec 6 − 11, 1980. — **10.** *Hayes, H:* Basal cell carcinoma: The East Grinstead experience. Plast and Reconstr. Surg. 30, 273, 1962. — **11.** *Menn, H et al:* The recurrent basal cell epithelioma. Arch. Dermat. 103, 628, 1971. — **12.** *Mohs, F E:* Chemosurgery: a microscopically controlled method of cancer excision. Arch. Surg. 42, 279 − 295, 1941. — **13.** *Mohs, F E, Guyer, M F:* Pre-excisional fixation of tissues in the treatment of cancer in rats. Cancer Res. 1, 49 − 51, 1941. — **14.** *Canquoin, C:* Cited by J. Wolff. Die Lehre von der Krebskrankheit. Vol 3 p 107, Gustav Fisher Jena, 1913. — **15.** *Tromovitch, T A, Stegman, S J:* Microscopic controlled excision of cutaneous tumors. Cancer 41, 653 − 658, 1978. — **16.** *Albright:* Treatment of skin cancer using multiple modalities. J. Am. Acad. Dermatol. 7, 143 − 171, 1982. — **17.** *Litzow, T J, Perry, H O, Soderstrom, C W:* Morpheaform basal cell carcinoma. Am. J. Surg. 116, 499 − 505, 1968. — **18.** *Panje, W R, Ceilley, R I:* The influence of embryology of the mid-face on the spread of epithelial malignancies. Laryngoscope 89, 1914 − 1920, 1979. — **19.** *Mora, R G, Robins, P:* Basal cell carcinoma in the center of the face: Special diagnostic, prognostic and therapeutic considerations. J. Dermatol. Surg. Oncol. 4, 315 − 321, 1978. — **20,** *Pollack, S V et al:* The biology of basal cell carcinoma: A review. J. Am. Acad. Dermatol. 7, 569 − 577, 1982.

Durch Gram-negative Bakterien bedingte Hauterscheinungen bei septischen Krankheiten

H. Zienicke und H. C. Korting

Dermatologische Klinik und Poliklinik der Ludwig-Maximilians-Universität München
(Direktor: Prof. Dr. Dr. h.c. O. Braun-Falco)

Zusammenfassung

Je nach Art der zugrunde liegenden Bakterien können Hauterscheinungen bei durch Gram-negative Kokken oder Stäbchen bedingten septischen Krankheiten häufig oder selten auftreten. Das Spektrum reicht von durch Neisserien bedingten septischen Erkrankungen mit fast obligaten Hauterscheinungen bis zu durch Enteritis-Salmonellen bedingten Sepsisfällen, bei denen es kaum je zu Absiedelungen in der Haut kommt. Als pathognomonisch dürfen die Hauterscheinungen bei septischen Krankheiten in der Regel nicht gelten, selbst das „Ecthyma gangraenosum", das früher exklusiv Pseudomonas aeruginosa zugeordnet wurde, kann auch auf eine Aeromonas hydrophila-Infektion zurückgehen. Nichtsdestoweniger können die Hauterscheinungen bei septischen Krankheiten entscheidende Bedeutung für die Diagnosestellung haben – und damit auch für eine erfolgreiche Therapie.

Summary

The frequency of skin lesions in septic states caused by gram-negative bacteria differs according to the species involved. While the skin is almost always involved in septic diseases caused by Neisseria gonorrhoeae the opposite holds true with gram-negative rods such as Salmonella species. In general the skin lesions associated with septic diseases are not pathognomonic: even the typical clinical picture of "ecthyma gangraenosum" has now to be attributed not only to Pseudomonas aeruginosa but also to Aeromonas hydrophila. But even if skin lesions in a septic state are not pathognomonic, they can look highly conspicuous. Thus, an advanced knowledge of the spectra of skin disease in septic states can contribute a lot to early diagnosis and consequently successful therapy.

Nach einer in der Inneren Medizin gebräuchlichen Definition (*Schottmüller* 1914) ist Sepsis „. . . . der pathogenetische Sammelbegriff für jene Infektionszustände, bei denen vermehrungsfähige pathogene Mikroorganismen konstant oder periodisch von einem Herd aus in das Blut gelangen und bei denen durch Organschäden und klinische Folgen das Krankheitsbild bestimmt wird" (41). *Lüthy* und *Siegenthaler* (52) definieren in ähnlicher Weise „Sepsis oder Septikämie ... als eine bakterielle Allgemeininfektion ..., bei der vor einem Sepsisherd aus dauernd oder intermittierend pathogene Keimarten in den Blutkreislauf gelangen, die subjektive und objektive Krankheitssymptome, z.T. mit Bildung von Metastasen, hervorrufen". Während diese Autoren Sepsis und Septikämie damit als Synonyma auffassen, wollte *Schottmüller*, der Begründer der heutigen Sepsislehre (11), unter Septikämie die ausschließliche Einschwemmung von Krankheitserregern in die Blutbahn verstanden wissen, er sprach von „Siedelung der Keime im Blut" (78). Septikämie im Sinne von *Schottmüller* bezeichnen *Lüthy* und *Siegenthaler* (52) als „transitorische Bakteriämie". Welche Begriffe man auch immer im Zusammenhang mit septischen Erkrankungen bevorzugt, stets ist die Bildung erregerhaltiger Absiedelungen als obligates Kriterium über den Nachweis von Erregern in der Blutbahn hinaus anzusehen.

Daß derartige Absiedelungen sich auch an der Haut einstellen können, ist dem Internisten im Prinzip wohl vertraut. So beschreibt der Infektiologe *Stille* (81) in seiner Habilitationsschrift derartige Hautveränderungen bei Staphylococcus aureus-, Streptococcus pyogenes-, Neisseria meningitidis- und Neisseria gonorrhoeae-Sepsis. In der dermatologischen Literatur haben Hauterscheinungen im Rahmen septischer Krankheiten bislang nur vergleichsweise wenig Widerhall gefunden, sieht man einmal von dem in letzter Zeit verstärkten Interesse des Dermatovenerologen an der disseminierten Gonokokken-Infektion ab (bezüglich einschlägiger Literatur vgl. 47). Dies mag um so mehr verwundern, als *Robinson* (72) bereits 1937 eine zusammenfassende Übersicht über „Septicemia eruptions" gegeben hat. Sie befaßte sich mit den mehr oder minder typischen Erscheinungen bei so unterschiedlichen Erkrankungen wie Streptokokken-, Staphylokokken-, Pseudomonas-, Enterobacteriaceae-, Meningokokken- und Gonokokken-Sepsis. Welche Gründe auch immer dazu geführt haben mögen, daß die Dermatologie sich bislang nur vergleichsweise wenig mit einschlägigen Aspekten der Sepsis befaßt hat, – an einer geringen zahlenmäßigen Häufigkeit kann es nicht liegen. Zwar sind in den letzten Jahrzehnten septische Erkrankungen ohne Grundkrankheit, sog. Fälle „primärer Sepsis", zahlenmäßig zurückgegangen, dafür gibt es aber immer häufiger Fälle von sekundärer Sepsis (80). Auf keinen Fall darf man in der Antibiotika-Ära von einem Rückgang der Sepsisinzidenz allgemein ausgehen, im Gegenteil, einer mehrere Jahrzehnte erfassenden amerikanischen Studie zufolge sind die Sepsiszahlen zwischen 1935 und 1965 mehr oder minder stetig angestiegen (17).

Da der Hautarzt nicht zuletzt auch im Rahmen seiner konsiliarischen Tätigkeit gar nicht so selten mit Hauterscheinungen bei Sepsis-Patienten konfrontiert wird, sei im folgenden der Versuch unternommen, unter dermatologischen Aspekten die Charakteristika von durch unterschiedliche Gram-negative Bakterien bedingten septischen Erkrankungen zusammenzufassen. Das Augenmerk wird dabei ausschließlich auf solche Hauterscheinungen gelenkt, bei denen zumindest mit großer Wahrscheinlichkeit Erreger in den Hauterscheinungen selbst vorkommen, bei denen das Hautorgan also Ziel von „Metastasen" geworden ist.

Nach einer kürzlich von der Paul-Ehrlich-Gesellschaft für Chemotherapie durchgeführten Studie (73) stehen Bakterien vom Typ der Gram-negativen Stäbchen (Enterobacteriaceae und Non-Fermenter) unter den Sepsiserregern mit 49% im Vordergrund; fast ebenso häufig finden sich bei septischen Erkrankungen Gram-positive Kokken (45%); Anaerobier bzw. Hefen finden sich nur ganz selten (2,5 resp. 1,9%). Unter den Enterobacteriaceae steht E. coli mit 22% im Vordergrund, unter den Non-Fermentern Pseudomonas aeruginosa (4,8%). Unter den Gram-positiven Kokken prävalieren Staphylococcus aureus mit 19,9% und Staphylococcus epidermidis mit 10,4%. Gram-negative Kokken der Spezies Neisseria meningitidis kamen auf ein Anteil von 0,3% des Gesamtmaterials.

Wichtiger als die Häufigkeit der einzelnen Bakterienspezies im Rahmen septischer Krankheit ist für den Dermatologen aber die Häufigkeit assoziierter Hauterscheinungen. Manche Formen der Sepsis – bedingt durch bestimmte Erreger – gehen fast immer, andere dagegen, wenn überhaupt, nur selten mit Hauterscheinungen einher. Gerade die in der eben genannten Studie am häufigsten isolierten Erreger rufen am wenigsten Hauterscheinungen hervor. Im folgenden seien deshalb zunächst diejenigen durch Gram-negative Erreger bedingten septischen Krankheiten angeführt, die fast immer Hauterscheinungen einschließen: Bei ihnen könnte man von mehr oder minder obligat dermatotropen septischen Erkrankungen sprechen. Später seien dann die übrigen angesprochen, also die nur fakultativ dermatotropen septischen Erkrankungen. Die Zuordnung einzelner Krankheiten kann dabei z.T. nur vorläufig sein, da zu dieser Frage oft noch hinreichend große Statistiken fehlen.

Neisseria gonorrhoeae-Sepsis

Von den mehr oder minder obligat dermatotropen septischen Erkrankungen sei zunächst die Neisseria gonorrhoeae-Sepsis genannt. Heute wird sie mit *Holmes* et al. (39) überwiegend disseminierte Gonokokkeninfektion genannt. Mit *Björnberg* (6) wird nicht selten aber auch von benigner Gonokokkensepsis gesprochen. Fälle von disseminierter Gonokokkeninfektion lassen sich je nach den zu verzeichnenden Symptomen nach *Holmes* et al. (39) weiter in bewiesene, dokumentierte, vermutliche und fragliche Fälle untergliedern, wobei bei ersteren neben typischen Gelenk- oder Hauterscheinungen ein Erregernachweis an einer oder mehreren Stellen fern der Eintrittspforte (Blut, Synovialflüssigkeit, Haut etc.) gefordert wird.

Prinzipiell sind exanthematische Hauterscheinungen im Rahmen einer Gonorrhoe schon lange bekannt: schon *Buschke* hat 1899 (12) über sie geschrieben. Damals wurden freilich Hauterscheinungen noch für sehr viel seltener als Gelenkerscheinungen im Rahmen einer Gonorrhoe gehalten. Was die Etablierung „typischer" Effloreszenzen bei der disseminierten Gonokokkeninfektion anbetrifft, so sollte sie sich insonderheit auf Fälle stützen, bei denen die Dissemination von Neisseria gonorrhoeae kulturell gesichert werden konnte; in diesem Zusammenhang kann auf die tabellarische Übersicht von *Korting, Neubert* und *Braun-Falco* (47) verwiesen werden.

Klinisch erscheint es hilfreich, bei der disseminierten Gonokokkeninfektion zwischen einem „bakteriämischen Stadium" und einem „septischen Gelenkstadium" zu unterscheiden (39). Im erstgenannten Stadium ist eigentlich immer mit Hauterscheinungen zu rechnen; so wiesen 21 von 23 Patienten, die im Rahmen einer großen klinischen Studie diesem Stadium zugeordnet werden konnten, eine „typische Dermatitis" auf. Im letztgenannten Stadium wurden demgegenüber überhaupt keine Hauterscheinungen mehr verzeichnet, Entsprechendes gilt für nicht einzuordnende Patienten (0 von 8 resp. 6) (39). *Masi* und *Eisenstein* (54) klassifizieren etwas anders. Aus ihrer rheumatologisch geprägten Sicht steht die Gonokokken-Arthritis im Mittelpunkt der disseminierten Gonokokkeninfektion, sie rechnen mit einem Hautausschlag in 33–50% der Fälle von Gonokokken-Arthritis, bei positiver Blutkultur mit einer Häufigkeit von 75% und bei allein positiver Gelenkkultur in 15%. Zumindest bei den Patienten mit disseminierter Gonokokkeninfektion, die sich dem Hautarzt vorstellen, ist eigentlich stets eine Hautbeteiligung gegeben; dies zeigen nicht zuletzt auch die Erfahrungen an der Münchener Hautklinik, wo in den letzten Jahren etwa 20 eigene Fälle beobachtet werden konnten.

Prinzipiell können Gonokokken in der Haut durchaus unterschiedliche Effloreszenzen hervorrufen. Zahlenmäßig ganz im Vordergrund stehen Pusteln auf erythematösem Grund; diese Art von Läsion könnte man als Leiteffloreszenz bezeichnen (um dem Leser eine bessere Übersicht zu ermöglichen, werden die wichtigsten Hauterscheinungen bei den hier besprochenen septischen Erkrankungen in Tabelle 1 zusammenfassend wiedergegeben). Daneben finden sich häufiger auch noch Papeln und Maculae, letztere z. T. unter dem Bild einer Purpura. Nicht selten finden sich auch hämorrhagische Bläschen resp. Blasen. Selten werden Erscheinungen wie Urticae oder rötliche Knoten beschrieben. Auch bei Fällen von gesicherter disseminierter Gonokokkeninfektion kann sich unter Umständen nur ein Effloreszenztyp finden; so sahen wir bei einem kürzlich mitgeteilten Fall ausschließlich Pusteln auf gerötetem Grund (47). Meist finden sich aber gleichzeitig unterschiedliche Effloreszenzen, wobei fraglos die einzelnen Läsionen in der Zeit einen Gestaltwandel erfahren können. Klinisch ähnelt das Bild somit wie etwa bei der Varicella-Infektion dem einer Sternkarte. Diese schon von *Barr* und *Danielsson* (3) beschriebene Ähnlichkeit findet ihre Grenze in dem bei disseminierter Gonokokkeninfektion nicht zu beobachtenden Befall von Mundhöhle und Kapillitium. Mit diesen Autoren kann man darüber hinaus die ungleichmäßige Verteilung der Läsionen an der Haut ebenso als Charakteristikum ansprechen wie die Bevorzugung der Extremitäten und gelenknahen Hautareale.

Die früher oft kontrovers diskutierte Frage, ob die Hauterscheinungen tatsächlich Erreger enthalten, darf heute als beantwortet gelten. Neisseria gonorrhoeae konnte in befallener Haut nicht nur über Immunfluoreszenz (vgl. 42), sondern auch kulturell nachgewiesen werden (39, 43, 53, 71).

Fast immer besteht neben dem Hautbefall bei disseminierter Gonokokkeninfektion auch ein Befall von Gelenken, und zwar großer wie kleiner; das Kniegelenk steht dabei keineswegs so stark im Vordergrund, wie dies früher oft angegeben wurde (54). Auch in den betroffenen Gelenken lassen sich vermehrungsfähige Gonokokken nachweisen, wie unter anderem auch eine eigene Beobachtung aus jüngerer Zeit ausweist (dort auch weitere Literatur) (46). Neben dem Befall der Gelenke erscheint auch der Befall der Sehnenscheiden als für die disseminierte Gonokokkeninfektion typisch, bei genauer Untersuchung läßt sich möglicherweise in der Mehrzahl der Fälle von Gonokokken-Arthritis eine begleitende Tendovaginitis nachweisen (54). Darüber hinaus kommt es bei der Mehrzahl der Patienten zu einer leichten Temperaturerhöhung (6). Entgegen möglichen Erwartungen weisen Beschwerden im Genitalbereich nur selten auf die gonorrhoische Genese eines Exanthems hin: so wiesen etwa 24 von 34 Patientinnen in der Serie von *Björnberg* (6) keine genitalen Beschwerden auf; Entsprechendes gilt im übrigen für die seltenen männlichen Patienten bei dieser stark gynäkotropen Form einer Gonorrhoe.

Im feingeweblichen Bild steht bei Hauterscheinungen der disseminierten Gonokokkeninfektion eine Entzündung korialer Venolen und Arteriolen im Vordergrund, in den Wänden der Gefäße und in ihrer Umgebung finden sich unterschiedliche mononukleäre Zellen, polymorphkernige Granulozyten sind stets vorhanden. Fast immer finden sich in den Lumina Thromben, Erythrozytenextravasate lassen sich stets nachweisen. Die epidermalen Veränderungen können als sekundär aufgefaßt werden (79). Bei Immunfluoreszenzuntersuchungen zeigen sich Ablagerungen von C_3 innerhalb und um die Gefäße sowie in der

Tabelle 1. Wichtigste Hauterscheinungen bei durch Gram-negative Bakterien bedingten septischen Krankheiten und ihre Prädilektionsstellen

Erreger	Leiteffloreszenzen	Prädilektionsstellen
1. Neisseria gonorrhoeae	Pusteln auf erythematösem Grund	Extremitäten, gelenknahe Areale, insbesondere palmoplantar
2. Neisseria meningitidis a) chronische Verlaufsform	rötliche Maculae oder Papeln	Stamm und Streckseiten der Extremitäten unter Aussparung von Palmae und Plantae
b) akute resp. fulminante Verlaufsform	rötliche Maculae oder Papeln mit zentraler Hämorrhagie, später Purpura	Extremitäten, Schulter, Beckengürtel, gelenknahe Areale
3. Pseudomonas aeruginosa	Ödem, Erythem, hämorrh. Blase mit Nekrosebildung	Gesäß und Extremitäten unter Aussparung von Palmae, Plantae und Schleimhäuten
4. Salmonella a) typhi	Roseolen	vorderer Stamm
b) Salmonellen der Enteritis-Gruppe	Pusteln und Abszesse	vorgeschädigte Hautareale
5. Escherichia a) coli	große Blasen mit klarem Inhalt	Stamm und Extremitäten
b) Morganella morganii	hämorrhagische Blasen	Extremitäten
c) Citrobacter freundii	Blasen, die zu Ulzerationen neigen	Extremitäten, Schultergürtel
6. Yersinia enterocolitica	Bläschen auf erythematösem Grund	Stamm und Extremitäten
7. Vibrionaceae a) marinae Vibrio-Art	Maculae bzw. Ekchymosen oder Blasen	Extremitäten
b) Aeromonas hydrophila	rötliche Maculae, die zur Ulzeration neigen (z. T. unter dem Bild des Ecthyma gangraenosum)	Gesicht, Stamm, Gesäß

Basalmembranzone (75). Pathogenetisch mögen Peptidoglykanfragmente der Gonokokken-Zellwand bedeutsam sein, ihnen wird zumindest heute Bedeutung bei der Entstehung der Gelenkerscheinungen zugesprochen (19).

Neisseria meningitidis-Sepsis: chronische Meningokokken-Sepsis

Eine Meningokokken-Sepsis kann sich unter durchaus unterschiedlichen klinischen Bildern zu erkennen geben. Eine geradezu erstaunliche Übereinstimmung mit der disseminierten Gonokokkeninfektion zeigt die chronische Meningokokkensepsis. Dieses nach übereinstimmender Auffassung der Literatur (28, 65) erstmals von *Salomon* unter der Bezeichnung „Meningokokkensepticämie" in der Berliner Klinischen Wochenschrift 1902 (74) beschriebene Krankheitsbild wird mit *Dock* (15) als Meningokokkensepsis definiert, bei der über wenigstens eine Woche fiebrige Episoden ohne gleichzeitige Zeichen einer meningealen Reizung bestehen, deren klinisches Äquivalent sich freilich schlagartig ändert, wenn sich eine Meningitis hinzugesellt.

Wie die disseminierte Gonokokkeninfektion geht auch die chronische Meningokokkensepsis fast stets mit Hauterscheinungen einher. Der sich auf 148 Fälle der Literatur stützenden Studie von *Benoit* (4) zufolge weisen 93,2% der betroffenen Patienten einen Hautausschlag auf. Sofern die von *Benoit* (4) verwerteten Angaben überhaupt definitive Aussagen zur Art der Hauterscheinungen zulassen, handelt es sich ganz überwiegend um makulo-papulöse Exantheme, gelegentlich aber auch um petechiale oder noduläre Elemente, wobei Kombinationen dieser Hauterscheinungen nicht selten vorkommen. In einer der überaus seltenen Einlassungen zur „chronic meningococcemia", wie die Angloamerikaner die chronische

Meningokokkensepsis nennen, stellt denn auch *Nielsen* (65) rötliche Flecke oder Papeln als Leitsymptome heraus. Dabei entwickelten sich Papeln und unter Umständen weiche Knoten von unscharfer Begrenzung aus den Maculae. Gerade die knotigen Effloreszenzen werden nicht selten durch eine blau purpurne Verfärbung bzw. eine Hämorrhagie in ihrem Zentrum gekennzeichnet. Andersartige Effloreszenzen kommen durchaus vor, so eigenständige Petechien bzw. Ekchymosen, aber auch Pusteln oder an Erythema nodosum erinnernde knotige Bildungen. Die letztgenannten Erscheinungen treten freilich im Regelfall zusammen mit den erstgenannten auf. Als Prädilektionsstellen gelten Stamm und Extremitäten, insbesondere deren Streckseiten. Anders als bei der disseminierten Gonokokkeninfektion scheinen typischerweise Handinnenflächen und Fußsohlen ausgespart zu werden. Sehr häufig, wenn auch nicht ganz so häufig wie Hauterscheinungen, treten bei Patienten mit chronischer Meningokokkensepsis Gelenkerscheinungen auf. In der Mehrzahl der Fälle, etwa ⅔, handelt es sich um Arthralgien mehr flüchtiger Natur. In einem Drittel der Fälle mit Gelenkbeteiligung kommt es aber doch zu Rötung, Schwellung und Einschränkung der Beweglichkeit, ja gelegentlich sogar zu – z.T. eitrigen – Gelenkergüssen (4).
Anders als bei der disseminierten Gonokokkeninfektion stellen Schüttelfrost und Fieber wesentliche klinische Charakteristika dar. Nach *Benoit* (4) lassen sie sich bei allen Patienten nachweisen. Diese charakteristischen Temperaturerhöhungen gehen zudem den Haut- bzw. Gelenkerscheinungen jeweils zeitlich voraus (65). Der Fiebertyp selbst ähnelt dem bei der Malaria, Fieberepisoden bestehen jeweils über bis zu 12 Stunden und treten alle 1–4 Tage auf. Häufig kommen darüber hinaus Kopfschmerzen vor, ohne daß dies Ausdruck einer Meningitis wäre. Letztere scheint sich im Laufe der Erkrankung in gut 10% der Patienten zu entwickeln; die Meningitis stellt damit die häufigste Komplikation vor Karditis, Anämie und Nephritis dar (4).
Während Laborparameter wie etwa die unter Umständen erhöhten Leukozytenzahlen bei der Etablierung der Diagnosis höchstens als Randkriterien gelten können, steht der kulturelle Nachweis von Neisseria meningitidis im Blut ganz im Mittelpunkt. Nach *Benoit* (4) sollte nur im Falle einer positiven Blutkultur sowie bei steigenden Antikörpertitern und einem typischen klinischen Bild von einer gesicherten chronischen Meningokokkensepsis gesprochen werden, bei Nachweis von Meningokokken in einer anderen Lokalisation als der Blutbahn bei ansonsten entsprechender Konstellation gilt diesem Autor eine chronische Meningokokkensepsis als wahrscheinlich. Unter den bevorzugt zu untersuchenden Lokalisationen steht der Rachen im Vordergrund; hier wurden immer wieder Erreger nachgewiesen, freilich anscheinend nicht in der Mehrzahl der untersuchten Fälle. Ein Nachweis von Meningokokken in Hauterscheinungen wurde gelegentlich versucht, freilich mit nur sehr geringem Erfolg (4).
Das feingewebliche Bild der Hauterscheinungen bei chronischer Meningokokkensepsis wurde erstmals von *Hoagland et al.* (38) beschrieben. Diesen wie auch späteren Untersuchern (vgl. 65) zufolge steht histologisch eine Vaskulitis im Vordergrund. Eine ausführliche Beschreibung geben beispielsweise *Ognibene* und *Dito* (65), die in zwei Biopsien von demselben Patienten im Korium ein perivaskuläres Infiltrat antrafen, das sich vorwiegend aus Lymphozyten und Makrophagen, in gewissem Umfang aber auch aus Granulozyten zusammensetzte. Eine Endothelschwellung fanden sie nicht, desgleichen keinen Gefäßverschluß durch Fibrin bzw. Thrombenbildung. *Ognibene* und *Dito* (66) verstehen die geschilderten Veränderungen als Ausdruck einer Ablagerung löslicher Antigen-Antikörper-Komplexe bei natürlicher oder erworbener unvollständiger Immunität gegenüber Neisseria meningitidis.

Neisseria meningitidis-Sepsis: akute respektive fulminante Meningokokken-Sepsis

Bereits 1894 beschrieb *Voeleker* (85) einen Fall von fulminanter Meningokokkensepsis, bei dem sich purpurische Hauterscheinungen mit Blutungen in beiden Nebennieren kombinierten. *Graham Little* stellte dann 1901 mehrere entsprechende Fälle zusammen und verstand sie als nosologische Entität (50). Wichtige spätere Beschreibungen stammen von *Waterhouse* (86) sowie *Friderichsen* (24), weshalb noch heute vom Waterhouse-Friderichsen-Syndrom gesprochen wird. Schon 1898 war *Gwyn* (31) der Nachweis von Meningokokken, damals Diplococcus intracellularis Weichselbaum genannt, im Blut eines Patienten mit Meningokokkensepsis gelungen. Den erstmaligen Nachweis von Meningokokken in purpurischen Hauterscheinungen führten *Netter* und *Salanier* (63) durch Ausstrichuntersuchungen von Hautabradaten. Denselben Autoren (zusammen mit *Blanchier*) (64) gelang es dann zudem, Meningokokken aus Purpuraherden der Haut auch anzuzüchten.
Die Häufigkeit einer Hautbeteiligung bei Meningokokkeninfektionen allgemein wird in der Literatur unterschiedlich beziffert, die in Zeiten von Epidemien für höher erachtete relative Häufigkeit wird auf eine eingehendere Beachtung der Symptome zu solchen Zeiten zurückgeführt (35). Die Bandbreite reicht von 61 bis 100%, letztere Zahl basiert auf den Erfahrungen von *Daniels et al.* (14). Besonders eingehende klinische Angaben machten nicht zuletzt *Hill* und *Kinney* (35); in ihrem Krankengut von 25 Patienten sahen sie Hauterscheinungen als konstantestes Anzeichen einer Meningokokkenerkrankung. Nach einer Primärerkrankung etwa in Form einer Pharyngitis kam es bei den Patienten vor allem zu Schüttelfrost und Fieber,

Kopfschmerzen und Arthralgien. An Hauterscheinungen werden gleichermaßen rötliche Flecke, Papeln, Knoten, Vesikel und petechiale bzw. purpurische Läsionen genannt, die meist in Kombination vorliegen. Als Initialeffloreszenz fassen diese Autoren eine rötliche Makula von mehreren mm Durchmesser Größe auf, die sich am Stamm oder an den unteren Extremitäten ausbildet, daneben Papeln, unter Umständen mit zentraler Hämorrhagie. In der Mehrzahl der Fälle mit Hauterscheinungen kommt es dann zu hämorrhagischen Läsionen von 8–35 mm Durchmesser, die zu 5–6 cm im Durchmesser großen Läsionen zusammenfließen können.

Im Zentrum purpurischer Herde wurden gelegentlich Bläschen und Pusteln beobachtet. Als Prädilektionsstellen gelten *Hill* und *Kinney* (35) neben den Extremitäten druckbelastete Körperareale wie Schulter- oder Beckengürtel. In besonderem Maße bevorzugen die hämorrhagischen Herde gelenknahe Hautareale, etwa der Hände. Während alle Arten von Effloreszenzen rasch auftreten, gelegentlich innerhalb weniger Stunden, unterscheiden sie sich in ihrer Bestandsdauer. Flecke und Papeln gehen binnen weniger Tage zurück, hämorrhagische Läsionen benötigen Tage bis Wochen und hinterlassen eine braune Verfärbung. Ausgedehnte Nekrosen können auftreten, nicht nur (25), aber vor allem in akraler Lokalisation (35, 67). Schon sehr früh, also binnen der ersten 24 Stunden, kann es im Rahmen einer akuten Meningokokkensepsis zu einem Befall der Hirnhäute kommen; um so mehr erscheint es fragwürdig, wenn manche Autoren wie etwa *Goldbloom et al.* (27) durch Blutkultur gesicherte Fälle nicht als Fälle von akuter Meningokokkensepsis ansprechen wollen, wenn zusätzlich klinisch das typische Bild einer Meningitis besteht. Kommt es in Fällen einer fulminanten Meningokokkensepsis zu einer disseminierten intravasalen Koagulation und zu einem Schock, so liegt eine vitale Bedrohung des Patienten vor (57).

Anders als bei der chronischen Meningokokkensepsis scheinen die Hauterscheinungen (des purpurischen Typs) bei der akuten Meningokokkensepsis reich an Meningokokken zu sein, wie insbesondere zwei Serien von Ausstrichpräparatuntersuchungen zeigen (58, 84), bei denen Meningokokken jeweils in 80% der Fälle gefunden wurden. Dementsprechend scheint auch der Nachweis am histologischen Schnitt keine Schwierigkeiten zu machen, nicht einmal bei Standardfärbungen (35).

Im Vordergrund des feingeweblichen Bildes stehen eine starke Erweiterung der Hautgefäße und eine Anschoppung roter Blutkörperchen, die mit einer ausgeprägten Extravasation verbunden ist. Die kleinen Gefäße zeigen eine Schwellung des Endothels, z.T. auch einen Untergang der Gefäßwand, wobei dann polymorphkernige Granulozyten in den Vordergrund treten. Manche Gefäße sind auch durch Fibrinthromben verschlossen. Diese ihre Befunde interpretieren *Hill* und *Kinney* (35) als Ausdruck einer durch die Anwesenheit von Meningokokken bedingten Schädigung. Die Bildung von Thromben erscheint ihnen als besonders wichtiger pathogenetischer Schritt, er erkläre im übrigen auch die gelegentlichen Fälle von ausgedehnter Hautgangrän. Die Tatsache, daß es sich bei den in Hautläsionen nachweisbaren Meningokokken tatsächlich um noch vitale Erreger handelt, wird durch die Untersuchung von *Bernhard* und *Jordan* (5) untermauert, bei der in 35 von 40 untersuchten Fällen Erreger aus Hautmaterial angezüchtet werden konnten.

Pathogenetisch abzutrennen von den eben beschriebenen Hauterscheinungen sind diejenigen einer Purpura fulminans, die im Zusammenhang mit einer akuten Meningokokkensepsis, aber auch mit anderen Erkrankungen zusammen auftreten kann. Klinisch lassen sich die Hauterscheinungen einer Purpura fulminans durch ausgedehnte, gut abgegrenzte blau-schwarze feste Läsionen charakterisieren, aus denen sich Erreger nicht anzüchten lassen. Diese Purpura fulminans im Rahmen einer akuten Meningokokkensepsis kann mit einem Schockzustand einhergehen, gleiches gilt aber auch für die akute Meningokokkensepsis per se. Pathogenetisch werden eine Arthus-Reaktion bzw. auch ein örtliches Shwartzman-Phänomen erwogen (37).

Das lokalisierte Shwartzman-Phänomen im engeren Sinne wird beim Kaninchen beobachtet, wenn Lipopolysaccharid, ein wichtiger Wandbestandteil Gram-negativer Bakterien, zunächst intrakutan injiziert wird und dann das identische oder ein anderes Endotoxin nach 24 Stunden intravenös appliziert wird. Am Injektionsort bilden sich dann binnen weniger Stunden zunächst petechiale, später konfluierende Hämorrhagien. Auf die ursprüngliche Injektion hin sammeln sich polymorphkernige Granulozyten um die kleinen Venen herum an. Die – intravenöse – Zweitinjektion wird mit einer peripheren Vasokonstriktion beantwortet, insonderheit im Bereich der ursprünglich alterierten Haut. In Kapillaren wie kleinen Venen bilden sich Thromben, die reich an polymorphkernigen Granulozyten sind, woraus Nekrose der Gefäßwände und Blutung resultieren. Das möglicherweise auf eine Überempfindlichkeit gegenüber Endotoxin beruhende Phänomen scheint durch geeignete Antikörper unterdrückt werden zu können. Möglicherweise vermag sogar die Gabe von menschlichen Antikörpern gegenüber einer Lipopolysaccharidfraktion von Endotoxin den Verlauf einer Gram-negativen Sepsis beim Menschen günstig zu beeinflussen. Dem lokalisierten steht das generalisierte Shwartzman-Phänomen gegenüber. Dieses wird beim Kaninchen durch zwei aufeinanderfolgende Injektionen im Abstand von etwa einem Tag ausgelöst, wobei sich histologisch innerhalb von Kapillaren Fibrinablagerungen finden, nicht zuletzt im Bereich des Nierenkortex kommt es zu Nekrosen. Pathogenetisch spielt hier eine intravaskuläre Gerinnung eine zentrale Rolle, darüber hinaus polymorphkernige Granulozyten, in deren weitgehender Abwesenheit weder das lokalisierte noch das generalisierte Shwartzman-Phänomen ausgelöst werden können. Trotz aller Übereinstimmung zwischen Charakteristika des lokalisierten respektive generalisierten Shwartzman-

Phänomens und speziell der fulminanten Meningokokken-Sepsis konnte bis heute nicht endgültig geklärt werden, ob es sich um identische Vorgänge handelt (61, 87).

Pseudomonas aeruginosa-Sepsis

Nicht nur bei septischen Erkrankungen durch Gram-negative Kokken, sondern auch im Falle einer primären Sepsis mit Gram-negativen Stäbchen können erregerhaltige Hauterscheinungen auftreten; dies ist freilich relativ zur Gesamtzahl derartiger Erkrankungen seltener, man kann daher von fakultativ dermatotropen Infektionen sprechen. Die Abhandlung der einzelnen Erkrankungen lehnt sich dabei an die Einteilung einschlägiger Bakterien im Lehrbuch der medizinischen Mikrobiologie von *Brandis* und *Otte* (10) an. In Anbetracht der dort gewählten Reihenfolge, aber auch weil Hauterscheinungen bei Pseudomonas-Sepsis nicht ganz selten vorzukommen scheinen, sei im folgenden zunächst dieses Krankheitsbild angesprochen.

Die relative Häufigkeit von Hauterscheinungen im Rahmen einer Pseudomonas-Sepsis wird in der Literatur durchaus unterschiedlich beziffert. Die weithin als pathognomonisch angesehene Hautmanifestation einer Pseudomonas-Sepsis im Sinne eines Ecthyma gangraenosum wurde bereits 1917 von *Fraenkel* (23) bei mehr als der Hälfte von 26 autoptisch untersuchten Patienten nachgewiesen, bei denen durchweg Pseudomonas aeruginosa aus dem Blut angezüchtet werden konnte. Neuere Untersuchungen, bei denen sich der Erregernachweis im Blut auf eine Blutprobengewinnung intra vitam stützen kann, sprechen von einer relativen Häufigkeit der Hauterscheinungen von 13 (20), 31 (56) resp. 39% (21). Man kann von daher verstehen, daß *Helm* und *Stille* (34) Hautmetastasen als im Rahmen einer Pseudomonas aeruginosa-Sepsis „relativ häufig" bezeichnen. Diese Autoren betonten darüber hinaus den diagnostischen Wert von für Pseudomonas-Sepsis typischen Hauterscheinungen; diese könnten durchaus entscheidend zur richtigen Einordnung eines entsprechenden klinischen Bildes beitragen.

Die als für die Hautbeteiligung im Rahmen einer Pseudomonas-Sepsis besonders typisch aufgefaßte Hautmanifestation Ecthyma gangraenosum ist im übrigen denn auch bereits unter dieser Bezeichnung und in klarer Zuordnung zum Erreger von *Hitschmann* und *Kreibich* 1897 (36) beschrieben worden. Sowohl im Ecthyma gangraenosum, als auch bei anderen Hautmanifestationen im Rahmen einer Pseudomonas-Sepsis konnten die Erreger immer wieder kulturell nachgewiesen werden (33, 68, 76). Die klinische Entwicklung eines Ecthyma gangraenosum ist der besonders detaillierten Fallstudie von *Dorff et al.* (16) zufolge gekennzeichnet durch das konsekutive Auftreten von Ödem, Erythem, hämorrhagischer Blase und anschließender Nekrotisierung, wobei für die gesamte Entwicklung zwölf Stunden ausreichen. Der Übersicht von *Hall et al.* (32) zufolge können derartige Läsionen in Ein- oder Mehrzahl auftreten, wobei sie Gesäß und Extremitäten bevorzugen und Handinnenflächen, Fußsohlen sowie Schleimhäute aussparen. Andere für eine Pseudomonas-Sepsis typische Hauterscheinungen sind durch die Bildung von subkutanen Knoten gekennzeichnet. Mit *Reed et al.* (70) kann man bei diesen von einer Rötung bzw. Violett-Verfärbung der Haut begleiteten Läsionen zwischen solchen mit tastbarer Fluktuation als Ausdruck einer subkutanen Abszeßbildung und anderen ohne ein derartiges Phänomen unterscheiden, wobei aber die klinische Unterscheidung Schwierigkeiten bereiten kann. Eine besonders detaillierte Untergliederung der Hauterscheinungen bei Pseudomonas-Sepsis nimmt *Schlossberg* (76) vor. Dieser Autor unterscheidet zwischen hämorrhagischen Bläschen bzw. Blasen mit oder ohne rötlichem Halo, Ecthyma gangraenosum, nekrotisierendem Erysipel unter Umständen nach Art eines Dekubitalulkus, kleinen Knötchen am Stamm, die an Hauterscheinungen bei Typhus abdominalis erinnern, Petechien und Ekchymosen sowie einer knotigen Unterhautentzündung.

Eine eingehende Beschreibung des feingeweblichen Bildes unter Einschluß des Ablaufs der Erkrankung geben *Dorff et al.* (16). Demzufolge bestehen die feingeweblichen Hauptcharakteristika in einem Eindringen von Bakterien in die Wände von Venen, geringer begleitender Entzündung und Abwesenheit einer Intima-Beteiligung. Während Fibrinthromben einen wesentlichen Bestandteil der Veränderungen mehr oberflächlicher Hautgefäße darstellen, kommt ihnen große Bedeutung bei dem Verschluß von Venen in der Subkutis zu. Nach intradermaler Injektion von Pseudomonas aeruginosa beim Kaninchen entsteht zunächst ein hämorrhagisches Ödem, das sich durch wenig neutrophile Granulozyten auszeichnet, und binnen sechs Stunden in eine hämorrhagische Nekrose übergeht. Das klinische Korrelat entspricht dem des Ecthyma gangraenosum (82). Wie bei der Meningokokken-Sepsis kann es bei der Pseudomonas-Sepsis prinzipiell auch zu einer disseminierten intravasalen Koagulation mit Ausbildung zahlreicher Fibrinthromben kommen; die im Rahmen dieser Erkrankung auftretenden leicht erhabenen, konfluierenden, hämorrhagischen Herde werden als Ausdruck einer generalisierten Shwartzman-Reaktion aufgefaßt (69).

Salmonella-Sepsis

Bei der Salmonella-Sepsis lassen sich im wesentlichen zwei unterschiedliche Krankheitsbilder abgrenzen. Bei dem ersteren handelt es sich um die auf eine Salmonella typhi-Sepsis zurückgehenden Roseolen, bei der letzteren um Abszesse resp. Ulzerationen, die auf eine Sepsis mit Salmonellen der Enteritis-Gruppe zurückgehen.

Den Zusammenhang zwischen „Roseola typhosa" und der Anwesenheit von Salmonellen in der Haut hat bereits im Jahre 1900 *Fraenkel* (22) aufzeigen können, der entsprechende Hautherde exzidierte, vorübergehend in Bouillon inkubierte und bebrütete, sowie abschließend Gewebsschnitte anfertigte. Auch wenn Roseolen keineswegs immer im Rahmen eines Typhus auftreten, so kennzeichnen sie doch die Mehrzahl der Fälle. Im Rahmen einer eingehenden prospektiven Studie konnten *Gilman et al.* (26) bei 61% ihrer Patienten Roseolen erkennen. Bei ihnen handelt es sich um keinerlei Beschwerden hervorrufende, im Durchmesser 2–4 mm große, leicht erhabene Maculae, die auf Druck abblassen. Vorzugsweise entstehen sie am vorderen Stamm in dem Bereich zwischen Brustwarzen und Nabel, gelegentlich können sie aber auch den Rücken oder die angrenzenden Extremitäten betreffen. Ihre Gesamtzahl liegt in der Regel unter 12, sie bestehen für 3 bis 4 Tage (51). In 63% der Fälle, die überhaupt Hauterscheinungen im Sinne von Roseolen aufwiesen, konnten *Gilman et al.* (26) auch Salmonella typhi kulturell nachweisen.

Feingeweblich ist die Roseola durch ein perivaskuläres Rundzellinfiltrat gekennzeichnet (51). Sowohl das klinische als auch das feingewebliche Bild der Roseola läßt sich nach *Hornick et al.* (40) durch intradermale Injektion gereinigten Salmonella typhi-Endotoxins hervorrufen. Gelegentlich, in Anbetracht der großen Häufigkeit von Salmonellen-Enteritiden aber eigentlich recht selten, rufen auch Enteritis-Salmonellen ein septisches Krankheitsbild hervor, das mit Absiedelungen in der Haut einhergeht. Nicht immer konnten bei den bisher in der Literatur diskutierten Fällen Salmonellen aus Blut- und Hautproben angezüchtet werden. Prinzipiell ist das aber durchaus möglich, wie eine Kasuistik von *Lintz et al.* (49) zeigt: Im Anschluß an eine Diarrhoe entwickelte der beschriebene Patient Temperaturen von über 40°C sowie Abszesse der Haut. Klinisch boten sie sich zum einen als Pusteln im Bereich von Thrombophlebitiden an Stellen dar, wo Erythromycin intravenös verabfolgt worden war, zum anderen als subkutaner Abszeß im Nacken. Aus allen diesen Hautherden, daneben aber auch aus Blut, Urin und Stuhl konnte Salmonella heidelberg angezüchtet werden. Ebenfalls in einer Abszeßbildung im Nacken eines Patienten, sowie in Blut und Stuhl konnten auch *Black et al.* (7) eine Enteritis-Salmonelle, nämlich Salmonella enteritidis, nachweisen. Hier lag als örtlicher Realisationsfaktor ein maligner Tumor zugrunde, in einem anderen Fall handelte es sich wiederum um eine Vorschädigung durch frühere Venen-Kanülierung (30). Derartige Salmonellen-bedingte Abszeßherde scheinen auch ulzerieren zu können, wie der bakteriologisch aber nicht voll gesicherte Fall eines zweijährigen Mädchens ausweist, aus dessen Ulzera Salmonella Dublin isoliert werden konnte (ein positives Blutkultur-Ergebnis liegt nicht vor) (13).

Gelegentlich scheinen die Hauterscheinungen im Rahmen einer Enteritis-Salmonellen-Sepsis auch stärker exanthematischen Charakter tragen zu können. Zusammen mit multiplen erythematösen Maculae und Ekchymosen können dann sich blau verfärbende fluktuierende Massen bzw. Blasen auftreten sowie konsekutive ausgedehnte Ulzerationen; als Erreger wurden bei derartigen Krankheitsbildern Salmonella enteritidis (9) bzw. Salmonella typhi murium (90) kulturell nachgewiesen.

Feingeweblich zeichnet sich eine durch Enteritis-Salmonellen bedingte bullöse Läsion durch eine subepidermale Spaltbildung, eine diskrete überwiegend mononukleäre Infiltration des Koriums, reichliche Erythrozytenextravasate und Veränderungen des Kollagens aus. Eine eigentliche Vaskulitis läßt sich nicht erkennen (90).

Sepsis durch andere Enterobacteriaceae

Subepidermale Blasen können auch Ausdruck einer Escherichia coli-Sepsis sein. Anders als die vorbeschriebenen Blasen im Rahmen einer Sepsis scheinen derartige Blasen nicht einzutrüben. Diese Erkenntnis kann sich bislang aber nur auf die Mitteilung von *Fisher et al.* (18) stützen, die bei einer älteren Patientin plötzlich aufschießende, große, nicht getrübte Blasen am linken Arm sowie an der Brustwand sahen, die ebenso E. coli (Serotyp 04) enthielten wie die Blutbahn. Die feingewebliche Untersuchung konnte den subepidermalen Sitz der Spaltbildung bestätigen.

Ebenfalls Blasen, aber wiederum hämorrhagische, können eine Sepsis durch Morganella morganii begleiten; bei einem männlichen Patienten fanden sich 8–10 cm im Durchmesser große Bullae auf gerötetem und geschwollenem Grund im Bereich der unteren Extremitäten, was zu schlecht heilenden Ulzerationen Anlaß gab. Der Erregernachweis konnte hier ebenso wie im Blut geführt werden (2). In vielfältigeren Effloreszenzen kann sich eine Citrobacter-Sepsis zu erkennen geben. Neben ausgedehnten zur Ulzeration neigenden Blasen (unter Umständen assoziiert mit aufsteigender Lymphangitis) werden Janeway-Flecke, kleine Papulopusteln und größere hämorrhagische Pusteln beschrieben, wobei Citrobacter freundii nicht nur im Blut, sondern auch in der Haut anzutreffen war (77). Prinzipiell scheinen Citrobacter-bedingte Hauterscheinungen auch dem Ecthyma gangraenosum ähneln zu können (29).

Yersinia enterocolitica-Sepsis

Auch im Rahmen der ohnehin sehr seltenen Yersinia enterocolitica-Sepsis kann es einmal zu Hauterscheinungen kommen, wobei sich auf einem geröteten überwärmten Hautareal einzelne Bläschen ausbilden können. In ihnen wie im Blut des Patienten gelang *Abramovitch* und *Butas* (1) der Nachweis von Yersinia enterocolitica (Biotyp IV, Serotyp III, Lysotyp IXb).
Außer den bereits genannten Läsionen kann sich im Rahmen einer kulturell gesicherten Yersinia enterocolitica-Sepsis auch eine Purpura ausbilden (60). Viel häufiger als im Rahmen von septischen Infektionen treten Hauterscheinungen freilich bei lokalisierten Yersinia enterocolitica-Infektionen auf, wie sie sich ganz überwiegend als Enteritiden manifestieren; die Häufigkeit hierfür wird in der Literatur auf 5% beziffert (45). Als typische Hautmanifestation ist in diesem Zusammenhang das Erythema nodosum anzusprechen (48). Prinzipiell scheinen Hautveränderungen auch auf Infektionen mit Yersinia enterocolitica von außen zurückgehen zu können, wie die Beobachtung einer Impetigo-artigen Erkrankung ausweist (vgl. die Übersicht von *Mollaret*, 59).

Vibrionaceae-Sepsis

Vergleichsweise gar nicht selten kommen im Rahmen einer Vibrio-Sepsis Hauterscheinungen vor. So fanden sich in einer Serie von 24 durch eine marine Vibrio-Art hervorgerufenen Sepsis-Fällen 18, die Hauterscheinungen aufwiesen (8). Im Anschluß an allgemeines Unwohlsein kommt es zu Schüttelfrost und Fieber. Binnen 36 Stunden nach deren Auftreten bilden sich dann speziell an den Extremitäten deutliche Maculae bzw. Ekchymosen, fast immer auch Bläschen und Blasen, sowie in der Mehrzahl der Fälle schließlich auch Ulzerationen. Häufig wird nur ein einziges Bein betroffen. Gelegentlich treten auch andersartige Erscheinungen auf, ein erysipelartiges Bild oder ein generalisiertes papulöses resp. makulo-papulöses Exanthem. Ein L(Laktose)+-Vibrio ließ sich bei 10 der 18 Patienten mit entsprechenden Erscheinungen aus der Haut isolieren; im Blut war der Keim bei 20 der 24 Patienten mit einem klinisch als Sepsis imponierenden Bild nachweisbar. Das feingewebliche Bild ist durch eine ausgedehnte nekrotisierende Vaskulitis in Haut wie darunterliegender Muskulatur gekennzeichnet; die Zeichen einer akuten Entzündung prävalieren. Die Beteiligung tiefer liegender Gewebsareale führt letztlich unter Umständen zu einer Extremitäten-Gangrän (83). Nicht selten entwickelt sich bei durch Laktose-spaltende Vibrionen – heute auch Vibrio vulnificus genannt – bedingten septischen Krankheitsbildern ein Schockzustand (8, 55, 88).
Ebenfalls nicht selten kommt es zu Hauterscheinungen im Rahmen einer Aeromonas hydrophila-Sepsis, also einer Sepsis, die ebenfalls durch eine Vibrionacea hervorgerufen wird. So fanden *Ketover et al.* (44) bei 5 von 9 derartigen Patienten Hauterscheinungen. Klinisch bietet sich manchmal das Vollbild eines Ecthyma gangraenosum, manchmal das einer indurierten Phlegmone, eines Furunkels, einer isolierten Ulzeration oder aber eines lokalisierten rötlichen makulösen Hautausschlags (44). Der kulturelle Nachweis von Aeromonas hydrophila erscheint insonderheit in zur Ulzeration neigenden Herden möglich. Das Ecthyma gangraenosum-artige klinische Bild bei Aeromonas-Sepsis wurde nicht nur von den vorgenannten Autoren, sondern auch von anderen beschrieben (62, 89). Im Falle eines makulo-papulösen Exanthems im Bereich von Gesicht, Stamm und Gesäß im Verein mit zerebralen Symptomen kann klinisch an eine Meningokokken-Sepsis gedacht werden; in dem von *Yadava et al.* (91) beschriebenen Fall wurde Aeromonas hydrophila denn auch nicht nur im Blut, sondern auch im Liquor gefunden, und in den Nebennieren zeigten sich fokale Blutungen. Das feingewebliche Bild der Ecthyma gangraenosum-artigen Herde bei der Aeromonas-Sepsis (44) stimmt mit dem bei der Pseudomonas-Sepsis überein.

Schlußfolgerungen

Wie die obige Übersicht ausweist, gehen schon allein die septischen Erkrankungen, die auf Gram-negative Bakterien zurückgehen, mit einer großen Vielfalt unterschiedlicher Hauterscheinungen einher. Nur bei wenigen Erregern läßt ein mehr oder minder charakteristisches klinisches Bild bereits Rückschlüsse auf den ursächlichen Mikroorganismus zu. Paradigmatisch hierfür hat lange das Ecthyma gangraenosum gegolten. Gerade bei ihm muß man heute, aber eben heute nicht nur an Pseudomonas aeruginosa, sondern auch an andere Stäbchen-Bakterien wie etwa Aeromonas hydrophila denken. In entsprechender Weise läßt das typische Bild einer disseminierten Gonokokkeninfektion an das Vorliegen von Neisseria gonorrhoeae als Krankheitserreger denken; bei einer bloßen Betrachtung der Hauterscheinungen muß freilich ebenso an das Vorliegen einer chronischen Meningokokken-Sepsis gedacht werden. Zusätzliche Symptome wie etwa die fast immer vorhandenen Gelenkerscheinungen bei der disseminierten Gonokokkeninfektion sowie eine durch vertiefte Exploration gewonnene eingehende Sexualanamnese werden im Einzelfall freilich häufig doch schon klinisch eine richtige Zuordnung ermöglichen. Auch das Vollbild des Waterhouse-Friderichsen-

Syndroms wird stets an eine akute Meningokokken-Sepsis denken lassen; hier muß freilich eine andersartig bedingte Purpura fulminans ebenso abgegrenzt werden wie ähnliche Krankheitsbilder im Rahmen einer Sepsis mit Gram-negativen Stäbchenbakterien. Große, rasch aufschießende hämorrhagische Blasen schließlich werden im Rahmen einer entsprechenden Gesamtkonstellation an eine Sepsis mit Gram-negativen Stäbchen wie etwa eine Morganella morganii-Sepsis denken lassen; eine eigentliche Spezies-Zuordnung erscheint hier allerdings von vornherein nicht möglich.

Immerhin zeigt die vorliegende Aufstellung, welche Bedeutung dermatologischen Aspekten in der Erkennung von Sepsis-Fällen zukommen kann: Nicht selten treten die Hauterscheinungen schon früh bei derartigen Krankheiten auf. Aufgabe des Dermatologen wird es somit insonderheit sein, bei einem der hier beschriebenen klinischen Bilder stets auch an die Möglichkeit einer Sepsis zu denken. Darüber hinaus kann es für die Therapieentscheidung bis zum Vorliegen bakteriologischer Untersuchungsergebnisse hilfreich sein, schon aufgrund des klinischen Bildes Rückschlüsse auf die Art des Erregers und damit womöglich auch auf seine Antibiotika-Empfindlichkeit ziehen zu können.

Literatur

1. *Abramovitch, H, Butas, C A:* Septicemia due to Yersinia enterocolitica. Canad. med. Ass. J. 109, 1112–1115 (1973)
2. *Bagel, J, Grossman, M E:* Hemorrhagic bullae associated with Morganella morganii septicemia. J. Amer. Acad. Derm. 12, 575–576 (1985)
3. *Barr, J, Danielsson, D:* Septic gonococcal dermatitis. Brit. med. J. 1971, I, 482–485
4. *Benoit, F L:* Chronic meningococcemia. Case report and review of the literature. Amer. J. Med. 35, 103–112 (1963)
5. *Bernhard, W G, Jordan, A C:* Purpuric lesions in meningococcic infections. J. Lab. clin. Med. 29, 273 (1944) (Zit. nach 35)
6. *Björnberg, A:* Benign gonococcal sepsis. A report of 36 cases. Acta derm.-vener. (Stockh.) 50, 313–316 (1970)
7. *Black, P H, Kunz, L J, Swartz, M N:* Salmonellosis – a review of some unusual aspects. New Engl. J. Med. 262, 921–927 (1960)
8. *Blake, P A, Merson, M H, Weaver, R E, Hollis, D G, Heublein, P C:* Disease caused by a marine Vibrio. Clinical characteristics and epidemiology. New Engl. J. Med. 300, 1–5 (1979)
9. *Bran, J L:* Skin infection due to Salmonella enteritidis. N.Y. St. J. Med. 73, 1118–1119 (1973)
10. *Brandis, H, Otte, H J* (Hrsg.): Lehrbuch der medizinischen Mikrobiologie. Stuttgart, New York: Gustav Fischer 1984. 5. Aufl.
11. *Budelmann, G:* Hugo Schottmüller, 1867–1936. Internist 10, 92–93 (1969)
12. *Buschke, A:* Über Exantheme bei Gonorrhoe. Arch. Derm. Syph. 48, 181–204 (1899)
13. *Carswell, W, Magrath, I T:* Skin ulceration caused by Salmonella dublin. Brit. med. J. 1973, I, 331–332
14. *Daniels, W B, Solomon, S, Jaquette, W A:* Meningococcic infection in soldiers. JAMA (Chicago) 123 (1943) (Zit. nach 35)
15. *Dock, W:* Intermittent fever of seven months' duration due to meningococcemia (with an analysis of sixty-eight reported cases of meningococcemia) JAMA (Chicago) 83, 31–33 (1924)
16. *Dorff, G J, Geimer, N F, Rosenthal, D R, Rytel, M W:* Pseudomonas septicemia. Illustrated evolution of its skin lesions. Arch. intern. Med. 128, 591–595 (1971)
17. *Finland, M:* Changing ecology of bacterial infections as related to antibacterial therapy. J. infect. Dis. 132, 419–431 (1970)
18. *Fisher, K, Berger, B W, Keusch, G T:* Subepidermal bullae secondary to Escherichia coli septicemia. Arch. Derm. (Chicago) 110, 105–106 (1974)
19. *Fleming, T J, Wallsmith, D E, Rosenthal, R S:* Arthropathic properties of gonococcal peptidoglycan fragments: implications for the pathogenesis of disseminated gonococcal disease. Infect. Immun. 52, 600–608 (1986)
20. *Flick, M R, Cluff, L E:* Pseudomonas bacteremia. Review of 108 cases. Amer. J. Med. 60, 501–508 (1976)
21. *Forkner, C E, Frei, E, Edgcomb, J H, Utz, J P:* Pseudomonas septicemia. Observations on twenty-three cases. Amer. J. Med. 25, 877–889 (1958)
22. *Fraenkel, E:* Über Roseola typhosa. Z. Hyg. Infect. 34, 481–494 (1900) (Zit. nach 49)
23. *Fraenkel, E:* Weitere Untersuchungen über die Menschenpathogenität des Bacillus pyocyaneus. Z. Hyg. Infect. 84, 369–424 (1917)
24. *Friderichsen, C:* Nebennierenapoplexie bei kleinen Kindern. Jb. Kinderheilk. 87, 109 (1918) (Zit. nach 35)
25. *Gaze, N R, Murray, D S:* Skin loss in meningococcal septicaemia: a report of three cases. Brit. J. plast. Surg. 29, 257–261 (1976)

26. *Gilman, R H, Terminel, M, Levine, M M, Hernandez-Mendoza, P, Hornick, R B:* Relative efficacy of blood, urine, rectal swab, bone-marrow, and rose-spot cultures for recovery of Salmonella typhi in typhoid fever. Lancet 1975, I, 1211–1213
27. *Goldbloom, A A, Nickman, E H, Seidmon, E E P:* Meningococcic infections in an army staging area: Analysis of 63 cases without fatality from the standpoint of early diagnosis and treatment. Ann. intern. Med. 24, 589–605 (1946)
28. *Gore, M:* Chronic meningococcemia. Ann. intern. Med. 45, 142–145 (1956)
29. *Grant, M D, Horowitz, H I, Lorian, V:* Gangrenous ulcer and septicemia due to Citrobacter. New Engl. J. Med. 280, 1286–1287 (1969)
30. *Gremillion, D H, Geckler, M R, Ellenbogen, C C:* Salmonella abscess. A potential nosocomial hazard. Arch. Surg. 112, 843–845 (1977)
31. *Gwyn, N B:* A case of general infection by the Diplococcus intracellularis of Weichselbaum. Bull. Johns Hopkins Hosp. 10, 112 (1899) (Zit. nach 35)
32. *Hall, J H, Callaway, J L, Tindall, J P, Durham, N C, Smith, J G:* Pseudomonas aeruginosa in dermatology. Arch. Derm. (Chicago) 97, 312–324 (1968)
33. *Heffner, R W, Smith, G F:* Ecthyma gangrenosum in Pseudomonas septicemia. J. Dis. Child. 99, 524–528 (1960)
34. *Helm, E, Stille, W:* Klinik und Therapie der Sepsis durch Pseudomonas aeruginosa. Dtsch. med. Wschr. 42, 1584–1589 (1972)
35. *Hill, W R, Kinney, T D:* The cutaneous lesions in acute meningococcemia. JAMA (Chicago) 134, 513–518 (1947)
36. *Hitschmann, F, Kreibich, K:* Zur Pathogenese des Bacillus pyocyaneus und zur Aetiologie des Ecthyma gangraenosum. Wien. klin. Wschr. 10, 1093 (1897) (Zit. nach 33)
37. *Hjorth, P F, Rapaport, S I, Jørgensen, K:* Purpura fulminans. Report of a case successfully treated with heparin and hydrocortisone. Review of 50 cases from the literature. Scand. J. Haemat. 1, 169–192 (1964)
38. *Hoagland, R J, Bartelloni, P, Cataldo, J R:* Meningococcemia: A case of prolonged fever: US armed Forces med. J. 11, 1190–1194 (1960) (Zit. nach 60)
39. *Holmes, K K, Counts, G W, Beaty, H N:* Disseminated gonococcal infection. Ann. int. Med. 74, 979–993 (1971)
40. *Hornick, R B, Greisman, S E, Woodward, T E:* Typhoid fever: pathogenesis and immunologic control (second of two parts). New Engl. J. Med. 283, 739–746 (1970)
41. *Januszkiewicz, J:* Septikämie. In: *Brüschke, B* (Hrsg.) Handbuch der inneren Erkrankungen. Stuttgart, New York: Gustav Fischer (1983). Bd. 5, pp 281–289
42. *Kahn, G, Danielsson, D:* Septic gonococcal dermatitis. Arch. Derm. (Chicago) 99, 421–425 (1969)
43. *Keil, H:* A type of gonococcal bacteraemia with characteristic haemorrhagic vesiculo-pustular and bullous skin lesions. Quart. J. Med., NS 7, 1–15 (1938)
44. *Ketover, B P, Young, L S, Armstrong, D:* Septicemia due to Aeromonas hydrophila: clinical and immunologic aspects. J. infect. Dis. 127, 284–290 (1973)
45. *Kist, M:* Infektionen durch Yersinia enterocolitia. Med. Klin. 74, 488–493 (1979)
46. *Korting, H C, Abeck, D, Neubert, U:* Cultural proof of Neisseria gonorrhoeae in synovial fluid in disseminated gonococcal infection. Dermatologica (Basel) 167, 204–207 (1983)
47. *Korting, H C, Neubert, U, Braun-Falco, O:* Erregernachweis im Blut bei disseminierter Gonokokkeninfektion. Hautarzt 34, 403–406 (1983)
48. *Korting, H C, Tröscher, W:* Arthritis und Erythema nodosum als typische Manifestationen einer Yersinia-enterocolitica-Infektion. Med. Welt 29, 1754–1758 (1978)
49. *Lintz, D, Kapila, R, Pilgrim, E, Tecson, F, Dorn, R, Louria, D:* Nosocomial Salmonella epidemic. Arch. intern. Med. 136, 968–973 (1976)
50. *Little, E G:* Case of purpura, ending fatally, associated with hemorrhage into the suprarenal capsules. Brit. J. Derm. 13, 445 (1901) (Zit. nach 35)
51. *Litwack, K D, Hoke, A W, Borchardt, K A:* Rose spots in typhoid fever. Arch. Derm. (Chicago) 105, 252–255 (1972)
52. *Lüthy, R, Siegenthaler, W:* Bakterielle Septikämien. In: *Hornbostel, H, Kaufmann, W, Siegenthaler, W* (Hrsg) Innere Medizin in Praxis und Klinik. Stuttgart, New York: Thieme 1985. 3. Aufl. Bd. III, pp 13178–13187
53. *Margolin, E S:* Gonorrheal dermatitis as a part of systemic gonorrhea. Urol. cutan. Rev. 47, 512–514 (1943) (Zit. nach 39)
54. *Masi, A T, Eisenstein, B I:* Disseminated gonococcal infection (DGI) and gonococcal arthritis (GCA): II. Clinical manifestations, diagnosis, complications, treatment and prevention. Sem. Arthr. Rheum. 10, 173–197 (1981)
55. *Matsuo, T, Kohno, S, Ikeda, T, Saruwatari, K, Ninomiya, H:* Fulminating lactose-positive Vibrio septicemia. Acta path. jap. 28, 937–948 (1978)

56. *McCabe, W R, Jackson, G G:* Gram-negative bacteremia. II. Clinical, laboratory, and therapeutic observations. Arch. intern. Med. 110, 92–100 (1962)

57. *McGehee, W G, Rapaport, S I, Hjort, P F:* Intravascular coagulation in fulminant meningococcemia. Ann. intern. Med. 67, 250–260 (1967)

58. *McLean, S, Caffey, J:* Endemic purpuric meningococcus bacteremia in early life: the diagnostic value of smears from the purpuric lesions. Amer. J. Dis. Child. 42, 1053–1074 (1931) (Zit. nach 79)

59. *Mollaret, H H:* L'infection humaine à „Yersinia enterocolitica" en 1970, à la lumière de 642 cas récents. Aspects cliniques et perspectives épidémiologiques. Path. Biol. (Paris) 19, 189–205 (1971)

60. *Mollaret, H-H, Omland, T, Hendriksen, D S, Baeroe, P R, Rykner, G, Scavizzi, M:* Les speticémies humaines à „Yersinia enterocolitica". A propos de dix-sept cas récents. Presse méd. 79, 345–348 (1971)

61. *Morse, S J:* Influence of microbial products on allergic reactions. In: Middleton, E Jr, Reed, C E, Eleis, E F (Hrsg.) Allergy. Principles and practice. St. Louis: Mosby 1978. 1, S. 193–194

62. *Moyes, C D, Sykes, P A, Rayner, J M:* Case report. Aeromonas hydrophila septicaemia producing ecthyma gangrenosum in a child with leukaemia. Scand. J. infect. Dis. 9, 151–153 (1977)

63. *Netter, A, Salanier, M:* The presence of meningococci in the purpuric elements of meningococcal infection. Brit. J. Child. Dis. 14, 101 (1917) (Zit. nach 35)

64. *Netter, A, Salanier, M, Blanchier, M:* Two fresh cases of meningococcal infection with presence of the meningococcus in the purpuric eruptions: cultivation of the meningococcus from the serum of a vesicle in one of the cases; occurrence of a strain of meningococci differing from the typical meningococcus. Brit. J. Child. Dis. 14, 264 (1917) (Zit. nach 35)

65. *Nielsen, L T:* Chronic meningococcemia. Arch. Derm. (Chicago) 102, 97–101 (1970)

66. *Ognibene, A J, Dito, W R:* Chronic meningococcemia. Further comments on the pathogenesis of associated skin lesions. Arch. intern. Med. 114, 29–32 (1964)

67. *Philips, V K:* Acute meningococcemia with symmetric peripheral gangrene: report of a case with recovery. Ann. intern. Med. 48, 864–871 (1958)

68. *Picou, K A, Jarratt, M T:* Persistent subcutaneous abscesses following Pseudomonas sepsis. Arch. Derm. (Chicago) 115, 459–460 (1979)

69. *Rapaport, S I, Tatter, D, Coeur-Barron, N, Hjort, P F:* Pseudomonas septicemia with intravascular clotting leading to the generalized Shwartzman reaction. New Engl. J. Med. 271, 80–84 (1964)

70. *Reed, R K, Larter, W E, Sieber, O F, John, T U:* Peripheral nodular lesions in Pseudomonas sepsis: the importance of incision and drainage. Brief clin. Lab. Observ. 88, 977–979 (1976)

71. *Reitzel, R J, Kohl, C:* The identification of gonococci in complications of gonorrhea. JAMA (Chicago) 110, 1095–1098 (1938)

72. *Robinson, S S:* Septicemia eruptions. Urol. cutan. Rev. 41, 490–492 (1937)

73. *Rosenthal, E J K:* Septikämie-Erreger 1983–1985. Ergebnisse einer multizentrischen Studie. Dtsch. med. Wschr. 111, 1874–1880 (1986)

74. *Salomon, H:* Über Meningokokkenseptikämie. Berlin. klin. Wschr. 39, 1045–1048 (1902)

75. *Scherer, R, Braun-Falco, O:* Alternative pathway complement activation: a possible mechanism inducing skin lesions in benign gonococcal sepsis. Brit. J. Derm. 95, 303–309 (1976)

76. *Schlossberg, D:* Multiple erythematous nodules as a manifestation of Pseudomonas aeruginosa septicemia. Arch. Derm. (Chicago) 116, 446–447 (1980)

77. *Schlossberg, D I, Ricci, J A, Fugate, J S:* Dermatologic manifestations of Citrobacter septicemia. J. Amer. Acad. Derm. 5, 613–615 (1981)

78. *Schottmüller, H:* Wesen und Behandlung der Sepsis. Verh. dtsch. Kongr. inn. Med. 31, 257–280 (1914)

79. *Shapiro, L, Teisch, J A, Brownstein, M H:* Dermatohistopathology of chronic gonococcal sepsis. Arch. Derm. (Chicago) 107, 403–406 (1973)

80. *Siegenthaler, W, Lüthy, R, Vetter, H, Siegenthaler, G:* Diagnostik und Therapie der Septikämien. Schweiz. med. Wschr. 102, 539–605 (1972)

81. *Stille, W:* Aktuelle Aspekte septikämischer Erkrankungen. Habilitationsschrift, Frankfurt (1970)

82. *Teplitz, C:* Pathogenesis of Pseudomonas vasculitis and septic lesions. Arch. Path. 80, 297–307 (1965)

83. *Thorsteinsson, S B, Minuth, J N, Musher, D M:* Clinical manifestation of halophilic non-cholera Vibrio infections. Lancet 1974, II, 1283–1284

84. *Tompkins, V N:* Clinical notes, suggestions and new instruments. The diagnostic value of smears from purpuric lesions of the skin in meningococcol disease. JAMA (Chicago) 123, 31–32 (1943)

85. *Voeleker, A F:* Pathological report. Middlesex Hosp. Rep. 12, 279 (1984) (Zit. nach 35)

86. *Waterhouse, R:* Case of suprarenal apoplexy. Lancet 1911, I, 577 (Zit. nach 35)

87. *Weinberg, A N, Swartz, M N:* General considerations of bacterial diseases. In: Fitzpatrick, T B, Eisen, A Z, Wolff, K, Freedberg, I M, Austen, K F (Hrsg.) Dermatology in general medicine. New York, St. Louis: McGraw-Hill 1987. 2, pp 2093–2094

88. *Wickboldt, L G, Sanders, C V:* Vibrio vulnificus infection. Case report and update since 1970. J. Amer. Acad. Derm. 9, 243–251 (1983)

89. *Wolff, R L, Wiseman, S L, Kitchens, C S:* Aeromonas hydrophila bacteremia in ambulatory immunocompromised hosts. Amer. J. Med. 68, 238–242 (1980)
90. *Wolinsky, S, Grossman, M E, Walther, R R, Silvers, D N, Neu, H C:* Hemorrhagic bullae associated with Salmonella septicemia. N. Y. St. J. Med. 81, 1639–1641 (1981)
91. *Yadava, R, Seeler, R A, Kalelkar, M, Royal, J E:* Fatal Aeromonas hydrophila sepsis and meningitis in a child with sickle cell anemia. Amer. J. Dis. Child. 133, 753–754 (1979)

Anschrift der Verfasser:
PD Dr. H.C. Korting, Dermatologische Klinik, Frauenlobstr. 9–11, D-8000 München 2

Paronychias

Robert Baran*, M.D. & Rodney Dawber, M.D.**
*Dermatological Unit, General Hospital, 06407 Cannes, France
**Department of Dermatology, The Slade Hospital, Headington, Oxford OX3 JH7, England

Summary

Paronychias may be associated with mycotic, bacterial, parasitic and viral infection. Paronychias may also be induced by drugs and dermatological conditions. The incidence of occupationally produced paronychias is increasing.
The current medical and surgical therapy is outlined.

Zusammenfassung

Paronychien können durch mykotische, bakterielle, parasitäre und virale Infektionen bedingt sein. Sie können aber auch aseptisch bei verschiedenen Hautkrankheiten oder chemisch ausgelöst entstehen. Die Häufigkeit beruflich bedingter Paronychien nimmt ständig zu. In der vorliegenden Übersicht werden die medikamentösen und operativen Behandlungsmöglichkeiten dargestellt.

Any inflammation involving the paronychium is called paronychia. Acute, subacute and chronic forms exist, depending on aetiological factors.

Anatomy (fig.1)

The nail plate is derived from an invagination called the proximal nail groove which has a roof, the proximal nail fold, and a floor, the matrix; consequently, the nail plate is set in proximal and lateral nail grooves, the proximal and lateral nail folds respectively. The white semi circular portion of the matrix is termed the lunula : distal to this area, the nail plate lies on a highly vascular connective tissue, the nail bed, beyond which is the hyponychium, limited distally by the distal nail groove. The free edge of the nail plate is directly above the hyponychium. The proximal nail fold adheres closely to the dorsal surface of the newly formed nail plate for a short distance. At its free border the proximal nail fold forms the gradually desquamating tissue, the cuticle which seal the cul-de-sac.

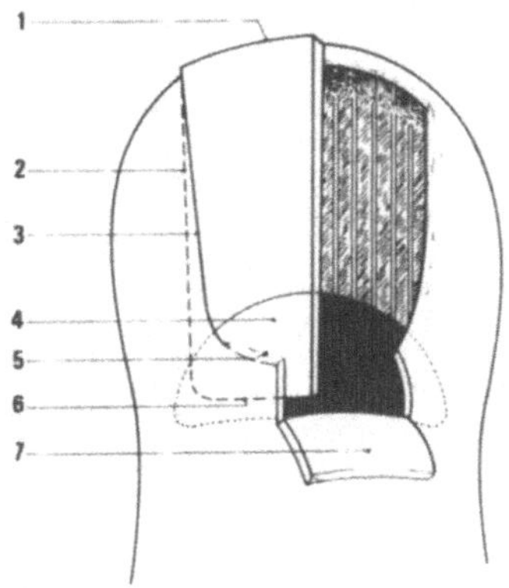

Fig. 1
1. Distal free-edge of the nail-plate (N.P.)
2. Lateral edge of the N.P. running along the lateral nail groove.
3. Lateral nail fold
4. Lunula
5. Cuticule
6. Proximal edge of the N.P.
7. Proximal nail fold

Histology
The external epidermal surface of the proximal nail fold is essentially similar in structure to the adjacent normal skin, though it is devoid of dermatoglyphic markings and hair follicles; the same applies to the lateral nail folds. The proximal and lateral nail folds keratinise via keratohyalin formation, possessing a granular layer which is absent in all parts of the nail matrix. From the distal area of the proximal nail fold, the cuticle reflects onto the surface of the nail plate to which it is firmly attached. The cuticle typically consists of modified stratum corneum.

Acute Paronychia

This type is common, and almost without exception it develops due to opportunistic pus-forming bacteria entering via a break in the posterior nail fold or cuticle caused by nail biting, cuticle "picking" or other minor trauma.

Acute paronychia has many similarities to acute cellulitis at any other site. Rarely, chronic paronychia may be initiated by the acute form. (32) The infection starts in the paronychium at the side of the nail with local redness, swelling and pain. At this stage medical treatment is indicated: after a swab has been taken for bacterial culture, wet compresses (Burrows solution) or alcoholic baths, and systemic antibiotic therapy (e.g. cloxacillin, tetracycline 2g., erythromycin 1,50 g. per day) are commenced. It is important to note that the continuation of antibiotics may mask a developing pathology, which may damage the nail apparatus. If acute paronychia does not show adequate signs of response within 2 days, then the lesion should be treated surgically (33) using the prerequisite of proximal block anesthesia. Localization of the purulent reaction may take several days and during this time throbbing pain will be a major symptom. The collection of pus may easily be seen through the nail or at the paronychial fold.

Sometimes a bead of pus may present in the periungual groove. In the absence of visible pus, the gathering gives rise to tension and the lesion should classically be incised at the site of maximum pain and not, necessarily, at the site of maximum swelling.

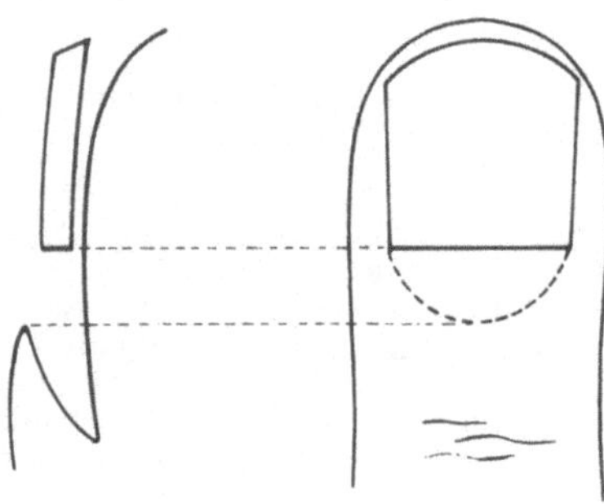

Fig. 2 ‹ Acute paronychia. Removal of the base of the N.P.

In fact we use Bunell's technique (fig 2) which gives consistently good results: the proximal third of the nail is removed by cutting across with pointed scissors (9) and a non-adherent gauze wick laid under the proximal nail fold. If the infection in the paronychium remains restricted to one side, removal of the homologous lateral part of the nail is sufficient. Bacterial cultures and sensitivity studies are of paramount importance. The bacteria most commonly found in acute paronychia are staphylococci and to a lesser extent, beta-hemolytic streptococci and gram-negative enteric bacteria. Should surgical intervention be delayed, the pus will track around the base of the nail under the proximal nail fold, inflame the matrix and may be responsible for a transient or permanent dystrophy of the nail plate. It is essential to bear in mind the fact that the nail matrix of children is particularly fragile and can be destroyed within 48 hours by an acute infection. The pus may also separate the nail from its proximal, loose, underlying attachement. The firmer attachement of the nail at the distal border of the lunula offers some resistance to the spread of the pus.

Sometimes the evacuation of a perionychial phlyctenular abscess brings to light a narrow sinus. This may be part of a collar-stud abscess communicating with a deeper, necrotic zone; it must be exposed and excised.

If acute paronychia accompanies an ingrowing nail, the treatment must be supplemented by removing all the offending portions of the nail plate.

After surgery, the dressing is kept moist with saline or an antiseptic soak. This should be changed every day after a bath with antiseptic soap until the discharge of pus stops. The affected finger, hand and forearm, should be immobilised and splinted until the acute inflammatory symptoms and signs remit.

In acute paronychia it is common for only one nail to be involved. In chronic or subacute paronychia, which may mimic acute paronychia, one or several finger nails may be affected.

Chronic Paronychia

1. Mycotic chronic paronychia is the commonest type. Hands which are repeatedly traumatised by immersion in water become vulnerable to Candida chronic paronychia. The condition is prevalent in people in contact with water, soap, detergents and other chemicals. There is a high incidence among housewives (peaking in fifth decade), chefs, barmen, confectioners and fishmongers. Paronychia may also develop in patients with skin disease such as eczema or psoriasis (14). The index and middle fingers of the right hand and the middle finger of the left hand are most often affected (13), these being the digits which are most often damaged by minor trauma, such as rubbing during hand-washing of clothes (15). The onset of infection is usually insidious. It starts with erythema and swelling, often in the vicinity of a lateral nail fold with loss of the adjacent cuticle. The lesion is usually tender. After several months or even years the perionychial tissue resembles a semi-circular, indurated cushion around the base of the nail plate, and it retracts and separates from the latter. Often a small bead of pus may be expressed from one corner of the nail fold for microscopy and culture. This procedure is painful. The pus is formed within the pocket under the fold, and is not the product of an abcess within the perionychium. From time to time the persistent low-grade inflammation may be subject to subacute painful exacerbations, which cause disturbance of the growth of the nail plate and a change in its colour, contour and surface. In the early stages the nail plate is unaffected, but one or both lateral edges may develop irregularities and yellowish-green or brownish discolouration which may subsequently extend over a large portion of the nail. Occasionally the whole nail becomes involved. The brown hue is believed to follow discolouration caused by dihydroxyacetone produced by the organisms in the nail fold (32). The lateral discolored edges of the nail plate become cross ridged when the disease is predominantly confined to the lateral nail fold. On the surface, which often becomes rough and friable, numerous irregular transverse ridges or waves appear as a result of subsequent repeated acute exacerbations. After a time the size of the nail is considerably reduced, an effect which is exaggerated by the swelling of the surrounding soft tissues.
After the paronychia has been treated successfully the onychia normally regresses, but sometimes it persists or may even continue to increase. It is then difficult to distinguish between onychia caused by pyogenic bacteria or Candida. There is some disagreement as to the importance of the yeast in chronic Candida paronychia. The various factors which damage the area allow Staphylococcus aureus and Candida spp to attack the keratin and cause the detachment of the cuticle from the nail plate. But Candida species may also act by simple colonisation of the pocket under the proximal nail fold (32). According to *Barlow et al.* (7) a chronic paronychia is usually a mixed infection of C. albicans and intestinal bacteria (Streptococcus faecalis, coliforms, Proteus, Pseudomonas spp).
Stone & Mullins (32) have also found Streptococci in this site.

The acute exacerbations are usually caused by secondary bacterial infection and may subside without treatment.
Candida paronychia frequently persists despite treatment.
This may be due to repeated reinoculation with Candida albicans from the mouth or bowel (15), or due to foreign material, including debris derived from the infective process as well as continued exposure to predisposing conditions such as frequent immersion of hands. The reaction in the dermis produces a rounding off of the proximal nail fold, a response which tends to entrap debris and organisms leading to persistence of the condition. Foreign material such as wax (31), hair (30), and foodstuffs may collect in the proximal nail fold. This may cause retraction of the nail fold and persistence of the paronychium.
According to Zaias (35), the development of immediate or delayed type hypersensitivity to chemicals contained in everyday food items may contribute to the pathogenesis of chronic paronychia.
In children the most common predisposing factor to Candida paronychia is the habit of thumb sucking. This is potentially more harmful than occupational immersion since saliva is more irritant than water (32).

Chronic paronychia may be associated with nail infections caused by H. toruloidea or S. hyalinum. Brown discolouration starting at the lateral edges of the nail and spreading centrally into the nail has been seen in some cases. Wether it is caused by a separate Candida infection not directly related to the original Hendersonula or Scytalidium infection is still debatable (26, 19).

Treatment of chronic mycotic paronychia
A prime pre-requisite in the management of all types of paronychia is the avoidance of water.
Topical antifungal agents active against Candida must be rubbed into the groove between the nail plate and the proximal fold 4 times daily. Similar results might be obtained using oral ketoconazole 200 daily, but hepatitis-like picture has been associated with the drug on rare occasions.
Warm compresses with Burrow's solution (1/40 dilution) for 10 minutes, three times a day may decrease the inflammatory reaction. A topical antifungal combined with a steroid may be of special value in these cases. If there are frequent acute episodes, combined treatment using intralesional or systemic steroid therapy and systemic antibiotics such as erythromycin 1 g. daily, or tetracycline 1 g. daily for one week, may be useful. When the inflammation has disappeared 15% sulfacetamide in 70% surgical spirit or 4% thymol in chloroform both help to dry the nail fold.
Treatment should be considered complete until the cuticle has regrown. Reattachment of the proximal nail fold to the nail can encouraged by dabbing the groove with a toothpick dipped into 80% phenol. All the affected areas of the nail plate should be clipped away or abraded. Chemical removal is an alternative for completely dystrophic nails. Low-voltage X-ray therapy has been suggested using 100 R given 3

times at weekly intervals with Kv, 1 mm Al. and may produce good results. Surgical therapy is seldom necessary.
Hendersonula and Scytalidium fail to respond in vivo and in vitro to most available antifungal drugs (19).

Treatment of recalcitrant chronic paronychia (6, 18).
Foreign material may be the prime aetiological factor and irrespective of organisms which are secondary invaders. Repeated injuries produced by hairs on the hands of hairdressers or bristles on the fingers of milkers are common examples. In these circumstances medical treatment is of little value. There may be temporary improvement because of its effect on the inflammation and the secondary infection but chronicity is the rule. Surgical intervention is the treatment of choice except in compromised hosts or where there are complicating factors such as in the presence of vascular impairment, scleroderma, diabetes etc... Treatment must of course include prevention of further injury in the appropriate manner.
Operation consists of excising a crescent-shaped piece of full thickness skin, 5 to 6 mm. at its greatest width and which extends from one lateral nail fold to the other and which includes the entire proximal nail fold. (fig. 3) Subsequently the area is dressed with an antibiotic preparation. Complete healing and restoration of the proximal nail fold will take place in about three months.

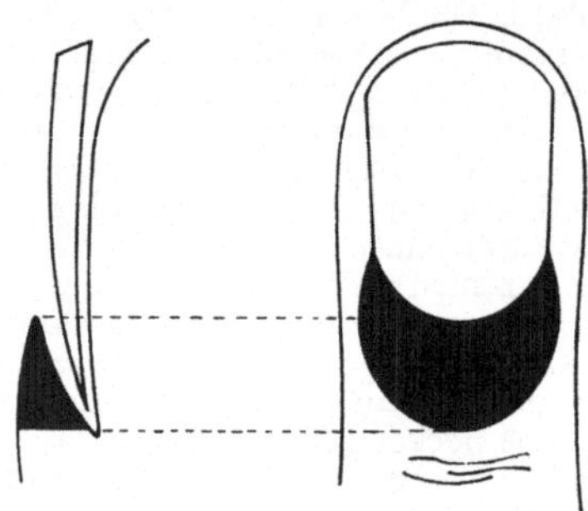

Fig. 3   Chronic paronychia. Excision of the affected area

2. Bacterial chronic paronychia
2.1.   In nail discoloured by Pseudomonas aeruginosa a greenish yellow, greenish brown, greenish black, or bluish-grey tint usually develops. *Moore & Marcus* (23) stated that green nails could result from paronychial infection by certain strains of C. albicans alone, without the presence of Pseudomonas; however, in most instances, although the primary paronychial infection was due to C. albicans, Pseudomonas aeruginosa was a secondary invader.
Patients with paronychia often have pigment localised to the top surface layers of the nail plate close to the infected proximal or lateral nail folds. Whether the discoloration is due to growth of the organisms within the nail plate or a diffusion of the pigment produced in the paronychial tissues into the nail is still debatable.
The diagnosis of the green nail syndrome depends on the fact that:
1° Pseudomonas produces particular pigments, pyocyanin (blue-black), and fluorescein (yellow-green) which are soluble in water, the former also being soluble in chloroform (8). The discolouration can involve the entire nail plate or any portion of it. Green striped nails with sharply demarcated horizontal bands in the upper portion of the nail plate may arise from repeated episodes of paronychial infection with the deposition of organisms within the nail during each episode (29).
2° Candida and Aspergillus do not produce soluble pigment.

Using the above criteria green nails may be classified as follows after soaking the affected portion of the nail plate in water or chloroform: If the solvent turns green there are two main options which depend on the cultural results:
1) The diagnosis is confirmed if the nail is green and the culture contains only pure Pseudomonas.
2) The diagnosis remains in doubt in 3 alternative situations
   a) The culture reveals a mixed infection of Candida (Aspergillus is rarely found nowadays) and Pseudomonas: green nails are most likely to be caused by Pseudomonas.
   b) Only Candida spp are isolated. The colour of the solvent is an indication of a previous Pseudomonas infection which has since disappeared, the Candida remaining as the sole parasite.
   c) Culture is sterile. The green tinted solution indicated a previously existing Pseudomonas infection and gives a green fluorescence in Wood's light.

In conclusion, if the solvent turns green, Pseudomonas or its pigments are responsible for this tint.

2.2.   Prosector's paronychia is a primary infection with Mycobacterium tuberculosis. The usual source of infection is an autopsy on a tuberculous cadaver (16).

2.3.   Mycobacterium marinum infection can develop at the proximal nail fold. Swimming-pool granuloma is a self-limited infection which may last for several months; minocycline, 100 mg bid, is the treatment of choice (20).
2.4.   Chronic paronychia of the toes and pitted keratolysis (due to Corynebacterium sp.) may coexist in 10% of the patients but the former does not influence the onset, or course of the disease (25)
2.5.   In leprosy, painless abscesses may occur periungually with destruction of the nails. This is particularly prevalent in the upper limbs. Delacretaz (12) presented a case of lepromatous leprosy paronychia demonstrating Hansen bacilli in a cantharidin-induced blister on the distal part of the proximal nail fold and within the proximal nail debris.
2.6.   Erysipeloid is a bacterial infection of the hands caused by Erysipelothrix insidiosa. It is common among meat and fish handlers. The paronychium is occasionally involved.
2.7.   Syphilis. Chancres of the fingers may be paronychial, the socalled syphilitic whitlow of Hutchinson. In this location the lesion is usually painful and has a more chronic clinical course than elsewhere. Regional lymphadenopathy accompanies the primary lesion. In the moist forms which appear in the secondary stage several nails may be affected, but often only one is involved, in particular the thumb or great toe.
In the early stages erythema, sweeling and pain occur in the proximal tissues surrounding the nail. Subsequently the proximal and lateral nail folds separate from the nail plate allowing discharge of the previously entrapped inflammatory exudate (21). This results in a discharging "horse shoe-shaped ulcer". The nail blackens and is lost, exposing an unhealthy looking ulcer (1) with permanent nail deformity or anonychia. This may be the end result of untreated "paronychia syphilitica".
Multiple inflammatory paronychia may also occur in active congenital syphilis.

3. Parasitic paronychia
Tungiasis is caused by the burrowing impregnated female flea increased opportunities for travel, it may be seen in early clinical forms in the temperate world (36). The most common location is the vicinity of the toenails. The lesions are painful but certain tribes seem to ignore the disease. The flea should be enucleated without rupture with the point of a sterile needle. In severely inflamed lesions, the insect should be killed by the application of mercurial ointment and this is followed by curettage of the necrotic material.
Oral thiobendazole is an altternative (10).

4. Viral paronychia
Digital herpes simplex infections may affect the terminal phalanx as a herpetic witlow, or start as an acute intensely painful paronychia. Recurrent forms are generally less severe and have a milder clinical course than the initial infection.
A distinct predilection for the thumb, index and middle finger has been noted (22, 11). Medical, dental and nursing staff involved in oral procedures are particularly prone to this primary type of herpes simplex.
After an incubation period of 3 to 7 days during which local tenderness, erythema and swelling may develop, a crop of vesicles appears at the portal of entry into the skin. Coexisting primary herpetic infections of the mouth and fingernails suggest auto-inoculation of the virus into the nail soft tissues as a result of nail-biting or finger sucking (24). The diagnosis of herpetic infection can be made readily by examining the base of the vesicles for the characteristic multinucleated "balloon" giant cells, in stained smears. Viral culture is confirmatory and is usually positive within 24 hours. It is important to exclude herpes infection in the differential diagnosis of every finger infection. The typical appearance of the lesions, with inordinately severe pain, absence of pus in the confluent, multiloculated, vesiculopustular lesions and the lack of increased tension in the finger pulp, aid in distinguishing this slow healing infection from bacterial acute paronychia.
Herpes simplex is a preventable infection. Gloves should always be worn on both hands for procedures such as intubation, removal of dentures or providing dental care (17).

5. Drug-induced paronychia
5.1.   acute paronychia with subsequent loss of the toe nails has been reported after high-dose methotrexate therapy (34).
5.2   finger and toe-nails may develop tender chronic paronychia during etretinate, and exceptionally, during 13-cis retinoic acide therapy (3 − 4). In psoriasis who were systemically treated with etretinate, Runne and Orfanos (28) have repeatedly observed periungual psoriasis foci changing the paronychia.

6. Dermatologically induced paronychia and paronychia-like conditions
Acrodermatitis enteropathica
Acrokeratosis paraneoplastica (Bazex' syndrome)
Artificial nails and "press-on" nails
Carcinoma
Chronic eczema (solitary or multiple)
Collagen diseases
Darier's disease
Digital enchondroma (solitary lesion)
Epidermic encephalitis (multiple involvement)
Histiocytosis-X (multiple involvement)
Ingrowing toenail

Lichen planus
Malignant melanoma
Multiple mucosa neuroma syndrome (27)
Pachyonychia congenita
Pemphigus
Psoriasis and Reiter's disease (solitary or multiple involvement)
Tricho-oculo-vertebral syndrome (toes involvement) (2)
Yellow nail syndrome (multiple involvement)
Zinc deficiency

7. Workers at risk for developing paronychia (5)
Automotive workers (sulfuric acid exposure from batteries)
Bakers and pastry cooks
Bean shellers
Books binders (paste)
Bricklayers (lime, cement, mortar)
Button makers
Cement workers
Chemists and laboratory workers
Cooks
Cosmetic workers
Dyers (aniline dyes, producing stains and necrosis)
Engravers (brittle nail)
Etchers, glass etchers (brittle nail)
Fishermen
Gardeners (onycholysis)
Glaziers (brittle nail)
Mechanics
Painters
Photographic developers (brittle nail, discoloration)
Pianists
Physicians, nurses
Potato peelers
Radio workere (methanol, causing nail loss)
Salt plant workers (ulcers)
Shoemakers (brittle nails)
Tanners
Textile workers (threads or fabric)
Violinists (nail dystrophy)
Wood workers (brittle nails, stains)
Wool workers (wool thread)

( ) indicate frequently associated signs.

References

01 *Adamson, H G, Donagh, J E R.:* Two unusual forms of syphilitic nails with some general remarks upon syphilis of the nails. Brit. J. Derm. 23, 68, 1911. — **02** *Alves, A F P, Batista Dos Santos, P A, Castelo-Brancho-Neto, F, Freiremaia, N.:* An autosomal recessive ectodermal dysplasia syndrome of hypotrichosis, Kyphoscoliosis, cataract and other manifestations. Amer. J. Med. Genet. 10, 213, 1981. — **03** *Baran, R.:* Action thérapeutique et complications du rétinoïde aromatique sur l'appareil unguéal. Ann. Derm. Syph. 109, 367, 1982. — **04** *Baran, R.:* La susceptibilité de l'appareil unguéal à l'étrétinate. Médicine actuelle. 10, 161, 1983. — **05** *Baran, R.:* Occupational nail disorders. In Occupational skin disease. Adams, R M, 1983. Grune & Stratton. New-York, London. — **06** *Baran, R, Bureau, H.:* Surgical treatment of recalcitrant chronic paronychias of the fingers. J. Derm. Surg. Oncol. 7, 106, 1981. — **07** *Barlow, A J E, Chattaway, F W, Holgate, W C, Aldersley, T A.:* Chronic paronychia. Brit. J. Derm. 82, 448, 1970. — **08** *Bauer, M F, Cohen, B A.:* The role of Pseudomonas aeruginosa in infection about the nails. Arch. Dermatol. 75, 394, 1957. — **09** *Boyes, J H.:* Pyogenic infections: in Bunnell's Surgery of the hand. 4th ed. p. 668, 1964. Lippincot, Philadelphia. — **10** *Cardoso, A.:* Generalized Tungiasis treated with thiabendazole. Arch. Dermatol. 117, 127, 1981. — **11** *Chang, T, Gorbach, S L.:* Primary and recurrent herpetic whitlow. Int. J. Derm. 16, 752, 1977. — **12** *Delacretaz, J.:* Les maladies infectieuses de l'ongle. Jahresversammlung der Schweizerischen Gesellschaft für Dermatologie und Venerologie. 3, 4 Oct, 1980. Zürich. — **13** *Frain-Bell. W.:* Chronic paronychia. Short review of 590 cases. Trans. St John's Hosp. 38, 29, 1957. — **14** *Ganor, S.:* Diseases sometimes associated with Psoriasis. I Candidosis. Dermatologica, 154, 268, 1977. — **15** *Ganor, S, Pumpianski, R.:* Chronic Candida albicans paronychia in adult Israeli women. Brit. J. Derm. 90, 77, 1974. — **16** *Goette, D K, Jacobson, K W, Doty, R D.:* Primary inoculation tuberculosis of the skin. Prosector's paronychia. Arch. Dermatol. 114, 567, 1978. — **17** *Hamory, B H, Osterman, C A, Wenzel, R P.:* Herpetic whitlow. New-Engl. J. Med. Jan., 268, 1975. — **18** *Haneke, E, Baran, R, Bureau, H.:* Chirurgie der Nagelregion. Z. Hautkr. 57, 1107, 1982. — **19** *Hay, R J, Moore, M K.:* The clinical features of Hendersonula and Scytalidium infections. Brit. J. Derm. 109. supplement 24, 23, 1983. − **20** *Horn, M S.:* Mycobacterium marinum infection. J. Assoc. Milit. Dermatol. 7, 25, 1981. − **21** *Kingsbury, D H, Chester, E C, Jansen, G T.:* Syphilitic paronychia, an unusual complaint. Arch. Dermatol. 105, 458, 1972. − **22** *La Rossa, D, Hamilton, R.:* Herpes simplex infections of the digits. Arch. Surg. 102, 600, 1971. − **23** *Moore, M, Marcus, M D.:* Green nails: Role of Candida and Pseudomonas aeruginosa. Arch. Dermatol. 64, 499, 1951. − **24** *Muller, S A, Herrmann, E L.:* Association of stomatitis and paronychias due to herpes simplex. Arch. Dermatol. 101, 394, 1970. − **25** *Narayani, K, Gopinathan, T, Ipe, P T.:* Pitted Keratolysis. Ind. J. Dermatol. Ven. Lepr. 47, 151, 1981. − **26** *Roberts, S O B, Mackenzie, D W R.:* Mycology in: Rock, A, Wilkinson, D S, Ebling, F J G. Textbook of Dermatology. Blackwell Scientific Publications. Oxford. 3rd edit. 1979. − **27** *Runne, U.:* Syndrom der multiplen Neurome mit metastasierenden medullären Schilddrüsenkarzinomen (Multiple mucosal neuroma-syndrome). Z. Hautkr. 52, 299, 1977. − **28** *Runne, U, Orfanos, C E.:* The human nail. Curr. Probl. Derm. Vol 9, 102, 1981. − **29** *Shellow, W V R, Koplon, B S.:* Green striped nails: Chromonychia due to Pseudomonas aeruginosa. Arch. Dermatol. 97, 149, 1967. − **30** *Stone, O J.:* Chronic paronychia in which hair was a foreign body. Int. J. Derm. 9, 661, 1975. − **31** *Stone, O J, Mullins, F J, Head, E S.:* Chronic paronychia. Occupational material. Arch. Environ. Health 9, 585, 1964. − **32** *Stone, O J, Mullins, F J.:* Chronic paronychia in children. Clin. Pediatrics 7, 104, 1968. − **33** *Vilain, R, Leviet, D, Mitz, V et al.:* Le panaris, le praticien, les antibiotiques et le chirurgien. Nouvelle Presse Med. 7, 2161, 1978. − **34** *Wantzin, G L, Thomsen, K.:* Acute paronychia after higth dose methotrexate therapy. Arch. Dermatol. 119, 623, 1983. − **35** *Zaias, N.:* The nail in health and disease. Spectrum Publications. Inc. Med. & Scientific books. New-York, p.101, 1980. − **36** *Zalar, G L, Walter, R P.:* Infestations by tunga penetrans. Arch. Dermatol. 116, 80, 1980.

Corticoid-Verdünnungen

von

K. H. Müller

Dr. Spirig AG, Pharmazeutische Präparate, Olten/Schweiz

Zusammenfassung

Die rezepturmäßige Verdünnung stark wirkender Corticoid-Dermatica des Handels ist zu einem von Ärzten, Apothekern und Arzneifabrikanten heftig umstrittenen Thema geworden. Es wird der Versuch einer Sichtung der Publikationen unternommen, die sich mit dem Thema beschäftigen und die Pro und Contra dieser Praxis zur Diskussion stellen. So werden nach einer Begründung der Rezeptur von Verdünnungen deren galenische, biopharmazeutische, chemische und mikrobiologische Aspekte besprochen. Schließlich wird auf Alternativlösungen hingewiesen, die der Erhöhung der Therapiesicherheit dienen.

Corticoid Dilutions
Summary

Prescription of potent topical corticoid preparations diluted with various vehicles has become an issue of disputation among physicians, pharmacists, and pharmaceutical firms. The recent literature on this problem is reviewed and discussed with particular respect of the reasons of "pro" and "contra" of this prescriptive practice in medicine. Various risky aspects of dilutory formulation with regard to pharmaceutics, biopharmaceutics, chemistry, and microbiology are pointed out. Some alternative proposals to improve the safety of therapy is presented.

---

1. Einleitung – Gründe für die Verdünnung

Nach der Einführung der Intensivcorticoide in die Dermotherapie wurde bald eine Reihe von Corticoidschäden, insbesondere der Haut, bekannt. Um diesen Nebenwirkungen zu begegnen, läßt man des öfteren Dermocorticoidspezialitäten in öffentlichen oder Spitalapotheken mit blanden Grundlagen* verdünnen. Ein weiterer Zweck der Verdünnungen besteht in der Abstimmung der Formulierung auf die individuellen Parameter Hauttyp und Akuitätslage (*Fröhlich*, 1979). Gleichzeitig streben die Verschreibenden eine Verbilligung der Therapie an.
Die Verdünnungspraxis ist regional verschieden verbreitet. In Österreich beispielsweise hat sie – aus Gründen der Kassenzulässigkeit – offenbar einen sehr großen Anteil an den Corticoid-Magistraliterrezepturen, deren Verschreibung nach einer Umfrage (*Feuerstein*, 1981) die Verordnungen der Originalprodukte um das 6,7fache übertraf. Auch in Großbritannien sind die Verdünnungen recht verbreitet: Sie machen nach Erhebungen von *Smith* (1982) in einem Family Practitioner Committee District 11,2% aller Dermocorticoidverschreibungen aus und betrafen in erster Linie Betnovate®, meist im Verhältnis 1:4, gelegentlich bis 1:100. Es folgten Synalar®, Dermovate®, Tri-Adcortyl®, Decoderm®** u.a. Als Diluentien wurden vor allem Emulsifying Ointment, ferner Cetomacrogol Cream, Aqueous Cream, Oily Cream,

---

* bis hin zu kosmetischen Produkten wie Nivea® Crème (mit Wollwachsalkoholen und Parabenen!)
** entspricht den Handelspräparaten der BRD Betnesol®-V bzw. Celestan®-V, Jellin®, Dermoxin®, Delphicort® bzw. Extracort® bzw. Volon® A bzw. Volonimat®, Decoderm®.

Unguentum Merck, weiße Vaseline u.a. verwendet. Dementsprechend sind in The Pharmaceutical Codex (1979) bei den einzelnen Betamethasonvalerat-Zubereitungen Hinweise für ihre Verdünnung zu finden:

Cream: unter hygienischen Bedingungen mit Cetomacrogol Cream (formula A) frisch zubereiten

Lotion: nicht verdünnen

Ointment: mit weißer Vaseline verdünnen

Scalp application: nicht verdünnen

Auch andernorts werden Verdünnungen empfohlen, so etwa von *Rauch* (1983) für die Nachbehandlung psoriatischer Hautveränderungen anschließend an eine Dithranol-Kurzzeittherapie. Wenn auch die Behauptung von *Piérard* (1983) wohl kaum ernst zu nehmen ist, daß nämlich die Wirksamkeit einer Corticoidspezialität nicht nur erhalten, sondern sogar gesteigert werden könne, indem man sie verdünnt (experimentelle Unterlagen fehlen der Publikation), so ermutigen therapeutische Erfolge immer wieder zur Verschreibung von Verdünnungen. Dies zeigte z.B. eine multizentrische Studie mit Dilutionen industriell gefertigter Triclosan-haltiger Flumethasonpivalat-Crème und -Salbe, und zwar mit einer wirkstofffreien Crème bzw. Salbe des Handels im Verhältnis 5:10, 3:10 und 1:10 (*Weitgasser*, 1979). Hauptsächlich die Verdünnung 3:10 brachte meist gute Ergebnisse. (Der Autor weist nebenbei auf einen ausreichenden antimikrobiellen Effekt trotz der Verdünnung hin, was aber in Anbetracht der weit über der MIC liegenden Konzentration des Triclosans im Originalprodukt nicht erstaunlich ist.)

2. Galenische und biopharmazeutische Aspekte

Hoffmann (1980) begründete seine Bedenken gegen Rezepturen und Verdünnungen von Corticoidspezialitäten damit, daß diese speziell unter dem Gesichtspunkt einer optimalen Wirkstoffstabilität und -freigabe entwickelt würden; durch ihre Weiterverarbeitung seien nebst galenischen Unverträglichkeiten Verschlechterungen der Stabilität und der Freisetzung zu erwarten. Unter dem Eindruck der vernichtenden Ergebnisse einer Triamcinolon-Proberezeptur in verschiedenen Apotheken der USA hielten *Burdick* u.a. (1970) fest, daß es für jedes Corticoid ein eigenes optimales Vehikel gibt. Dies ist zweifellos auch für Corticoidverdünnungen maßgebend.

Angesichts der mannigfaltigen *Inkompatibilitäten* bei der Therapie mit dermatologischen Externa darf man bei Rezepturkombinationen mit verschiedenen Handelspräparaten ohne vorausgehende Versuche keine verläßliche Prognose erwarten (*Dolder*, 1980). *Gartmann* (1979) rät ganz allgemein zur Vorsicht bei rezepturmäßigen Zutaten zu Corticoidexterna und insbesondere bei Verdünnungen derselben wegen der dem Arzt meist nicht bekannten Inkompatibilitäten und der wesentlich veränderten Resorptionsraten.

Wenn auch Verdünnungen z.B. von Betamethasonvalerat-Crème eine Zeitlang äußerlich stabil erscheinen (ref. *Reynolds* u.a., 1982), so sagt dies überhaupt nichts über eine larvierte Inkompatibilität, über eine Änderung der Phasenverteilung, über eine mikrostrukturelle oder chemische Umwandlung oder über eine mikrobielle Verunreinigung aus. Für die Freisetzung eines Wirkstoffs aus seiner Grundlage sind u.a. sein gelöster Anteil, seine Kristallstruktur und -größe von ausschlaggebender Bedeutung. So kann bei der Verdünnung einer Clobetasolpropionat-Crème, in der der Wirkstoff in Propylenglykol nahe der Sättigungsgrenze gelöst vorliegt, beim Verdünnen mit einer wasserhaltigen Grundlage der Wirkstoff größtenteils ausfallen und damit inaktiv werden (*Busse*, 1978). Dies ist der Grund, weshalb propylenglykolhaltige Corticoidcrèmes nicht mit anderen Grundlagen verdünnt werden sollen (transparenz-telegramm, 1983).

Smith u.a. (1983) stießen auf ein weiteres Problem: Verdünnungen einer Betamethasonvalerat-Salbe wiesen mehr oder weniger starke *Inhomogenitäten* in der Wirkstoffverteilung auf mit Variationskoeffizienten von 4,0 bzw. von 19,6 je nach Formulierung des Originalprodukts. Derlei Inhomogenitäten können bedeutsam sein für etwaige therapeutische oder toxische Effekte im mm²-Bereich diskreter Hautareale (*Orr* u.a., 1980).

Allfällige Veränderungen geben sich recht deutlich im *biopharmazeutischen* Verhalten zu erkennen. Grundsätzlich ist festzuhalten, daß eine zehnfache Verdünnung keineswegs bedeutet, daß $\frac{1}{10}$ der Dosis zur Wirkung kommt, da die Beziehung zwischen applizierter und absorbierter Menge nicht linear verläuft (*Champion* u. *Goldin*, 1975). So erwies sich nach *Gibson* u.a. (1982) im *Vasokonstriktionstest*[*] überraschenderweise die Clobetasolpropionat(0,05%)-Verdünnung 1:10 (= 0,005%) gegenüber Betamethasonvalerat(0,1%) als äquipotent; dementsprechend könnten Ärzte leicht einem Trugschluß unterliegen, wenn sie annähmen, mit einer Verdünnung grundsätzlich eine therapeutisch schwächere Form zu wählen. (Im Rahmen dieser Studie zeigten übrigens zwei an verschiedenen Orten hergestellte formelidentische Betamethasonvalerat(0,1%)-Verdünnungen 1:4 signifikant verschiedene Resultate.)

[*] Es ist einzuschränken, daß dieser Test, auf der unlädierten Haut und unter okklusiven Bedingungen ausgeführt, nur bedingt den therapeutischen Gegebenheiten entspricht (*Wendt* u. *Frosch*, 1982; Früh, 1983).

Magnus u.a. (1981) verdünnten eine 0,1%ige Betamethasonvalerat-Crème mit sechs verschiedenen Grundlagen im Verhältnis 1:1. Alle frischen Verdünnungen waren im Vasokonstriktionsversuch unter Okklusion der Originalform ebenbürtig: auch nach einem und nach drei Monaten Lagerung bei 25° gaben sich keine signifikanten Unterschiede zu erkennen. 1:4-Verdünnungen verschiedener Dermocorticoidcrèmes des Handels mit Cetomacrogol Cream (Formula A) BPC und mit Unguentum Merck lösten nach ein- bis zwei- bzw. nach drei- bis vierwöchiger Lagerung unter Okklusion Vasokonstriktionen aus, die sich hinsichtlich der Verdünnungsgrundlagen und auch gegenüber den unverdünnten Präparaten nicht signifikant unterschieden (*Woodford*, 1981); eine zwölfstündige Reokklusion nach einer Woche erhärtete die Ergebnisse. *Ryatt* u.a. (1982, 1983) fanden, daß sich in der reflexionsphotometrisch ausgewerteten Vasokonstriktion unter Okklusion die 1:4-, die 1:8- und die 1:16-Verdünnungen einer Betamethasonvalerat-Salbe zwar ähnlich verhielten (bei der 1:32-Verdünnung sanken die Werte schlagartig) und eine frisch bereitete 1:4-Verdünnung keinen Unterschied zur unverdünnten Salbe zeigte; nach einwöchiger Lagerung jedoch war ein signifikanter Wirkungsverlust festzustellen, nach drei Wochen Lagerung unterschied sich die Wirkung nicht mehr von derjenigen des Diluens. Beim Vergleich von Verdünnungen mit Hilfe des Vasokonstriktionstests ist übrigens zu berücksichtigen, daß u.U. − wenigstens unter Okklusion − bei wirkstofffreien Vehikeln ein Bleicheffekt meßbar ist (*Feather* u.a., 1982).

Wie sehr es bei den Verdünnungsrezepten auf die richtige Wahl des Diluens ankommt, zeigte *Altmeyer* (1980): Im *UV-Erythemtest* wiesen Verdünnungen einer handelsüblichen Halcinonid-Crème mit ihrer eigenen Grundlage vom Verdünnungsverhältnis abhängige Wirkungsstärken auf. Andererseits bewirkten Dilutionen mit Unguentum molle eine weit geringere Erythemabschwächung; so war die 1:3-Verdünnung bereits schwächer als die 1%ige Hydrocortison-Präparation. Die Ergebnisse ließen sich nach einer Lagerzeit von drei Monaten (Raumtemperatur) reproduzieren. Eine Möglichkeit zur Prüfung der antipsoriatischen Wirkung bietet die Hemmung der *DNA-Synthese* − gemessen als Methyl-^{3}H-thymidin-Einbaurate − in der Mäuseepidermis. Damit stellten *Clement* u.a. (1983) fest, daß die gebräuchlichen Verdünnungen von Clobetasolpropionat- und Betamethason-17-valerat-Salben mit Vaseline (sic!) stark hemmten, dies auch noch nach sechsmonatiger Lagerung.

Angesichts allgemeiner galenischer Erfahrungen und Gesetzmäßigkeiten verbieten die widersprüchlichen Ergebnisse dieser experimentellen Arbeiten die Übertragung von Einzelresultaten und verallgemeinernde Schlüsse.

3. Probleme der chemischen Stabilität

Corticoide können sich im wesentlichen auf dreierlei Weise chemisch verändern: durch Oxidation, durch Epimerisierung hinsichtlich der Acylgruppe und durch Hydrolyse der Esterbindung.

Vor allem die Oxidationsprodukte stellen möglicherweise ein *allergologisches Risiko* dar. Diesbezüglich sammelte *Bundgaard* (1980) die Berichte über allergische Reaktionen auf verschiedene Dermocorticoide. Er sah eine Erklärungsmöglichkeit dafür in der basenkatalysierten oxidativen Bildung von Steroidglyoxalen, d.h. 21-Dehydrocorticoiden (*Bundgaard* u. *Hansen*, 1980), die gegenüber den Argininresten verschiedener Proteine sehr reaktiv sind, auch unter physiologischen Bedingungen bivalente Proteinkonjugate bilden und in dieser Weise als Proantigene fungieren können. Grundsätzlich ist bei der Zersetzung von Corticoiden mit mehreren Parallelreaktionen zu rechnen; sie sind weitgehend pH-abhängig und werden durch Schwermetallverunreinigungen beeinflußt (*Hansen* u. *Bundgaard*, 1979). Verdünnungen verlangen somit für die Stabilisierung des Corticoids nicht nur eine Einstellung des pH, sondern auch einen ausreichenden Anteil an Sequestrierungsmitteln (Schwermetallfängern wie Natriumedetat).

Hinweise auf eine chemische Zersetzung finden sich bezüglich Triamcinolonacetonid bei *Timmins* u. *Gray* (1983) und bei *Das Gupta* (1983), bezüglich Fluocinolonacetonid bei *Busse* (1978), bezüglich Fluocinolon und Fluocinonid bei *Mooney* (1974); demnach verlor z.B. eine 1:5-Verdünnung der Fluocinonid-Spezialität innerhalb eines Monats bei Raumtemperatur 50% ihres aktiven Wirkstoffs. Neueren Studien von *Yip* u.a. (1983) zufolge unterliegt Hydrocortison-17-butyrat einer Isomerisation zum -21-butyrat (s.u.). Letzteres hydrolysiert zu Hydrocortison, das wiederum oxidativ abgebaut wird; in 50%igem (V/V) Propylenglykol verlief bei 60° und pH 7,2 die Isomerisierung mit einer $t_{50\%}$ von knapp 2 Stunden, die Hydrolyse mit einer $t_{50\%}$ von etwa 45 Stunden.

Sehr intensiv widmeten sich mehrere Autoren der chemischen Umwandlung des *Betamethason-17-valerats** in Lösungen und in Modellverdünnungen mit üblichen Grundlagen. Die bedeutsamste Reaktion der Corticoid-**17**-ester ist die Epimerisierung (Isomerisierung, Azylwanderung) zu den -**21**-estern. Sie wurde bereits in den frühen 60er Jahren von *Gardi* u.a. (1963, 1965) erkannt; eine ergänzende Studie beschrieb ihre pH-Abhängigkeit (*Vitali* u. *Gardi*, 1973). In ihrer Pharmakokinetik verhalten sich die beiden Ester stark unterschiedlich, wenn man davon ausgeht, daß die unveresterte, d.h. freie 17-Hydroxylgruppe die Corticoide zugänglich macht für den metabolischen Angriff der epidermalen Oxidasen; 17-Hydroxycorticoide können deshalb in der Epidermis kein Reservoir bilden (*Whitefield*, 1977). Die therapeutische Konsequenz der Epimerisierung ergibt sich aus dem Umstand, daß das Reaktionsprodukt des Betamethason-17-valerats, das -21-valerat, im Vasokonstriktionstest unter Okklusion wesentlich schwächer wirkt als die Ausgangssubstanz: je nach Methode in Alkohol 114mal (*McKenzie* u. *Atkinson*, 1964) bzw. in Alkohol 12mal und in Paraffin 50mal (*Busse* u.a., 1969).

* in Betnovaté© (Glaxo), Betnesol®-V (Glaxo), Celestoderm®-V (Esser Chemie), Celeston (Byk Esser)-V u.a.

Tab. 1. Zersetzung von Betamethason-17-valerat in Verdünnungen von Betnovate[R] Ointment

Diluens	Original : Diluens	pH des wäßr. Extrakts	Lagertemp.	$t_{50\%}$ Stden	$t_{10\%}$ Stden	$K(h^{-1})$	Autoren und Methode
Weiße Vaseline	1 : 1		22,5°	11 308	1 719		
Plastibase	1 : 1		22,5°	1,46	0,22		
Plasibase	3 : 1		22,5°	231,1	35,12		
Emulsif. Ointm. BP +0,005% H_3PO_4	3 : 1		4°	180,1	27,4		Yip u. Li Wan Po, 1979 Dünnschichtchromatographie
Emulsif. Ointm. BP	3 : 1		20—30°	4,4—1,3	0,66—0,19		
Emulsif. Ointm. BP	2 : 1		22,5°	2,1	0,31		
Emulsif. Ointm. BP	1 : 1		22,5°	0,7	0,10		
Emulsif. Ointm. BP	1 : 3		ca. 20°	4,2 ca. 168	Epimerisierung Hydrolyse		Mehta u. a., 1982; HPLC
Emulsif. Ointm. BP	1 : 3		ca. 20°	4			Ryatt u. a., 1982; HPLC
Emulsif. Ointm. BP	(alt) 1 : 3		20°	1,3—1,8			Smith u. a., 1983; HPLC
Emulsif. Ointm. BP	(neu) 1 : 3		20°		ca. 1 340		
Emulsif. Ointm. BP	3 : 1	6,7	22,5°		0,48	$2,21 \cdot 10^{-1}$	
Emulsif. Ointm. BP	2 : 1	7,2	22,5°		0,31	$3,36 \cdot 10^{-1}$	
Emulsif. Ointm. BP	1 : 1	8,4	22,5°		0,10	1,01	Li Wan Po u. a., 1979 II; HPLC
Plastibase	1 : 1	5,6	22,5°		0,22	$4,74 \cdot 10^{-1}$	
Weiße Vaseline	1 : 1	5,7	22,5°		1 719	$6,13 \cdot 10^{-5}$	

Tab. 2: Zersetzung von Betamethason-17-valerat bei 60°

Medium	pH	$k(h^{-1})$	Autoren und Methode
Propylenglykol mit 0,128% Ethanolamin		2,446	Li Wan Po u. a., 1979 II; HPLC
Wasser	2,15	35	Bundgaard u. Hansen, 1981; HPLC
	3,39	21	
	6,47	1 200	
	7,98	39 400	

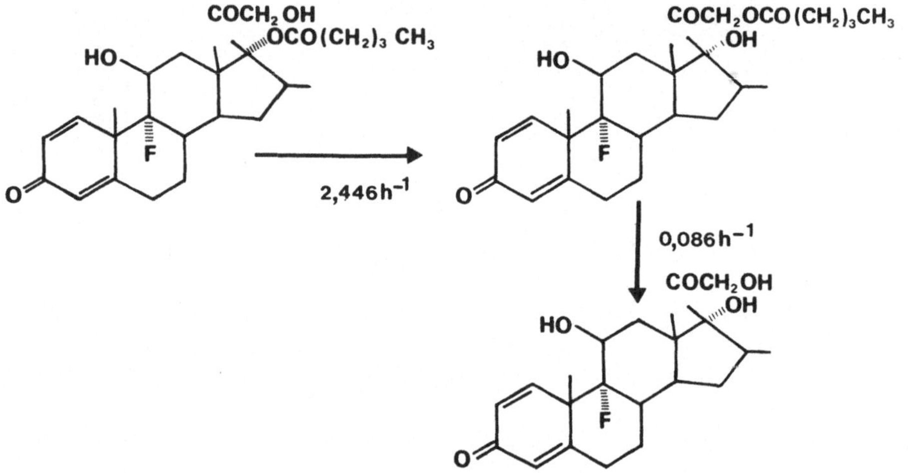

Abb. 1: Zersetzung des Betamethason-17-valerats
Reaktionsverlauf (Li Wan Po u. a., 1979 I, II; Bundgaard u. Hansen, 1980)

Die chemische Umwandlung läßt sich leicht mit Hilfe der Hochdruckflüssigkeitschromatographie (HPLC) verfolgen: Auf der einen Seite fanden *Magnus* u.a. (1981) bei Verdünnungen einer Betamethason-17-valerat-Crème mit sechs verschiedenen Grundlagen nach 6 und nach 14 Monaten nur bei der mit E45 Cream (Boots) bereiteten einen Abbau. Dagegen stellten *Ryatt* u.a. (1982) bei Verwendung der in England sehr populären, wohlgemerkt wasserfreien Emulsifying Ointment B.P. eine überaus rasche Zersetzung fest (Tab. 1): In einer Woche war das 17-Valerat nicht mehr nachweisbar; dafür zeigte sich bereits nach wenigen Minuten ein Peak des 21-Valerats, der sein Maximum nach 2 Tagen erreichte, um nach 4 Wochen auf 10% des Maximums abzufallen. Bei 1:4-Verdünnungen einer Betamethason-17-valerat-Salbe mit Emulsifying Ointment fanden *Mehta* u.a. (1982), daß das 21-Valerat am 3. Tag der Lagerung bei Raumtemperatur seine Maximalkonzentration erreichte (Tab. 1). Seine Hydrolyse zum Betamethason verlief wesentlich langsamer; dieses hatte sein Maximum in der 3. Woche. Demnach ist die Emulsifying Ointment für die Herstellung von Betamethason-17-Verdünnungen absolut ungeeignet.
Insbesondere der Arbeitskreis um *Li Wan Po* widmete sich der Umwandlung des Betamethason-17-valerats. Mittels Dünnschichtchromatographie erkannten *Yip* u. *Li Wan Po* (1979), daß die Zersetzung in einer Reaktion 1. Ordnung verlief, und daß z.B. bei Verdünnungen der Originalsalbe mit Emulsifying Ointment (mit einem relativ hohen pH) sich die Halbwertszeiten mit wachsender Verdünnung verkürzten (Tab. 1). Auch bei Verdünnungen mit Plastibase fand eine rasche Zersetzung statt. Nur mit Vaseline als Diluens blieb der 17-Ester stabil. In Ergänzung dazu verfolgten sie mittels HPLC (*Li Wan Po* u.a., 1979 I, 1980) die $t_{10\%}$ und die Reaktionskonstante in Abhängigkeit vom Anteil an Emulsifying Ointment und vom pH der Zubereitung (Tab. 1) sowie den Reaktionsmodus (Abb. 1) in einer Ethanolamin-haltigen Propylenglykollösung genauer (*Li Wan Po* u.a. 1979 II) (Tab. 2).
Ebenfalls mit Hilfe der HPLC kamen *Bundgaard* u. *Hansen* (1981) zu ähnlichen Ergebnissen in der Kinetik der Zersetzung des 17-Valerats in wäßrigem Milieu (Tab. 2), hier allerdings in einer Reaktion pseudoerster Ordnung; sie war spezifisch säure- und basen-, aber auch wasserkatalysiert.

Hier ist einzuflechten, daß das Hydrolyseprodukt Betamethason in Alkohol unter Okklusion eine 450mal schwächere Vasokonstriktion auslöste als sein 17-Valerat (*McKenzie* u. *Atkinson*, 1964; vgl. auch *Stoughton*, 1969). Schließlich kann sich das unveresterte Betamethason weiterzersetzen (*Hidaka* u.a., 1980).

Smith u.a. (1983) stießen auf die Abhängigkeit der Stabilität des Wirkstoffs in Verdünnungen von verschiedenartigen, aber nicht durch die Deklaration unterscheidbaren Formulierungsvarianten des Handelspräparats: Während in 1:4-Verdünnungen der Betnovate® Ointment, den Wirkstoff in *gelöster* Form enthaltend, mit Emulsifying Ointment eine Konversion des 17-Valerats innerhalb weniger Stunden stattfand, blieb der Wirkstoff in der Verdünnung der neuen Formulierung, den Wirkstoff *suspendiert* enthaltend, ziemlich intakt (Tab. 1). Das Beispiel zeigt, daß sich die Stabilitätsverhältnisse von Verdünnungen eines Produkts schlagartig ändern können, wenn der Hersteller seine Formulierung umstellt; davon erfährt der Verschreiber oder der Rezeptar üblicherweise nichts.

Ergänzend sei darauf hingewiesen, daß die rezepturmäßige Zugabe von pH-erhöhenden Stoffen wie gewissen Teeren zu Betamethasonvalerat-Präparaten das Corticoid inaktiviert (*Kidd*, 1975; The Pharmaceutical Codex, 1979).

4. Mikrobiologische Besonderheiten

Oft übersehen werden die sekundären Kontaminationen von Hautpräparaten durch den Verbraucher (*Wallhäußer*, 1978), wo auch Keime mit kürzeren Überlebenszeiten (Staphylo- und Streptokokken) stärkere klinische Wertung erfahren (*Paetzold*, 1981). Besonders hoch ist das Rekontaminationsrisiko bei wasserhaltigen Externa (bes. Crèmes) in Salbentöpfen im Vergleich zu Tuben (*Asche* u.a., 1978; *Nowak*, 1979). *Paetzold* (1981) sah bei Versuchen mit mikrobiell verunreinigten Externa, daß das *intakte* Hautorgan über ein gut wirksames antimikrobielles Abwehrsystem verfügt. Die Studie ist bedeutsam für kontaminierte Cosmetica, nicht aber für Dermatica, die auf die *lädierte* Haut appliziert werden.

Die Möglichkeit einer Einschleppung pathogener Keime speziell beim Verdünnen von Dermocorticoid-Präparaten stellt für den hautgeschädigten Patienten ein besonderes Risiko dar (*Busse*, 1978). Auch *Nowak* (1979) gab zu bedenken, daß in der traumatisch geschädigten Haut bei der Behandlung mit kontaminierten Corticoidpräparationen Pyodermien auftreten können. Es seien bei Pseudomonaden-Problemen fast immer Corticoide mit im Spiel, und zwar aufgrund ihrer infektpropagierenden Potenz; diese basiert auf ihren spezifischen experimentell und klinisch gesicherten Eigenschaften wie Epidermisatrophie, Immunsuppression, Aktivierung des Stoffwechsels von Mikroorganismen und damit Erhöhung ihrer Virulenz, Aktivierung saprophytischer Hautkeime zu fakultativ pathogenen.

Die Besprechung der vielfältigen, im einzelnen kaum voraussehbaren Ursachen für eine mikrobielle Kontamination beim und nach dem Verdünnen würde den Rahmen des Reviews sprengen. Deshalb soll es sich im wesentlichen auf zwei Besonderheiten beschränken, nämlich auf die Einschleppung von Keimen während der Herstellung und auf die Unterschreitung der Hemmkonzentration des Conservans.

Bereits 1966 wurde ein ernster Zwischenfall bekannt (*Noble* u. *Savin*, 1966; *Savin*, 1967 I); er rührte von der kontaminierten 1:4-Verdünnung einer Corticoidcrème mit einer inerten Crème her. Von 76 behandelten Patienten erlitten elf *Pseudomonas-Infektionen*. Zwei von weiteren acht in Spitälern hergestellten Verdünnungen enthielten ebenfalls Ps. aeruginosa, eine weitere eine Achromobacter sp. In einem anderen Spital waren unter 34 Verdünnungen zwei massiv mit Pseudomonas und Klebsiella sp. kontaminiert (*Savin*, 1967 II). *Baird* u.a. (1976) fanden in 499 in einigen britischen Spitalapotheken hergestellten Dermatica — darunter eine Corticoidverdünnung — 46mal Ps. aeruginosa in Mengen von etwa 10^6 KBE/g, ohne daß die Kontaminationen erkennbar waren; sie stammten offenbar aus der Umgebung der Rezepturstellen. Hier ist daran zu denken, daß nicht nur Ps. aeruginosa, sondern auch die erst in den 70er Jahren als für geschwächte Patienten ebenfalls als gefährlich und als für Hospitalismen verantwortlich erkannte Ps. cepacia selbst in konservierten Formulierungen mit niedrigem pH eine irreversible Resistenz entwickeln kann (*Borovian*, 1983).

Da jede nicht aseptische Bereitung einer Verdünnung oder eine solche mit keimhaltigen Ingredienzien unweigerlich Mikroorganismen in das Präparat schleust (*Mooney*, 1974), ist auf alle Fälle eine strikt aseptische Herstellungsweise zu verlangen (*Savin*, 1967 I).

Die Verdünnung mit einem Vehikel, dessen Conservans (z.B. Jodochloroxychinolin) die grampositive Bakterienflora unterdrückt, kann die Vermehrung von Pseudomonaden zur Folge haben, was besonders unter okklusiver Behandlung zu ernsten Problemen führt (*Savin*, 1976). Für den oben erwähnten Zwischenfall lag der eigentliche Grund im Unterschreiten der Hemmkonzentration des Conservans (Chlorkresol) durch das Verdünnen. Auf dieses besondere, leicht übersehene Risiko wiesen u.a. auch *Hadgraft* (1969) und *Kidd* (1975) hin. Schließlich ist zu beachten, daß subinhibitorische Konzentrationen von Antimikrobica zur Selektion hochgradig resistenter Populationen führen (*Kessler*, 1980).

Eine ausreichende antibakterielle Potenz der Corticoidzubereitungen scheint den Untersuchungen von *Brookes* u.a. (1981) zufolge auch in anderer Hinsicht von Bedeutung zu sein; sie erkannten nämlich, daß aus psoriatischen und ekzematischen Läsionen isolierte St. aureus- und xylosus-Stämme Betamethason-17-valerat in das -21-valerat isomerisieren können.

5. Konsequenzen

Die Fülle von Unsicherheiten, die die Verdünnungen mit sich bringen — sie seien in Tabelle 3 noch einmal zusammenfassend dargestellt —, führt zu recht eindeutigen Schlüssen. Steht den Verdünnungen

doch die Tatsache gegenüber, daß die pharmazeutische Industrie höchste Anstrengungen unternimmt, optimale Formeln auszuarbeiten bezüglich Stabilität und klinischen Effekts, und jede Änderung einer solchen Formulierung kann diese Faktoren radikal ändern (*Mooney*, 1974).
Der Meinung von *Ryatt* u.a. (1982, 1983), daß Betamethasonvalerat-Verdünnungen bei leichten Dermatosen kurzfristig wirksam eingesetzt werden könnten, indem sie infolge des Wirkstoffverlusts dem Patienten eine unbewußte Corticoidentwöhnung ermöglichten, widersetzten sich *Kirsch* u.a. (1983) vehement; sie zweifelten außerdem die Ansicht von *Ryatt* u.a. (1982) an, daß „stabile" Betamethasonvalerat-Verdünnungen bei gleicher klinischer Wirkung weniger Nebeneffekte verursachen sollten. *Hallam* (1980) warnte sogar vor der Förderung eines Corticoidabusus mittels verdünnter Crèmes mit fluorierten Corticoiden, da sie zur Applikation übergroßer Mengen verleiten würden.
Während *Sneddon* (1976) Crèmegrundlagen als Diluentien ablehnt und ähnlich wie *Kirsch* u.a. (1983) höchstens Vaseline zuläßt, sieht *Hoffmann* (1980) immerhin eine gewisse Hilfestellung mancher Hersteller von Corticoidspezialitäten, indem sie die wirkstofffreien Grundlagen ihrer Originalpräparate liefern.
Sowohl *Yip* u. *Li Wan Po* (1979) und *Stoughton* (1980), als auch *Smith* u.a. (1983) fordern, daß *jede* Vorschrift von Verdünnungsrezepturen zuvor auf Stabilität, Qualität und Wirksamkeit geprüft wird. In der Praxis ist dies gleichbedeutend mit einer grundsätzlichen Einschränkung, wenn nicht gar Ablehnung aller Verdünnungen, wie dies von *Hadgraft* (1972), *Main* u. *White* (1977), *Li Wan Po* u.a. (1979 II), *Woodbridge* u.a. (1979), *Miller* u. *Munro* (1980) und *Schalla* (1983) empfohlen oder verlangt wird, z.T. unter Hinweis auf die ausreichend breite Skala von Corticoidspezialitäten — auch schwächeren — auf dem Markt.

Tab. 3: Risiken beim Verdünnen von Corticoid-Dermatica (Miller u. Munro, 1980)

1. Physikalische Inkompatibilitäten

2. Änderung der Corticoiddispersion

3. Verschlechterung der Corticoidfreisetzung

4. Zersetzung des Corticoids

5. Kontamination mit pathogenen Organismen (bes. Ps. aeruginosa)

6. Inaktivierung des Conservans

7. Verdünnung des Conservans bis unter seine Hemmkonzentration

Erwägt man aus therapeutischen Gründen eine abgeschwächte Corticoidtherapie, so sollte man nach der Meinung von *Weirich* (1977) primär an schwächere (und billigere; Ref.) Handelspräparate (mit Attenuativcorticoiden) denken, dann an handelsübliche mite-Formen und erst zuletzt an Spezialitätendilutionen. Diese Alternativen sind nach dem heutigen Stand des Wissens zu ergänzen mit den mittlerweile vielfach bewährten Möglichkeiten der reduzierten Applikationsfrequenz, der Intervalltherapie und der Stufentherapie (*Huber* u. *Pflugshaupt*, 1979; *Pflugshaupt*, 1983). Diese neuen Therapieformen verlangen zwar eine Motivation der Patienten, doch sind sie — abgesehen von ihrer höheren Sicherheit und breiten Variierbarkeit — letztlich deutlich ökonomischer als die Verdünnungen (Tab. 4).

Tab. 4: Taxationsbeispiele für Corticoidverdünnungen im Vergleich zu Produkten für die Intervalltherapie

Therapie mit Verdünnungen			Intervalltherapie mit OP		
Diprosone Crème		50 g	Diprosone Crème	50 g	DM 31.43
Diprosone Basiscrème	ad	100 g	Diprosone Basiscrème	50 g	DM 6.97
in Tube					
		DM **54.73**			DM **38.40**
Betnovate Crème		15 g	Betnovate Crème	15 g	SFr 11.30
Nivea Crème	ad	50 g	Excipial Crème	30 g	SFr 4.20
in Tube					
		SFr **20.25**			SFr **15.50**

Adresse des Autors: Dr. K. H. Müller c/o Cr. Spirig AG, Pharmazeutische Präparate, CH-4601 Olten

Literatur

Altmeyer, P.: Über die Wirksamkeit von Steroidsalben unterschiedlicher Konzentration. Eine experimentelle Studie. Ärztl. Kosmetol. 10, 311 (1980). − *Asche, H, Gay, M u.a.:* Einfluß des Behälters auf die Anfälligkeit von Dermatika-Grundlagen gegenüber mikrobieller Kontamination. Pharm. Industrie 40, 1212 (1978). − *Baird, R M, Brown, W R L, Shooter, R A.:* Pseudomonas aeruginosa in hospital pharmacies. Brit. med. J. 1, 511 (1976). − *Borovian, G E.:* Pseudomonas cepacia: growth in and adaptability to increased preservative concentrations. J. Soc. Cosmet. Chem. 34, 197 (1983). − *Brookes, F L, Hugo, W B, Denyer, S P.:* Transformation of betamethason 17-valerate by skin microflora. J. Pharm. Pharmacol. (Lond.) 33, 74 P (1981). − *Bundgaard, H.:* The possible implication of steroid-glyoxal degradation products in allergic reactions to corticosteroids. Arch. Pharm. Chem., Sci. Ed. (Kbh.) 8, 83 (1980). − *Bundgaard, H, Hansen, J.:* Studies on the stability of corticosteroids. IV. Formation and degradation kinetics of 21-dehydrocorticosteroids, key intermediates in the oxidative decomposition of 21- hydroxy corticosteroids. Arch. Pharm. Chem., Sci. Ed. (Kbh.) 8, 187 (1980). − *Bundgaard, H, Hansen, J.:* Studies on the stability of corticosteroids. VI. Kinetics of the rearrangement of betamethasone-17-valerate to the 21-valerate ester in aqueous solution. Intern. J. Pharmaceut. (Amsterdam) 7, 197 (1981). − *Burdick, K H, Poulsen, B, Place, V A.:* Extemporaneous formulation of corticosteroids for topical usage. JAMA 211, 462 (1970). − *Busse, M J.:* Dangers of dilution of topical steroids. Pharm. J. (Lond.) 220, 25 (1978). − *Busse, M J, Hunt, P u.a.:* Release of betamethasone derivatives from ointments − in vivo and in vitro studies. Brit. J. Derm. 81, Suppl. 4, 103 (1969). − *Champion, R N, Goldin, D.:* Clinical aspects of topical therapy. Pharm. J. (Lond.) 218, 328 (1975). − *Clement, M, Hehir, M u.a.:* The effect of epidermal DNA synthesis of a combination of topical steroid with either dithranol or tar as used for psoriasis. Brit. J. Derm. 109, 327 (1983). − *Das Gupta V.:* Stability of triamcinolone acetonide solutions as determined by high-performance chromatography, J. Pharm. Sci. 72, 1453 (1983). − *Dolder, R.:* Inkompatibilitäten bei der Therapie mit dermatologischen Externa. Aktuelle. Derm. 6, 213 (1980). − *Feather, J W, Ryatt, K S u.a.:* Reflectance spectrophotometric quantification of skin colour changes induced by topical corticosteroid preparations. Brit. J. Derm. 106, 437 (1982). − *Feuerstein, W.:* Die Tätigkeit niedergelassener Dermatologen anhand einer Umfrage. Schrifttum u. Praxis 12, 54 (1981). − *Fröhlich, H H.:* Externa zur Pflege und Behandlung der Haut; in Schneider, W., Fröhlich, H H.: Die Haut. Teil A. Pflege und Behandlung. Bayerische Landesapothekenkammer, München, 1979, p.42. − *Früh, H.:* Einfluß von Urea in einem Kortikoid-Dermatikum auf die Vasokonstriktion. Z. Hautkr. 58, 1203 (1983). − *Gardi, R, Vitali, R, Ercoli, A.:* Derivati di condensazione nella catena laterale di corticosteroidi. Nota III. Preparazione e reazioni di 17-monoesteri. Gazz. chim. ital. 93, 431 (1963). − *Gardi, R.:* New reactions in corticosteroid side chain; in Martini, L, Pecile, A.: Hormonal steroids. Academic Press, New York, London, 1965, p. 99. − *Gartmann, H.:* Corticosteroide in der Behandlung von Dermatosen. Med. Mschr. Pharmazeut. 2, 45 (1979). − *Gibson, J R, Darley, C u.a.:* The dilution of proprietary corticosteroid ointments − an attempt to evaluate relative clinical potencies. Brit. J. Derm. 106, 445 (1982). − *Gibson, J R, Kirsch, J u.a.:* An attempt to evaluate the relative potencies of various diluted and undiluted proprietary corticosteroid preparations. Brit. J. Derm. 109, Suppl. 25, 114 (1983). − *Hadgraft, J W.:* The changing pattern of topical dermatological therapy. J. Soc. Cosmet. Chem. 20, 663 (1969). − *Hadgraft, J W.:* Recent progress in the formulation of vehicles for topical application. Brit. J. Derm. 87, 386 (1972). − *Hallam, N F.:* The use and abuse of topical corticosteroids in dermatology. Scott. med. J. 25, 287 (1980). − *Hansen, J, Bundgaard, H.:* Studies on the stability of corticosteroids. I. Kinetics of degradation of hydrocortisone in aqueous solution. Arch. Pharm. Chem., Sci. Ed. (Kbh.) 7, 135 (1979). − *Hidaka, T u.a.:* Studies on betamethasone: Behaviour of betamethasone in acid or alkaline medium, photolysis and oxidation. Yakugaku Zasshi. 100, 72 (1980). − *Hoffmann, R-R.:* Corticoidpräparate in der Hauttherapie; in Morck, H, Liekefeldt, H, Schneider, L.: Offizinpharmazie. Bd. 2. Gg. Thieme Verlag, Stuttgart, 1980, p. 42. − *Huber, H P, Pflugshaupt, Ch.:* Ergebnisse einer systematischen Kortikoid-Grundlagen-Intervalltherapie. Schweiz. Rdsch. Med. (Praxis) 68, 821 (1979). − *Kessler, H-J.:* Local antiseptics versus antibiotics in topical therapy − the emergence of microbial resistance. Mykosen 23, 285 (1980). − *Kidd, K.:* Percutaneous absorption, vehicles and dermatological prescribing. Aust. J. Derm. 16, 60 (1975). − *Kirsch, J M, Gibson, J R, Darley, C R.:* The stability and blanching efficiency of betamethasone-17-valerate in emulsifying ointment. Brit. J. Derm. 108, 250 (1983). − *Li Wan Po, A, Irwin, W J, Yip, Y W. (I):* High-performance liquid chromatographic assay of betamethasone-17-valerate and its degradation products. J. Chromatogr. (Amst.) 176, 399 (1979). − *Li Wan Po, A, Irwin, W J, Yip, Y W (II):* Stability of topical steroids. Proc. Analyt. Div. Chem. Soc. 1979, 333. − *Li Wan Po, A, Irwin, W J.:* High-performance liquid chromatography − techniques and applications. J. Clin. Hosp. Pharmacy (Lond.) 5, 107 (1980). − *Magnus, A D, Haigh, J M, Kanfer, I.:* Release of betamethasone 17-valerate from extemperaneous dilutions of a proprietary topical cream. Dermatologica (Basel) 163, 331 (1981). − *Main, R A, White, M I.:* Choice of topical corticosteroids. Practitioner 219, 456 (1977). − *McKenzie, A W, Atkinson, R M.:* Topical activities of betamethasone esters in man. Arch. Derm. (Chicago) 89, 741 (1964). − *Mehta, A C, Calvert, R T, Ryatt, K S.:* Betamethasone 17-valerate − An investigation into its stability in Betnovate after dilution with Emulsifying Ointment: quantitation of degradation products. Brit. J. Pharm. Pract. 4, 10 (1982). − *Miller, J A, Munro, D D.:* Topical corticosteroids: clinical pharmacology and therapeutic use. Drugs 19, 119 (1980). − *Mooney, A F.:* Dilution of topical corticosteroid formulations. Brit. J. Derm. 90, 109 (1974). − *Noble, W C, Savin, J A.:* Steroid cream contaminated with Pseudomonas aeruginosa. Lancet 1966, I, 347. − *Nowak, G A.:* Mikrobiologische Anforderungen bei kosmetischen Mitteln. Parfüm. u. Kosmet. 60, 8 (1979); Die Konservierung kosmetischer und pharmazeutischer Produkte unter Berücksichtigung der GMP. ibid. 60, 130 (1979). − *Orr, N A, Hill, E A, Smith, J F.:* Distribution of powdered drugs in ointment bases. Int. J. Pharm. Techn. Prod. Mfr. 1, 4 (1980). − *Paetzold, O-H.:* Zur Frage der Infektiosität mikrobiell verunreinigter Externa − Eine spezielle Studie −. Ärztl. Kosmetol. 11, 225 (1981). − *Pflugshaupt, Ch.:* Diskontinuierliche topische Corticoidtherapie, Zbl. Haut- u. Geschl.-Kr. 148, 1229 (1983). − *Pierard, G-E.:* La tachyphylaxie et les corticostéroïdes topiques. Nouv. Derm. 2, 8 (1983). − *Rauch, H J.:* Anmerkungen zur Kurzzeitbehandlung der Psoriasis vulgaris mit Anthralin. Aktuelle Derm. 9, 120 (1983). − *Reynolds, E F, Prasad, A B.:* Martindale − The Extra Pharmacopoeia, 28. Ed., The Pharmaceutical Press, London, 1982, p. 462. − *Ryatt, K S, Feather, J W u.a.:* The stability and blanching efficacy of betamethasone-17-valerate in Emulsifying Ointment. Brit. J. Derm. 107, 71 (1982); 108, 251 (1983). − *Savin, J A. (I):* Pseudomonas aeruginosa infections in a skin ward. Trans. Rep. St. John's Hosp. derm. Soc. (Lond.) 1967, 75. − *Savin, J A. (II):* The microbiology of topical preparations in pharmaceutical praxis. 1. Clinical aspects. Pharmaceut. J. (Lond.) 1967, 285. − *Savin, J A.:* Topical steroids and bacterial infection. Brit. J. Derm. 94, Suppl. 12, 125 (1976). − *Schalla, W.:* Euromed-Gespräch: Kortison? − Warum nicht! Euromed 23, 476 (1983). − *Smith, J F.:* The incidence of topical steroid dilutions. J. Clin. Hosp. Pharmacy (Lond.) 7, 137 (1982). − *Smith, J F, Beveridge, E G, Orr, N A.:* Dilution of betamethasone ointment. Brit. J. Derm. 108, 248 (1983). − *Sneddon, I B.:* Clinical use of topical corticosteroids. Drugs 11, 193 (1976). − *Stoughton, R B.:* Vasoconstrictor activity and percutaneous absorption of glucocorticosteroids: A direct comparison. Arch. Derm. (Chicago) 99, 753 (1969). − *Stoughton, R B.:* Topical corticoid therapy: A round table discussion, Part V. Cutis (N. Y.) 25, 441 (1980). − The Pharmaceutical Codex, 11. Ed., The Pharmaceutical Press, London, 1979, p. 98, 99. − The degradation of triamcinolone acetonide in aqueous solution: influence of the cyclic ketal function. − *Timmins P.* u. *Gray E A.:* J. Pharmacol. 35, 175 (1983). − Transparenz-telegramm, A.T.I. Arzneimittelinformation Berlin GmbH, Berlin, 1983, p. 878. − *Vitali, R, Gardi, R.:* Hydrolysis of corticosteroid 17,21-alkylorthoesters in buffered medium. Farmaco, Ed. Sci. (Pavia) 27, 878 (1973). − *Wallhäußer, K H.:* Die mikrobielle Reinheit von Arzneimitteln in der Hand des Verbrauchers. Dtsch. Apoth. Ztg. 118, 1510 (1978). − *Weirich, E G.:* Zur Pharmakologie der Dermocorticoide. Z. Hautkr. 53, 189, 247 (1977). − *Weitgasser, H.:* Erfahrungen mit magistraliter zubereiteten Verdünnungen eines neuen Flumethasonpivalat-Triclosan-Dermatikums in der dermatologischen Praxis. Ergebnisse einer multizentrischen Prüfung. Wien. med. Wschr. 1979, 193. − *Wendt, H, Frosch, P J.:* Clinico-pharmacological models for the Assay of topical corticoids. Karger, Basel, 1982, p. 13. − *Whitefield, M.:* Topical steroids. Lancet 1977, 925. − *Woodbridge, P A, Sparkes, C G.:* Managing chronic skin conditions with two differing topical corticosteroids. Dermatologica (Basel) 158, 299 (1979). − *Woodford, R.:* Investigation of the release characteristics of Unguentum Merck as a diluent for topical corticosteroid preparations. Curr. Ther. Res. Clin. Exp. 29, 17 (1981). − *Yip, Y W, Li Wan Po, A.:* The stability of betamethasone-17-valerate in semi-solid bases. J. Pharm. Pharmacol. (Lond.) 31, 400 (1979). − *Yip, Y W, Li Wan Po, A, Irwin, W J.:* Kinetics of decomposition and formulation of hydrocortisone butyrate in semiaqueous and gel systems. J. pharm. Sci. 72, 776 (1983).

Autosomal und X-chromosomal recessiv vererbte Syndrome mit Hautbeteiligung, welche mit einer erhöhten Tumorincidenz einhergehen

von

T. Šalamon,
Spez. za dermatovenerol. Bratstva
Jedinstva 21 YU-71000 Sarajevo

Zusammenfassung

Klinische Symptome, Laborbefunde, Genetik, Differentialdiagnose, Prognose und Therapie derjenigen autosomal recessiv und x-chromosomal recessiv erblichen Syndrome mit Hautbeteiligung, die mit erhöhter Tumorincidenz einhergehen, werden beschrieben. Folgende Syndrome gehören hierher: Ataxia teleangiectatica, Bloom-Syndrom, Fanconi-Anämie, Dyskeratosis congenita, Werner-, Wiskott-Aldrich- und Chediak-Higashi-Syndrom.

Summary

The clinical symptoms, various laboratory findings, genetics, differential diagnosis, prognosis and treatment of some autosomal recessively and X-chromosomal recessively inherited syndromes with participation of the skin are described. All go with an increased incidence of tumors. The following syndromes belong here: ataxia-teleangiectasia, Bloom syndrome, Fanconi anemia, Dyskeratosis congenita, the syndromes of Werner, of Wiskott-Aldrich and of Chediak and Higashi.

Einleitung

In der vorliegenden Übersicht werden die Ataxia teleangiectatica (A.T.), das Bloom-Syndrom, die Fanconi-Anämie, die Dykeratosis congenita, das Werner-, das Wiskott-Aldrich- und das Chediak-Higashi-Syndrom besprochen. Alle diese Syndrome zeigen eine komplexe Symptomatologie. Bekanntermaßen gehören die A.T., das Bloom-Syndrom, die Fanconi-Anämie sowie das Xeroderma pigmentosum und das Cockayne-Syndrom zur Gruppe der sogenannten Reparationskrankheiten, d.h. zu den Krankheiten, die mit einer Unbeständigkeit der Chromosomen einhergehen. Diese Reparationskrankheiten werden autosomal-recessiv vererbt und weisen in vivo und in vitro eine erhöhte Mutabilität der Zellen auf. Zwar kommen sie relativ selten vor, doch bilden sie gesamthaft eine wichtige Gruppe, bei der Anomalien der Reparation der DNS, bzw. der Chromosomen festgestellt wurden. Diese Anomalien können zur erhöhten Tumorincidenz beitragen. Im Gegensatz dazu ist das Wiskott-Aldrich-Syndrom eine mit einem immunologischen Fehler einhergehende, geschlechtsgebundene, recessiv erbliche Anomalie. Ein Defekt der Immunität ist auch beim autosomal-recessiv erblichen Werner-Syndrom und der Dyskeratosis congenita wahrscheinlich. Es ist also möglich, daß die erhöhte Tumorincidenz der drei letzterwähnten Syndrome, zumindest teilweise, auf die Störung der Immunitätsverhältnisse zurückzuführen ist. Andererseits reiht *Kidson* das Wiskott-Aldrich- und das Werner-Syndrom unter den Oberbegriff „Candidate syndromes for inclusion in the DNA sensitivity class" ein. Die Gründe für die erhöhte Tumorincidenz beim autosomal-recessiv erblichen Chediak-Syndrom sind bis anhin nicht bekannt. Dabei soll hervorgehoben werden, daß im Gegensatz zur Seltenheit der Homozygoten, die eine Empfindlichkeit der DNS aufweisen und bei manchen Syndromen, die mit Fehlern der DNS-Reparation einhergehen, die Heterozygoten der A.T. und der Fanconi-Anämie in der Bevölkerung ziemlich häufig vorkommen. Die A.T. hat in den USA eine Incidenz von 1:40 000, was, nach dem Gesetz von *Hardy-Weinberg* einer Heterozygotenfrequenz von 1% der Allgemeinpopulation entspricht. Die Incidenz der Fanconi-Anämie (Homozygoten) beträgt

1:360 000, ihre Heterozygotenfrequenz entspricht, nach demselben Berechnungsprinzip, 3% der Population. Es ist bekannt, daß die Heterozygoten des A.T. Syndroms ein erhöhtes Risiko an Leukämie, Ovarial-, Magen und Gallenwegskrebs aufweisen. Aus diesem Grunde ist die erhöhte Incidenz von Heterozygoten dieser Syndrome für die Immunologie und Onkologie von Bedeutung. Die Heterozygoten Der A.T. sind gegenüber Röntgenstrahlen mäßig, die Homozygoten sehr empfindlich (*Taylor* et al.). Obligate Heterozygote dieser Syndrome sind natürlich die Eltern. Weitere Heterozygotien lassen sich bis heute leider nicht mit Sicherheit feststellen.

Ataxia-Teleangiectasia – Synonym: Louis-Bar-Syndrom

Klinik

Die klinischen Symptome der Ataxia-Teleangiectasia (A.T.) treten bereits in den ersten Lebensjahren in Erscheinung. Meist kommt es anfangs zu Symptomen, die an eine cerebrale Lähmung denken lassen. Diese steigern sich dann progressiv und es kommt zum klinischen Bild einer cerebellären Ataxie mit Bewegungs- und Hautanomalien, Sprachstörungen und Defekten der Augenmotorik (Nystagmus). Die Symptome der mentalen Rückständigkeit entwickeln sich langsamer. Die Teleangiektasien treten meist zwischen dem 4. und 6. Lebensjahr auf, in seltenen Fällen auch etwas früher. Affiziert ist zuerst die Conjunctiva bulbi; die Teleangiektasien sind am Aequator lokalisiert und bilden eine konstante Erscheinung *(Arthuis)*. Auf der Haut erscheinen sie erst später und nur in ca. 40% der Fälle, gehören also zu den fakultativen Symptomen. Sie treten vornehmlich symmetrisch an Augenlidern, Nasenwurzel, Ohrmuscheln, Hals, Beugeseiten der Unterarme, Unterschenkeln sowie an der Rückseite von Händen und Füßen auf, in manchen Fällen auch am harten und weichen Gaumen. Nach einigen Jahren verschwinden die Teleangiektasien, man findet an ihrer Stelle Hyper- und Hypopigmentationen sowie Atrophien und sklerodermiforme Veränderungen. Manchmal erscheinen Keratosen und Basaliome *(Kaloustian u. Kurban)*, auch Café au lait-Flecken wurden beschrieben.
Die Symptome der cerebellären Ataxie findet man in 95% der Fälle, oft bereits bei den ersten Gehversuchen des Kindes, manchmal später. Das Kind geht breit und unstabil. Es zeigt die für Ataxie typische Haltung des Kopfes und Rumpfes, auch beim Liegen. Intentionales Zittern und langsame, skandierende Sprache sind weitere Hinweise. Die Muskelkraft ist normal, Oberflächen und Tiefensensibilität sowie Sehnenreflexe sind erhalten. In ca. 90% der Fälle zeigen sich extrapyramidale Symptome wie Dystonie und Athetose. Mentale Defekte sind relativ häufig. Der Thymus ist in den meisten Fällen klein oder fehlt ganz. Obwohl die Patienten oft an verschiedenen Infektionen leiden, sind die Lymphdrüsen nicht geschwollen und die Tonsillen klein. Nach *Peterson* et al. entwickeln sich in etwa 10% der Fälle Neoplasmen vorwiegend des lympho-retikulären Systems, nach *Fasth* sind es sogar 12 – 15%. *Hecht* et al. beobachteten lymphatische Leukämie, *Kaloustin* und *Kurban* erwähnen Fälle mit Leukämie, Sarkom, M. Hodgkin und cutanen Neoplasien. *Spector* et al. beschreiben multiple Primärtumoren sowie identische Neoplasmen bei Geschwistern. *Danes* und *Lynch* meinen, daß auch Carcinome des Pankreas, Magencarcinome, Gliome und Meduloblastome auftreten können. *Toledano* und *Lange* berichten über einen Fall mit akuter lymphatischer Leukämie bei einem 12jähr. Jungen.

Differentialdiagnose

In den Frühstadien der Krankheit, wenn erst die Teleangiektasien der Conjunctivae bestehen, könnte man an eine Conjunctivitis denken. Bei der Oslerschen Krankheit findet man zwar Tendenz zu Blutungen, aber keine Ataxie. Fehlen die Teleangiektasien, so läßt sich eine Friedreichsche Ataxie vermuten.

Histologie

Die histologische Untersuchung der Haut weist teleangiektatische Gefäße in der oberen Cutis auf. Ob es sich dabei um arterielle oder venöse Gefäße handelt, mag offenbleiben. Der Cortex des Kleinhirns ist atrophisch, man findet auch Degenerationen der spinalen Ganglien sowie Demyelinisation der hinteren Hörner. Im Thymus lassen sich keine Hassalschen Körperchen lokalisieren, es besteht auch keine cortico-medulläre Demarkation. Die epithelialen Zellen sind plump und weisen nucleare Atypien auf *(Fasth)*.

Übrige Laborbefunde

Es werden verschiedene Defekte der humoralen und cellulären Immunität beschrieben. IgG, IgE und IgA sind erniedrigt, IgA fehlt manchmal vollständig. Es besteht Lymphopenie, der Lymphocytentransformationstest ist erniedrigt, die Funktionen der T- und B-Zellen sind gestört. Die Konzentration des α-Fetoproteins im Blut ist erhöht. Diese Befunde verschlimmern sich im Laufe der Zeit. Die kultivierten Lymphocyten der Kranken weisen meist eine ausgesprochene Disposition zu Chromosomenbrüchen auf *(Hecht)*. In der Regel handelt es sich um Brüche des 14. Chromosoms, wie sie auch beim Burkitt-Lymphom beobachtet werden. Möglicherweise können diese Brüche als Ursache für die Empfindlichkeit gegenüber verschiedenen Infekten gesehen werden; vielleicht spielen sie eine Rolle bei der Entstehung von Neoplasmen. Die kultivierten Lymphocyten und Knochenmarkzellen der Patienten sind äußerst empfindlich gegenüber X-Strahlen und gewissen Chemikalien (Mitomycin C). Auch bei Heterozygoten und sogar manchem Familienmitgliedern von A.T.-Patienten läßt sich eine erhöhte Empfindlichkeit der kultivierten Lymphocyten gegenüber Röntgenstrahlen nachweisen *(Bari-Kolata)*. Die Raten sowohl der spontanen sister chromatide exchange (SCE) als auch der cellulären Transformation durch SV-40-Virus sollen normal sein *(Carter)*.

Es wird ein Defekt der DNA-Reparation der Fibroblasten nach Gammabestrahlung vermutet. Dieser Defekt wäre ähnlich demjenigen, den Xeroderma pigmentosum-Patienten nach UV-Bestrahlung aufweisen (siehe bei *Schuster*).

Die erwähnten Kennzeichen können vielleicht zur Herstellung eines Heterozygotentests verwendet werden. Dieser wäre von Bedeutung, da es nach *Swift* in den Vereinigten Staaten ca. 1% A.T.-Heterozygote in der Allgemeinpopulation gibt. Laut diesem Autor sollen die A.T.-Heterozygoten 5mal öfter vor dem 45. Lebensjahr an Neoplasien sterben als Individuen der Allgemeinpopulation. Bis heute besteht jedoch kein sicherer Test zur Erfassung der Heterozygoten. „The only heterozygotes who can be identified with certainty are the parents of affected children" (*Swift*, 1975).

Genetik

Die A.T. wird autosomal-recessiv vererbt *(McKusick; Butterworth u. Strean; Schnyder; Witkovki u. Prokop)*. Autosomal-recessiven Erbgang findet man in 55% der Fälle; die übrigen sind wahrscheinlich auf Neumutationen zurückzuführen. Über Geschwisterfälle siehe bei *Gatti* und *Good*.

Prognose

Die Prognose der A.T. ist sehr schlecht. Die Kranken sterben meist in der zweiten Lebensdekade infolge rezidivierender Infektionen oder infolge maligner Neoplasien. Einzig *McKusick* erwähnt zwei Patienten die 41, bzw. 37 Jahre alt waren.

Therapie

Die einzige Möglichkeit ist eine symptomatische Behandlung mit Antibiotica und Gammaglobulin.

Bloom-Syndrom

Klinik

Das Bloom-Syndrom weist folgende Hauptsymptome auf: sonnenempfindliche, teleangiektatische Erytheme, prä- und postnataler Wachstumsrückstand, Immunitätsstörungen und Prädisposition zu Neoplasien (*German*, 1969). Außerdem besteht bei diesen Patienten eine starke Unbeständigkeit der Chromosomen.

Das Gesicht solcher Patienten ist üblicherweise lang und schmal. Das Erythem, an Gesicht und Nase lokalisiert, ist Lupus erythematodes-ähnlich. Manchmal besteht auch ein Erythem an Stirn, Ohrmuscheln und Augenlidern; die Haut der Unterarme und Handrücken kann ebenfalls befallen sein. Sonnenlicht führt zur Exacerbation des teleangiektatischen Erythems sowie zu Blasenbildung und Blutungen. Unter Lichtschutz können die Hautveränderungen abklingen. Sie hinterlassen jedoch oft eine diskrete Atrophie, sowie retikuläre Pigmentierungen und Teleangiektasien. Manchmal findet man bei Patienten pigmentierte Flecken von der Farbe der Naevi spili. Hypertrichose, Poly-, Syn- und Klinodaktylie sowie Hypospadie sind weitere mögliche Randsymptome. Die Haut kann auch ichthyotisch verändert sein.

Der Porphyrinstoffwechsel ist normal. Andere Stoffwechselstörungen, die allenfalls zu Sonnenempfindlichkeit führen, sind nicht feststellbar. Es besteht manchmal eine ausgesprochene Infektionsanfälligkeit. Otitis media ist häufig. Bei dèn Kranken können sich auch Leukämie und solide Neoplasien entwickeln (*Bloom, Lynch, Sawitsky* et al.). Nach *Carter* besteht bei den Patienten schon im Kindesalter eine besondere Disposition zur Entstehung maligner lymphoproliferativer Erkrankungen. Die Intelligenz ist meist normal.

Differentialdiagnose

Manchmal ist es schwierig, das Bloom-Syndrom vom Rothmund-Thomson- oder auch vom Cockayne-Syndrom zu unterscheiden. Beim Rothmund-Thomson-Syndrom kommt es in den ersten Lebensmonaten zu Hautatrophie, Teleangiektasien, Pigmentationen, zur Katarakt und zu Knochenanomalien. Ein häufiges Symptom ist Hypogonadismus; auch Neoplasmen der Haut können sich entwickeln.

Beim Cockayne-Syndrom manifestieren sich die Symptome im zweiten Lebensjahr; es entwickeln sich Kyphose, Ankylose, mentaler Rückstand, Retinitis pigmentosa und Sonnenempfindlichkeit der Haut. Es kommt hingegen nicht zur Entwicklung von Neoplasien.

Bei der Dyskeratosis congenita findet man Poikilodermie an Gesicht, Hals und Brust. Diese manifestiert sich zwischen dem 5. und 10. Lebensjahr. Manchmal kommt es zu atrophischen Erscheinungen im Bereich der Hände, Füße, Ellbogen und Knie. Dystrophie der Nägel ist möglich und es können auch maligne Neoplasien der Haut und Schleimhäute auftreten.

Beim Bloom-Syndrom kommen Chromosomenanomalien häufig vor, sie fehlen hingegen beim Rothmund-Thomson- und Cockayne-Syndrom sowie bei der Dyskeratosis congenita. Es gibt auch abortive Fälle des Bloom-Syndroms, diese sind jedoch schwer zu diagnostizieren.

Histologie

In der Haut findet man Epidermisatrophie, in der oberen Cutis leichte perivasculäre Infiltrate.

Übrige Laborbefunde

Bei diesen Patienten findet man eine Störung der cellulären und humoralen Immunität (*Hustin* et al.; *Landau* et al.). IgA und IgM sind oft reduziert. Die Hauttests zur Erfassung der cellulären Immunitätslage sind gestört. Die Antwort der kultivierten Lymphocyten auf PHA und PWM ist oft reduziert. Die Lymphocyten- und Fibroblastenkulturen weisen oft chromosomale Aberrationen auf wie isochromatide Brüche, azentrische Fragmente, Querbrüche und Centromeren, tri- und quadriradiale Konfigurationen der Chromosomen. Wahrscheinlich spielen die chromosomalen Aberrationen eine Rolle in der Pathogenese der Tumoren. Die am meisten charakteristische Aberration des Syndroms ist eine quadriradiale Konfiguration, die auf partielle Paarung der Chromatiden von homologen Chromosomen zurückzuführen ist. Eine solche Konfiguration ist in den Prozeß des Crossing-over verwickelt. Dieser Prozeß entwickelt sich analog demjenigen, der zu sister chromatid exchange (SCE) führt. SCE kommt beim Bloom-Syndrom 10mal häufiger als normal vor. Gewebe mit hohem mitotischem Index sind besonders carcinomempfindlich. *Muench* stellte die Hypothese auf, daß die Carcinomentstehung eine Folge des homologen Austausches der Chromatiden sei. Dieser These entsprechend könnten, infolge einer Rekombination, neu Chromosomen mit homozygoten Loci entstehen. Sollten diese Loci in irgendeiner Beziehung zur Neoplasienbildung stehen, so könnten die neuen homozygoten Konstellationen die Ursache für die neoplastischen Transformationen der Tochterzellen sein.

Wahrscheinlich spielt die gestörte Immunitätslage dieser Patienten auch für die Neoplasmenentstehung eine Rolle. Man findet bei der A.T. und beim Fanconi-Syndrom auch chromosomale Aberrationen; diese Anomalien gehen ebenfalls mit einer erhöhten Tumorrate einher. Wie bekannt, findet man nach Behandlung mit Röntgenstrahlen, mit Cytostatica und nach Virusinfektionen Labilität der Karyotypen. Fibroblastenkulturen wachsen bei Bloom-Patienten wesentlich langsamer als bei Normalindividuen. Dies ist wahrscheinlich die Folge eines Enzymdefekts. In den Lymphocytenkulturen von obligaten Heterozygoten hingegen findet man keine Erhöhung der Zahl der Chromosomenbrüche (*Myers* et al.). *Hustin* et al. fanden SCE in den Lymphocytenkulturen von Bloom-Patienten wesentlich öfter, *Hustin* et al., *Chaganti* et al. sogar 10−15mal häufiger, als in den Kulturen normaler Individuen. In den Lymphocytenkulturen der Eltern der Patienten war SCE nicht erhöht (*Hustin* et al., *Chaganti* et al., *Bartram* et al.). Die Zellen der Patienten mit diesem Syndrom sind nicht besonders strahlenempfindlich. Durch Fusion der Bloom-Zellen mit normalen Zellen entstehen Hybride. Diese weisen bezüglich der spontanen SCE normales Verhalten auf. Wahrscheinlich besteht in der Bloom-Zelle eine Intrinsic-Abnormität, die bei Fusion mit einer normalen Zelle korrigiert wird (*Bryant* et al.).

Genetik

Das Bloom-Syndrom wird autosomal-recessiv vererbt. Man findet es vorwiegend bei Aschkenasi-Juden; gesamthaft sind ca. 50% der Fälle jüdischer Abstammung. Die Konsanguinität der Eltern findet man in jüdischen Familien seltener als in nicht-jüdischen *(McKusick)*. Das Syndrom kommt öfter vor bei Männern als bei Frauen.

Prognose

Die Prognose des Bloom-Syndroms ist ernst zu stellen. Bei den Patienten besteht eine ausgesprochene Neigung zu Leukosen und anderen Neoplasien.

Therapie

Die Behandlung ist rein symptomatisch.

Fanconi-Anämie (Fanconi-Syndrom) − Synonym: Konstitutionelle infantile Panmyelophthise

Klinik

Es handelt sich um eine Perniciosa-artige Anämie mit Thrombocytopenie und dadurch bedingter Blutungsneigung. Gewöhnlich liegt eine Blutbildungsstörung des Knochenmarks vor. Die Kinder sind bei Geburt klein und ihr Wachstum ist verzögert. Oft kommen Mißbildungen des Herzens, der Nieren und der Extremitäten vor, letztere in Form von Radiusaplasie, Daumendeformitäten und Polydaktylie. Renale Hypoplasie und Ektopie kommen ebenfalls relativ häufig vor; andererseits ist Mikrophthalmie selten. Pigmentationen stellen die Hauptveränderungen des Integuments dar (ca. 77% der Fälle). Es handelt sich um verschieden große Flecken von dunkelbrauner Farbe, am Nacken, in den Achselhöhlen, am Rumpf, sowie anogenital lokalisiert. Innerhalb der Pigmentflecken können depigmentierte Bezirke bestehen. Blutungen und rezidivierende Infektionen beginnen zwischen dem 5. u. 10. Lebensjahr; Pancytopenie kann sich bereits im Kindesalter, aber auch erst im 3. Lebensjahrzehnt manifestieren. Hypogonadismus und mentale Defekte sind weitere fakultative Symptome der Fanconi-Anämie.

Laborbefunde

Zellkulturen von Patienten mit Fanconi-Anämie zeigen verlangsamtes Wachstum *(Elmore u. Swift)*, sind aber gegenüber UV-Strahlen unempfindlich *(Carter)*. Kulturen von Fibroblasten, Lymphocyten und Knochenmarkzellen weisen eine hohe Incidenz von chromosomalen Aberrationen auf: es handelt sich wie beim Bloom-Syndrom um Chromatiden- und Isochromatidenbrüche, um SCE und Endoreduplikationen. In vitro kultivierte Fibroblasten der Patienten zeigen unter dem Einfluß von SV 40-Virus eine ausgeprägte Tendenz zur Zelltransformation. Vielleicht repräsentieren die genannten Phänomene den prädisponierenden Faktor für die Entwicklung von Neoplasmen. Nach *Witkowski* und *Prokop* lassen sie sich wahrscheinlich auch als Heterozygoten-Nachweis verwenden. Wenn man kultivierte Fibroblasten von Patienten mit Carcinogenen oder Mutagenen inkubiert, so erhöht sich in den Fibroblasten die Zahl der chromosomalen Aberrationen; bei Fibroblasten von Kontrollpersonen bleibt dagegen eine numerische Zunahme chromosomaler Aberrationen aus. Es ist wahrscheinlich, daß Fibroblasten von Fanconi-Patienten carcinogene Aberrationen im Genom nicht reparieren können. Daher wird das Fanconi-Syndrom zu den sog. Reparationskrankheiten gerechnet *(Auerbach u. Wollmann)*. Werden Zellen von Gesunden mit alkylierenden Agentien inkubiert, kommt es zu Quervernetzung der DNS-Stränge und die Rate an SCE — eigentlich ein Versuch der DNS-Reparatur erhöht sich um ein Vielfaches. Dagegen bleibt diese Reaktion bei Lymphocyten von Fanconi-Patienten aus — als Zeichen, daß ein Reparationsdefekt vorliegt *(Muench)*.

Genetik
Die Fanconi-Anämie ist autosomal-recessiv erblich und zeigt Androtropie: Das Geschlechtsverhältnis beträgt 6:4 zugunsten der männlichen Personen *(Witkowski u. Prokop)*. Autosomal-recessiven Erbgang postulieren auch *McKusick, Schimke* sowie *Lynch*.

Differentialdiagnose
Verschiedene Symptome der Dyskeratosis congenita Zinsser-Engman-Cole sind denen des Fanconi-Syndroms ähnlich, jedoch kommen Nageldystrophien, Leukoplakie der Schleimhaut und Hodenatrophie beim letzteren nicht vor. Mucocutane Neoplasmen sind bei beiden Syndromen nicht selten.
Bei der Dyskeratosis congenita wird ein X-chromosomal recessiver Erbgang angenommen *(McKusick, Witkowski u. Prokop)*. *McKusick* verwirft die Hypothese von *Selmanowitz* und van *Voolen*, wonach es sich bei der Fanconi-Anämie und der Dyskeratosis congenita um verwandte Entitäten handele. Andererseits sind *Malleville* und Mitarb. der Meinung, daß zwischen beiden Krankheiten doch verwandtschaftliche Züge bestehen. Auch Zellkulturen von Dyskeratosis congenita wachsen dürftig und haben nur kurze Lebensdauer. Exposition gegenüber langwelligen UV-Strahlen + Psoralen führt jedoch zu reichlichem Schwesterchromatid-Austausch *(Carter)*.
Therapeutisch wird eine kombinierte Testosteron-Corticosteroid-Anwendung befürwortet, worunter Remissionen beschrieben wurden. Bluttransfusionen können notwendig sein. *Kosoric* und Mitarb. fanden unterschiedliches Ansprechen auf analoge Behandlung: während ein Patient mit Fanconi-Anämie auf die kombinierte Corticosteroid-Androgentherapie gut reagierte, war dies beim zweiten Patienten nicht der Fall.

Dyskeratosis congenita — Synonym: Syndrom von Zinsser, Cole und Engman; Atrophia cutis reticularis cum pigmentatione, Dystrophia unguium et leukoplakia.

Klinik
Netzförmige Pigmentation der Haut mit Teleangiektasien, oft am Nacken, Rumpf und intertriginösen Bereichen lokalisiert, Leukoplakie der Mund-, Anal- und Vaginalschleimhaut, Nageldystrophie und progressive Pancytopenie sind die Hauptsymptome dieser komplizierten ektomesodermalen Dysplasie. Ferner werden palmo-plantare Hyperkeratose und Hyperhidrose, Blepharitis, Ectropion, Obstruktion der naso-lacrimalen Gänge mit Tränenfluß, dünne, glanzlose, spärliche Haare (wie im Fall *Cole's*), oder Alopecia praematura (wie bei *Garb*), oder diffuse narbige Alopecie (wie bei *Milgrom* und Mitarb.) beobachtet. Extensive Karies und frühzeitiger Zahnverlust, Hodenhypoplasie, Oesophagusstenose, Lebercirrhose, mentale Retardierung, sowie intrakranielle Calcifikationen sind ebenfalls häufig. In manchen Fällen führen geringe Traumen zu Knochenfrakturen. Auch gastrointestinale Störungen mit schmerzhaften Diarrhöen sowie Hepatosplenomegalie kommen vor.
Obwohl die Krankheit den Namen Dyskeratosis congenita (D.C.) trägt, erscheinen die Hautveränderungen erst allmählich in späten Kinderjahren oder noch später. Meist wird die Diagnose zwischen dem 5. und 7. Lebensjahrzehnt gestellt.
Die progressive Pancytopenie der Dyskeratosis congenita ist kaum von der des Fanconi-Syndroms zu unterscheiden. Die hämatologischen Veränderungen erscheinen in der 1. Lebensdekade, manchmal auch später. Sie kommen nach *Lorette* und Mitarb. in etwa einem Drittel der Fälle vor. Die Entwicklung schreitet von Thrombocytopenie zur Anämie, zuletzt zur Granulocytopenie fort.
Die Patienten leiden an ungewöhnlichen Infektionen, z.B. durch Cytomegalievirus oder Pneumocystis carinii, sowie an relativ früh auftretenden Neoplasmen. Haut- und Schleimhautcarcinome sind nicht selten. Letztere entwickeln sich aus den Leukoplakien. Infektionen und maligne Tumoren sind daher die Todesursachen.

Laboruntersuchungen
Die Anämie ist normochrom und normocytär, die Elektrophorese des Hämoglobins normal. Die Überlebenszeit der Erythrocyten ist verkürzt (18, statt 25 — 27 Tage). In Frühstadien ist das Knochenmark normal zellreich, dann hypercellulär, zuletzt zellverarmt. Die Anämie ist Androgen-, Steroid-, Folat- und B_{12}-resistent. Folgende Tests sind normwertig: Fett im Stuhl, die Serumkonzentrationen von Caroten, Cholesterin, Serumeisen und Bilirubin.
Das Karyogramm ist meist normal. Doch sind Fälle mit Abnormitäten bekannt *(Aquilar* u. Mitarb.). Im Falle von *Gianeti* war die DNS-Reparation der Zellen gestört. Vereinzelt wurde über Chromosomenbrüche berichtet.
Immunologisch werden häufig, aber nicht immer Störungen der humoralen und cellulären Immunität gefunden. Intracutantests zur Erfassung der cellulären Immunitätslage bleiben oft negativ; auch können die Patienten nicht DNCB-sensibilisiert werden. Die in vitro-Reaktionen der Lymphocyten auf Mitogene, wie PHA, Con-A und PWM, sind abgeschwächt. Autoptisch wurde eine Erschöpfung des lymphatischen Gewebes in den Lymphknoten gefunden.

Genetik

Die Dyskeratosis congenita wird nach *McKusick, Sirikavin* und *Trowbridge, Lorette* und Mitarb., *Womer* und Mitarb. X-chromosomal recessiv vererbt. Oft werden Brüder befallen. Es kommen aber auch Erkrankungen beim weiblichen Geschlecht vor; dabei werden meist nur Haut- und Mundschleimhautmanifestationen gefunden. So hatte in 2 Fällen von *Womer* und Mitarb. die Mutter nur Leukoplakien der Mundschleimhaut; bei einem weiteren Patienten dieser Autoren wies die Mutter ebenfalls eine Leukoplakie der Mundschleimhaut auf. Manche Autoren glauben daher, daß die wenigen weiblichen Fälle, bei Konsanguinität der Eltern, doch auf eine autosomal-recessive Erblichkeit der Dyskeratosis congenita hindeuten *(Wise).*

McKusick, der X-chromosomale Heredität der Dyskeratosis congenita annimmt (1975), wundert sich darüber, daß die von *Sorrow* und *Hitch* beschriebene, an einem Vaginal- und Cervicalcarcinom verstorbene Patientin einwandfreie Symptome von Dyskeratosis congenita aufwies. Auch *Witkowski* und *Prokop* nehmen zwar einen X-chromosomal recessiven Erbgang an, schließen aber wegen der bestehenden Konsanguinität der Eltern in manchen Fällen einen autosomal-recessiven Erbmodus nicht aus. Neuerlich beschrieben *Tschou* und *Kohn* 6 Fälle in einer Familie, 5 Patienten waren weiblichen Geschlechts. Sie postulierten daher einen autosomal-dominanten Erbgang. Interessanterweise waren die Eltern der Patienten in einem Ast der Familie Cousinen 2. Grades. Eine erkrankte Tocher dieser Eltern hatte ebenfalls eine kranke Tochter und noch 2 Söhne, von denen der ältere als fraglicher Fall galt. Die Eltern der genannten Frau in dem anderen Ast der Familie waren ebenfalls blutsverwandt: der Onkel der erwähnten Kranken heiratete seine erste Cousine und hatte 3 blinde Söhne und eine Tochter mit D.C. Drei jüngere Töchter und ein Sohn waren gesund. Während die Krankheit in diesem Ast der Familie autosomal-recessiv erblich zu sein scheint, besteht in dem zuvor erwähnten Ast der Familie, mit 5 befallenen und einem fraglichen Fall, sehr wahrscheinlich eine Pseudodominanz. Es ist anzunehmen, daß die Eltern der 3 befallenen Töchter und eines befallenen Sohnes heterozygote Genträger waren, die Tochter der erkrankten Frau homozygot, also manifest erkrankt war. Obwohl also *Tschou* und *Kohn* in dieser Familie autosomal-dominanten Erbgang postulieren, dürfte dies nicht dem tatsächliche Erbgang − autosomal-recessiv − entsprechen. Autosomal-recessiven Erbgang postulieren auch *Lorette* und Mitarb., sowie *Mills* und Mitarb., die je zwei Brüder mit D.C. beschrieben.

Nach all dem ist zu fragen: ist die D.C. nicht eine heterogene Entität? Wird diese Frage mit „ja" beantwortet, so ist auch die Frage berechtigt, ob nicht die autosomal-recessive Form der D.C. mit der Pancytopenie von *Fanconi* identisch ist, da diese ebenfalls autosomal-recessiv vererbt wird.

Differentialdiagnose

Bei der Fanconi-Anämie ist Daumenhypoplasie ein hinweisendes Symptom, während weder Leukoplakie, noch Nageldystrophie dabei vorkommen. Leukokeratose der Mundschleimhaut und Blasen an den Gliedern werden auch bei der Pachonychia congenita beobachtet; bei dieser kommen Pigmentationen nicht vor; die Nägel sind frühzeitig stark verdickt und dunkel. Oft sieht man schon bei der Geburt atypische Zähne. Die Stimme ist heiser *(Jackson u. Lawler).*

Leukoplakien der Mund- und Analschleimhaut sollen wegen der Möglichkeit einer neoplastischen Entwicklung früh excidiert werden. Im übrigen ist eine strenge und kontinuierliche Überwachung der Patienten angezeigt, da sich Neoplasmen auch in anderen Regionen und Organen entwickeln können. *Strempel* und Mitarb. versuchten bei einem 21jähr. Patienten eine Therapie mit aromatischem Retinoid (täglich 60 mg Tigason® während 6 Monaten). Die Leukoplakie des Gaumens schwand vollständig, die der Zunge und die ichthyosiformen Veränderungen der Haut sprachen nicht an. Für die Zungenveränderungen wurde daraufhin eine Mundsalbe mit 0,1 % Vitamin A-Säure verordnet und eine systemische Tigason-Therapie von tgl. 25 mg fortgeführt.

Ob die allogene Knochenmarks-Transplantation eine erfolgreiche Methode der hämatologischen Veränderungen darstellt, können erst weitere Erfahrungen zeigen *(Lemarchand-Venencie).*

Werner-Syndrom − Synonym: Progeria adultorum

Klinisches Bild

Die Patienten sehen bis zu ihrem 13. bis 16. Lebensjahr normal aus. Nach dieser Zeit wachsen sie nicht mehr, ihr Gewicht ändert sich nicht. Um das 20. Lebensjahr − manchmal auch früher − kommt es zur Alopecie. Die Patienten verlieren die Kopfhaare, die Augenbrauen, Axillar- und Pubeshaare. Weißhaarigkeit kann auftreten.

Das subcutane Fett verschwindet, die Haut (besonders des Gesichtes und der Extremitäten) wird atrophisch. Es entwickelt sich eine Art Vogelgesicht.

Die Extremitäten werden äußerst dünn. Die Haut wird glänzend, atrophisch; man sieht Teleangiektasien, Hyper- und Hypopigmentationen, außerdem sklerodermieartige Veränderungen, sie wird poikilodermatisch. Die Haut liegt den Knochen eng an. An Stellen, die besonderem Druck ausgesetzt sind wie die Fußsohlenhaut, entwickeln sich hyperkeratotische Herde. Hier und an den Malleolen können sehr torpide Ulcerationen auftreten.

Die Nägel sind atrophisch fragil, manchmal fehlen sie. Es kann juvenile Katarakt entstehen. In etwa 25% der Fälle entsteht Exophthalmus infolge Reduktion des periorbitalen Fettgewebes und Lidretraktion. Es kann zu Irisatrophie, Teleangiektasien der Chorioidea, Retinitis pigmentosa und atherosklerotischen

Veränderungen am Fundus kommen. Die Stimmlage ist hoch und rauh. Am Larynx können sich weiß-fleckige Herde entwickeln. Etwa 30% der Kranken leiden an Diabetes mellitus (latente oder insulinresistente Form). Aortenverkalkung und allgemeine Atherosklerose können sich entwickeln.
Man findet oft eine Hypoplasie der inneren und äußeren Genitalien.
Kryptorchismus oder verspäteter Descensus sind nicht selten. Die Menstruation tritt später als normal auf, kann aber auch früher auftreten.
Die Brüste der Frau sind unentwickelt. Die Menopause erscheint oft vor dem 30. Lebensjahr. Die Eierstöcke, die Nieren, die Nebennieren, die Schilddrüse, die Parathyreoidea, die Hypophyse, die Leber und das Gehirn können pathologisch verändert sein *(Kaloustian u. Kurban)*. Die Intelligenz ist meist normal, doch sind die Patienten emotionell unreif, hartnäckig, irritabel. Wie man sieht, ist das Werner-Syndrom ein äußerst kompliziertes Krankheitsbild, die Symptome weisen eine Beteiligung aller Gewebsstrukturen auf. Es handelt sich also nicht um die Folgen einer Bindegewebsstörung. In etwa 10% der Fälle entwickeln sich bei den Patienten solide Neoplasmen wie Leber-, Mamma- und Schilddrüsencarcinom, Uterussarkom, Meningiome. Selten treten Hautcarcinome auf, Fibrosarkome kommen öfter vor.
Melanome sind äußerst selten, auf 140 publizierte Fälle ein Melanom *(Gilchrest)*. Im Falle *Salomons* und Mitarb. war die Reaktion der Haut auf PPD und Trichophytin negativ, auch die Zahl der T-Lymphocyten war kleiner als normal.
Auch *Djawari* und Mitarb. fanden bei einer 39jähr. Frau keine Hautreaktion auf PPD, Candidin und Trichophytin.
Der Lymphocytentransformationstest wies erniedrigte Werte auf, doch war die Zahl der T-Lymphocyten normal. Diese Fälle von Werner-Syndrom hatten zur Zeit der Beobachtung keine Neoplasmen, doch war diese celluläre Immunität affiziert. Andererseits fanden *Nakao* und Mitarb. bei 3 Patienten keine abnormen Immunreaktionen, die Fibroblasten wiesen jedoch ein relativ geringes Wachstumspotential in vitro auf.

Differentialdiagnose
Bei dem Rothmund-Thomson-Syndrom entstehen Poikilodermie und Katarakt früher.
Die Symptome der Progerie von *Hutchinson* und *Gilford* treten früher auf, die Prognose der Progerie ist schwerer.
Die Lymphocytenkulturen haben eine kürzere Lebensdauer als normal.

Histologie
Die Epidermis scheint lichtoptisch normal oder atrophisch zu sein, die Follikelostien sind erweitert und mit Keratin verstopft. Die Basalzellen sind oft hyperpigmentiert.
Das kollagene Bindegewebe ist stellenweise dicht und färbt sich intensiv.
Die Zahl der Fibroblasten in der Cutis ist reduziert. Unwesentliche perivasculäre Infiltrate in der oberen Cutis.
Elektronenmikroskopisch fanden *Salamon* und Mitarb. abnorme Fibroblasten, um deren Kerne irreguläre Kavitäten bestanden. Das endoplasmatische Reticulum war dilatiert, nicht sehr entwickelt. Die Richtungen mancher Kollagenfibrillen waren irregulär, chaotisch orientiert, sehr krummlinig, zusammengerollt, oft an Draht erinnernd. Die Querstreifung der Kollagenfasern war erhalten und normal.

Spezielle Laboruntersuchungen
Die kultivierten Lymphocyten von Patienten mit diesem Syndrom weisen einen hohen Grad Thermolabilität der Enzyme Glucose-6-Phosphat-Dehydrogenase (G-6-PD), 6-Phosphogluconatdehydrogenase (6-PGD) und Hypoxanthinguaninphosphoribocyltransferase (HGPRT) auf.
Fibroblasten normaler Individuen haben signifikant niedrigere thermolabile Fraktionen der erwähnten Enzyme. Es besteht auch eine umgekehrte Korrelation zwischen den spezifischen Aktivitäten dieser Enzyme und der Höhe ihrer thermolabilen Fraktionen *(Goldstein u. Moerman)*.
Norwood und Mitarb. haben gezeigt, daß die Wachstumsfähigkeit der kultivierten Fibroblasten gering ist und daß die Kulturen kürzere Lebensdauer haben als die Fibroblasten gesunder gleichaltriger Personen. Es stellt sich die Frage, ob die Fibroblastenkultur von Werner-Heterozygoten anders als bei normalen Individuen beschaffen ist. *Norwood* und Mitarb. fanden extensiven Translokationsmosaizismus in der Fibroblastenkultur. Die Werner-Fibroblasten scheinen schneller als normal zu altern, die Zahl des Schwesterchromatidaustausches in den Kurzzeitkulturen von Lymphocyten und die Mitomycin-induzierte Steigerung entsprachen den Kontrollen *(Darlington u. Mitarb.)*.

Prognose
Die biologische Tauglichkeit der Werner-Patienten ist stark reduziert, besonders wegen des häufig vorkommenden primären Hypogonadismus.
Der Tod erfolgt meist in der 5. Lebensdekade. Der von *Salamon* und Mitarb. beschriebene Patient ist mit 42 Jahren noch am Leben.
1977 war er 156 cm groß und wog 38 kg, im April 1981 war er noch 152 cm groß und wog 32,5 kg. Die Therapie ist symptomatisch.

Wiskott-Aldrich-Syndrom – Synonym: Aldrich-Syndrom
Klinik
Es kommt im frühen Kindesalter zu Petechien und Blutungen aus dem Magendarmkanal. Thrombopenie ist sehr ausgeprägt. An der Haut erscheinen Symptome, die an die Veränderungen beim atopischen

Ekzem erinnern. Purpura ist keine Seltenheit. Es besteht auch eine ausgesprochene Disposition zu verschiedenen Infekten. Multiple Abscesse, zahlreiche Warzen, Sinusitiden, Otitis media und Pneumonien kommen sehr oft vor. Nach *Witkovski* und *Prokop* kommt es in etwa 10% der Fälle zur Entwicklung von lymphoretikulären Neoplasmen wie Reticulumzellsarkom und Lymphom.
Astrocytom ist auch beschrieben *(Amiet)*. Myelogene Leukämie kommt vor. Meist sterben die Kinder im Laufe der ersten Lebensjahre, oft infolge einer Pneumonie. Der älteste Patient war fast 15 Jahre alt.
Cooper und Mitarb. nehmen an, die grundlegende Störung bei diesem Syndrom liege in der Unmöglichkeit des Organismus, mit der Polysaccharid-Antigenen fertig zu werden. Chronische Stimulation des RES, in der Abwesenheit der Lymphocytenaktivation, führe zu einer progressiven Lymphocyten-Entleerung und Hyperplasie der reticuloendothelialen Zellen mit Lymphom als terminalem Ausgang. Die Incidenz von Lymphomen sei besonders groß.

Laborbefunde
Die Thrombopenie ist konstant. Es ist interessant, daß im Knochenmark die Zahl der Megakaryocyten normal oder sogar erhöht ist. Die Überlebenszeit der transfundierten Thrombocyten ist normal, jedoch bestehen Blutungen bei diesem Syndrom. Die Gammaglobuline im Serum sind im 1. Lebensjahr in normaler Konzentration vorhanden, nur IgE erhöht; doch ist der Wert der IgM später erniedrigt, während IgA und IgE erhöht gefunden wurden *(Fasth)*.
Die Werte von Anti-A- und Anti-B-Isoagglutininen sind auch erniedrigt. Chromosomenbrüche und Anomalien wurden beobachtet *(Gatti u. Good)*.
Die Homotransplantate werden in Fällen dieses Syndroms wesentlich später als normal abgestoßen (am 35. Tag nach der Transplantation). Die cellulären Immunitäts-Reaktionen (PPD, Trichophytin, DNCB) sind oft negativ; ebenso ist der Lymphocytentransformationstest oft gestört. Diese Erscheinungen sind die Folgen einer T-Zellenstörung, die offenbar durch das pathologische Gen bedingt wird. Anämie, Eosinophilie und Leukocytose kommen oft vor.
Klinisch gesunde Konduktorinnen sind an verminderten Thrombocytenzahlen bzw. anomaler Thrombocytenaggregation bei Adrenalingabe erkennbar. Die Patienten sollen auf spezifische Nahrungsmittelallergene untersucht werden, da die Eliminationsdiät of zu Besserungen führt *(Fasth)*.

Genetik
Der Erbgang des Wiskott-Aldrich-Syndroms ist X-chromosomal recessiv, es erkranken lediglich Knaben *(Aldrich* u. Mitarb.; *Levin* u. Mitarb.). Knabengeburten bei Konduktorinnen sollte man deshalb abwarten. Amniocentese in der 15. – 16. Woche ermöglicht die Bestimmung des fetalen Geschlechts.

Differentialdiagnose
Klinisch sind die Hautsymptome den Symptomen der seborrhoischen Dermatitis ähnlich, doch fehlen bei dieser die Blutungen, sowie die Infektionsanfälligkeit. Die atopische Dermatitis unterscheidet sich auch vom Wiskott-Aldrich-Syndrom durch das Fehlen dieser Symptome. Andererseits sind bei der erwähnten Dermatose Individuen beider Geschlechter befallen. Die atopische Dermatitis ist relativ oft auch mit einer Rhinitis atopica oder/und Asthma bronchiale vergesellschaftet; evtl. kommen diese Erkrankungen in der Familie der Erbkranken vor.

Prognose
Die Prognose des Wiskott-Aldrich-Syndroms ist sehr ernst.

Therapie
Antibiotica sind bei diesem Syndrom nutzlos. Angeblich sollten Knochenmarktransplantationen gut wirken (*Parman* und Mitarb.).
Die Behandlung mit dem Transfer-Faktor kann versucht werden *(Kaloustian* u. *Kurban)*. In einer Studie führt die lezterwähnte Behandlung zu früherem Auftreten der Nierenkrankheit (*Spitle* u. Mitarb.). Bei der Knochenmarktransplantation müssen Spender und Empfänger HLA-identisch sein. Dies kommt bei Geschwistern in 25% der Fälle vor. Falls Spender und Empfänger nicht HLA-identisch sind, kommt es zur GVH-Reaktion, die oft tödlich endet. Im Falle der Identität überlebt der Rezipient in 50% der Fälle *(Fasth)*.

Chediak-Higashi-Syndrom — Synonyma: Congenital gigantism of peroxidase granules; Hereditary gigantism of cytoplasm organelles.

Klinik
Die Hauptmerkmale des Chediak-Higashi-Syndroms (Ch.-H. S.) bei Kleinkindern sind: partieller Albinismus, Photophobie, wiederholte pyogene Infektionen mit Staphylo- und Streptokokken; bleiche Augenfundi, terminale Hepatosplenomegalie und Inklusionen in den weißen Blutkörperchen des peripheren Blutes, sowie in den Knochenmarkzellen *(Kersting)*.
Das letzte Phänomen ist für dieses Syndrom pathognomonisch.
In der terminalen Phase ihres Lebens weisen die Kranken Symptome massiver Infektionen und intermittierender Agranulocytose, sowie lymphomähnliche Schwellungen der Leber und Milz auf. Manchmal bestehen auch Symptome cerebraler Degeneration und histiocytärer Infiltration der Hirnnerven und peripheren Nerven. Etwa um das 5. Lebensjahr entwickelt sich oft eine progressive Neuropathie, die sich in Konvulsionen manifestieren kann.

Der Gang ist breitbasig, stampfend, begleitet von Muskelschwäche (*Witkop* et al.). Die Haut der Patienten ist hell; sie verbrennt leicht; die Haarfarbe variiert von hellblond bis brünett; oft besteht ein graublauer metallischer Farbton *(Frank);* die Netzhaut ist bleich, die Iris enthält Pigment. Oft besteht Photophobie. Horizontaler Nystagmus kommt oft vor. Weiter findet man im Cytoplasma der Leukocyten große Granula und dies scheint der Hauptdefekt des Syndroms zu sein: die systemischen Folgen dieses Defekts sind schwer und bestehen in rezidivierenden Infektionen.
Blutungen kommen oft vor und führen vor dem 10. Lebensjahr zum Tode.
Nur eine kleine Zahl der Patienten lebt bis zu dem 20. Lebensjahr.
Ältere Kinder sterben meist an malignem Lymphom.

Laborbefunde
Die hämatologischen Befunde sind konstant. Mit der Zeit kommt es zu Anämie, Thromboxytopenie und absoluter Neutropenie. Wie schon erwähnt, handelt es sich um abnorme Granulationen in den Leukocyten des peripheren Blutes und des Knochenmarks. Diese Granulationen sind immer präsent, doch in variablem Grade.
Während der Remissionen ist es schwer, die cytoplasmatischen Einschlüsse zu finden; andererseits findet man sie ante finem in etwa 40−50% der peripheren Neutrophilen, Eosinophilen und Lymphocyten. Zu dieser Zeit besteht auch eine Pancytopenie *(Stegmeier* u. *Schneider)*. Die cytoplasmatischen Einschlüsse in den Blut- und Knochenmarkzellen haben diverse Formen: es sind die sogenannten Doehle-ähnlichen Körper in den Neutrophilen; in den Eosinophilen haben sie die From von großen eosinophilen Körnern; in den Lympho- bzw. Monocyten haben sie die Form von prächtigen orangeroten runden Einschlüssen.
In den Zellen des Knochenmarks sind die cytoplastmatischen Inklusionen oft von einer hellen Zone umgeben. Die Doehle-ähnlichen Körper in den Neutrophilen sind Peroxidase-positiv und sehr groß. Die Größe der Inklusionen variiert von 1−4 μ; deren Zahl variiert auch, abhängig von der Schwere der Krankheit (s.o.).
Stegmaier und *Schneider* fanden bei den Eltern ihres Patienten, sowie bei seinen nicht affizierten Geschwistern keine abnormen Granulationen der Leukocyten. Andere Autoren, wie *Kritzler* und Mitarb., *Spencer* und *Hogan,* fanden die Einschlüsse in den Lymphocyten und Neutrophilen klinisch nicht affizierter Geschwister der Patienten.
Kersting stellt die Frage, ob nicht alle an totalem oder partiellen Albinismus erkrankten Personen diese Anomalie haben. In den kultivierten peripheren Leukozyten eines 7-jährigen Kranken fanden Blume und Mitarbeiter die spezifischen Einschlüsse.
Sogar in den kultivierten Leukozyten seines Vaters (obligat heterozygot), erhielten die erwähnten Autoren denselben Befund.
Zwei Kulturen der homozygoten Linie entstanden am 48. bzw. 62. Tag der Kultivierung; die heterozygote Linie erschien am 75. Tag. Die Zellen der beiden Linien wiesen diese anomalen Einschlüsse auf, die sich mit der PAS- bzw. Oil red-Färbung darstellen ließen.
Diese Organellen enthielten saure Phosphatase, doch keine Peroxidase. Nach Vitalfärbung mit Euchrysine konnte man sehr große glänzende, orangefarbige, fluorescierende lysosomale Granula in den Zellen der homozygoten Linie nebst kleineren finden.
Die Mehrzahl der fluorescierenden Körner in der heterozygoten Linie war von normaler Größe, obwohl man auch abnorm große fluorescierende Körner finden konnte. Diese Lysosomen-ähnlichen Organellen fand man auch in den Zellen der Mundschleimhaut, Bauchspeicheldrüse, Leber, Milz, Niere, Haut und der Regenbogenhaut des Auges (*Myers* und Mitarb.).
Der Mechanismus der Entstehung der Inklusionen ist unbekannt; man vermutet einen Defekt der Membranfusion.
Laregue und Mitarb. beschrieben des Phänomen silberner Haare bei Kindern. Die grau-silberne Haarfarbe erscheint in der Kindheit. In der Mehrzahl der Fälle koexistiert diese Anomalie mit der autosomal recessiv-erblichen Anomalie der Leukocyten, die mit einer stark erhöhten Infektionsanfälligkeit einhergeht.
Die Patienten leiden an rezidivierenden Infektionen, sind febril, die Hämokulturen sind oft negativ. Es bestehen Hämorrhagien, Hepatosplenomegalie und Pancytopenie. Zahlreiche Organe, so die Leber, die Milz, das ZNS, sind mit unreifen Zellen und Histiocyten infiltriert. Mikroskopisch sind die Haare transparent, mit grobklumpigem Pigment, das nicht homogen verteilt ist.
Der Diameter der Haare ist regelmäßig, ihre Morphologie ist normal. Die Pigmentation der Haut ist normal. Die Irisfarbe blau oder kastanienbraun, entsprechend der Augenfarbe der Eltern. Keine neurologischen Symptome.
In den Leukocyten wurden fast 100% pathognomonische Inkulsionen gefunden. Die Phosphatase-Reaktion der Leukocyten war positiv. Die Leukocyten waren Sudan-schwarz-, Esterase- und Peroxidase-positiv. Es wurde in 4 von 9 Fällen die Diagnose des Chediak-Higashi-Syndroms gestellt. Die intradermalen Tests auf Tuberkulin, Candidin und Varidase waren positiv; die Zahl der T- und B-Lymphocyten normal.
Weder die Cortisontherapie, noch die mit Vitamin C und Levamisol waren erfolgreich. 3 Patienten starben.

Histologie
Lichtoptisch findet man in den Excidaten der Haut kein Melanin.
Der Tyrosinase-Test mit Dopa als Substrat zeigt zerstreute dunkle Melanocyten an der dermo-epidermalen Junktion (*Stegmaier u. Schneider*).

Elektronenoptisch finden diese Autoren „degenerierte Inklusionen" auch in den Zellen des Epithels.
Weiter fanden sie in den großen Körnern der Neutrophilen feingranuläre Strukturen, die sich außer einigen Streifen nicht von den granulären Formationen, die man gewöhnlich in diesen Zellen bei elektronenmikroskopischen Untersuchungen findet, unterscheiden. Die Melanosomen sind meist von abnormer Form und Größe und werden in den Melanocyten in Agglomeraten gespeichert. Die Melanosomen-Komplexe sind in den Keratinocyten auch groß *(Frenk)*.
Die Elektronenmikroskopie der Melanocyten der Haarbulbi zeigt, daß die Körnchen groß und zahlreich sind. Jedes Körnchen hat eine eigene Membran.
Die Melanosomen sind etwa 2–3mal so groß und ungefähr 2mal so lang wie die normalen Melanosomen. Melanin war vorhanden, doch war seine relative Konzentration in den größeren Melanosomen kleiner als in den normalen *(Windhorst* u. Mitarb.).
Die Grundlage der Pigmentanomalie bei diesem Syndrom liegt in der strukturellen Anomalie der Melanosomen, wahrscheinlich in ihren Lipoproteinmembranen (s. bei Gilvers).

Genetik
Das Ch.-H.-S. ist autosomal-recessiv erblich *(McKusick; Witkowski* u. *Prokop; Kritzler* u. Mitarb.).
Es ist interessant, daß das Leiden auch bei Nerzen und Hornvieh vorkommt (Padgeth und Mitarbeiter) und autosomal rezessiv erblich ist. Auch bei diesen Tieren können sich im Laufe der Krankheit Lymphome entwickeln.

Differentialdiagnose
Von den verschiedenen Formen des oculo-cutanen Albinismus kann man das Chediak-Higashi-Steinbrink-Syndrom mittels der erwähnten Labormethoden unterscheiden (spezifische Anomalien des Blutbildes und lysosomale, peroxidasepositive Einschlüsse in den Leuko- und Lymphocyten). Sogar die Heterozygoten lassen sich an Granula in kultivierten Lymphozyten nachweisen. Die pränatale Diagnose ist aufgrund der Inklusionen in den Amnionzellen möglich.

Prognose
Die Prognose des Leidens ist äußerst schwer.
Keine erfolgreiche Therapie des Syndroms ist bekannt.
Man kann eine Steroidtherapie kombiniert mit Gaben von Gammaglobulin versuchen.

Literatur

1) *Aguilar, A R, Gomez, F, Sierra, R T et al.:* Dyskeratosis congenita Zinsser-Cole-Engman form with abnormal karyotype. Dermatologica (Basel) 148, 98–103 (1974). – **2)** *Aldrich, R A, Steinberg, A G, Campbell, D C.:* Pedigree demonstrating a sex-linked recessive condition characterized by draining ear, eczematoid dermatitis and bloody diarrhea. Pediatrics 13, 133–139 (1954). – **3)** *Amiet, A.:* Aldrich's Syndrome: A report of two cases. Ann. Paediat. 201, 315–318 (1963). – **4)** *Arthuis, M.* In: Debré-Lelong: Paediatrie. Flammarion (Paris). Mis au jour 1971. – **5)** *Auerbach, A D, Wollmann, S R.:* Susceptibility of Fanconi's anaemia fibroblasts to chromosome damage by carcinogens. Nature (Lond.) 261, 494–496 (1976). – **6)** *Bari-Kolata, G.:* Testing for cancer risk. Science 207, 967–969 (1980). – **7)** *Bartram, C, Koske-Westphal, A, Passarge, E.:* Chromatid interchange in Ataxia telangiectasia, Bloom syndrome. Werner syndrome and Xeroderma pigmentosum. Ann. hum. Genet. 40, 79–86 (1976). – **8)** *Bloom, D.:* The syndrome of congenital telangiectatic erythema and stunted growth. J. Pediat. (St. Louis) 68, 103–113 (1966). – **9)** *Blume, R S, Glade, P R, Gralnick, H R et al.:* The Chediak-Higashi syndrome: continuous suspension cultures derived from peripheral blood. Blood 33, 821–832 (1969). – **10)** *Bryant, E M, Hoehn, H, Martin, G M.:* Normalisation of sister chromatid exchange frequencies in Bloom syndrome by euploid hybridisation. Nature (Lond.) 279, 795–796 (1979). – **11)** *Butterworth, T, Strean, L P.:* Clinical genodermatology. Williams and Wilkins Co. Baltimore (1962). – **12)** *Carter, D M.:* Human diseases characterized by heritable DNA instability. In: Birth defects. Vol. XVII, Nr. 2, 117–128. March of Dimes Foundation (1981). – **13)** *Chaganti, R S K, Schonberg, S, German, J.:* A manifold increase in sister chromatid exchanges in Bloom's syndrome lymphocytes. Proc. nat. Acad. Sci. (Wash.) 71, 4508–4512 (1974). – **14)** *Cole, H N Jr.:* Dyskeratosis congenita. Arch. Derm. (Chicago) 73, 130–131 (1956). – **15)** *Cooper, M D et al.:* cit. bei Peckham. – **16)** *Darlington, G J, Dutkowski, R, Brown, W T.:* Sister chromatid exchange frequencies in progeria and Werner syndrome patients. Amer. J. hum. Genet. 33, 762–766 (1981). – **17)** *Djawari, D, Lukaschek, E, Jecht, E:* Altered cellular immunity in Werner's syndrome. Dermatologica (Basel) 161, 233–237 (1980). – **18)** *Dutan, G.:* J. gen. Hum. 23, 281–299 (1975). – **19)** *Elmore, E, Swift, M.:* Growth of cultured cells from patients with Fanconi anemia. Genet. abstr. 8 (9), 186 (1976). – **20)** *Eugman, A.:* Unique case of reticular pigmentation of the skin with atrophy. Arch. Derm. Syph. 13, 685–686 (1926). – **21)** *Fasth, A.:* Immunodeficiency in children with special reference to skin symptoms. Acta derm.-vener. (Stockh.) Suppl. 95, 13–19 (1981). – **22)** *Frenk, E.:* Albinismus und andere genetisch bedingte oder fleckig disseminierte Hypopigmentierungen der Haut. Hautarzt 33, 89–95 (1982). – **23)** *Gatti, R A, Good, R A.:* Occurrence of malignancy in immunodeficiency diseases. A literature review. Cancer (Philad.) 28, 89–98 (1971). – **24)** *Garb, J.:* Dyskeratosis congenita with pigmentation, dystrophia unguium and leukoplakia oris. Arch. Derm. (Chicago) 77, 704–712 (1958). – **25)** *German, J.:* Bloom's syndrome I. Genetical and clinical observations in the first twenty-seven patients. Amer. J. hum. Genet. 21, 196–227 (1969). – **26)** *Giannetti, A, Seidenari, S.:* Dyskeratosis congenita. Dermatologica (Basel) 160, 113–117 (1980). – **27)** *Gilchrest, B A.:* Premature aging syndromes affecting the skin. In: Birth defects. Vol. XVII, Nr. 2, 227 – 241. Arch of Dimes Foundation (1981). – **28)** *Goldstein, S, Moerman, E J.:* Defective proteins in normal and abnormal human fibroblasts during aging in vitro. Interdisc. Topic. Geront. Vol. 10, 24 – 43. Karger (Basel) (1976). – **29)** *Goto, M, Tanimoto, K, Hariuchi, Y et al.:* Family analysis of Werner's syndrome. Zbl. Haut- u. Geschl.-Kr. 145 (3), 201 – 202 (1981). – **30)** *Hecht, F.:* cit. bei Bari-Kolata. – **31)** *Hecht, F, Keler, R D, Rigos, D et al.:* Leukemia and lymphocytes in ataxia-teleangiectasia. Lancet II, 1193 (1966). – **32)** *Hustin, T N Y, Ter Haar, B G A, Scheres, I M J C.:* Bloom's syndrome in two Dutch families. Clin. Genet. 12, 85 – 96 (1977). – **33)** *Jackson, A D M, Lawler, S D.:* cit. bei Wise. – **34)** *Kaloustian, V M, Kurban, A K.:* Genetic disease of skin. Berlin, Heidelberg, New York: Springer 1979. – **35)** *Kersting:* Diskussion zur Arbeit Stegmaier und Schneider. – **36)** *Kidson, C.:* Disease of DNA repair. In: Clinics in haematology 9 (1). Saunders Co., London, Philadelphia, Toronto (1980). – **37)** *Kosorić, D, Vujisić, Z, Šator, Z.:* Problem terapije aplastične anemije Fonkonijevog tipa. X. jubil. pedijatr. dani SRBiH, 257 – 260 (1970). – **38)** *Kritzler, R A, Terner, J Y, Lindenbaum, J.:* Chediak-Higashi syndrome. Cytologie and serum lipid observations in a case and family. Amer. J. Med. 36, 583 – 594 (1964). – **39)** *Krebs, E, Hartmann, E, Thiebaut, F.:* cit. bei Wise. – **40)** *Landau, J W, Sasaki, M S, Newcomer, V D et al.:* Bloom's syndrome. The syndrome of teleangiectatic erythema and growth retardation. Arch. Derm. (Chicago) 94, 687 – 694 (1966). – **41)** *Lemarchand-Venencie, F, Gluckman, E, Devergie, A et al.:* Syndrome de Zinsser-Cole-Engmann. Forme complete avec atteinte hématologique sévere traitée par greffe de moelle osseuse allogénique. Ann. Derm. Vénér. (Paris) 109, 783 – 784 (1982). – **42)** *Levine, A S, Spitter, L E, Stiles, D P et al.:* Wiskott-Aldrich syndrome – a genetically determined cellular immunologic deficiency: Clinical and laboratory responses to therapy with transfer factor. Proc. nat. Acad. Sci. (Wash.) 67, 825 – 828 (1970). – **43)** *Lorette, G, Guérois, M, Arbeille-Brassart, B et al.:* Dyskeratose congénitale de Zinsser-Cole-Engman chez deux frères. Ann. Derm. Vénér. (Paris) 107, 799 – 805 (1980). – **44)** *Lynch, H T.:* Hereditary factors in carcinoma. Berlin, Heidelberg, New York: Springer 1967. – **45)** *Malleville, J, Le Roy, I M, Diard, A et al.:* Une association inédite: dyskeratose de Zinsser-Cole-Engman, syndrome de Klippel-Feil et malformation de Sprengel. Ann. Derm. Vénér. (Paris) 107, 1207 – 1211 (1980). – **46)** *McKusick, V A.:* Mendelian inheritance in man: Hopkins Univ. Press. Baltimore, London (1975). – **47)** *Milgrom, H, Stoll, H L, Crissey, J T.:* Dyskeratosis congenita. Arch. Derm. (Chicago) 89, 345 – 349 (1964). – **48)** *Mills, S E, Cooper, P H, Beacham, B E et al.:* Intracranial calcification and dyskeratosis congenita. Arch. Derm. (Chicago) 115, 1437 – 1439 (1979). – **49)** *Muench, K H.:* The genetic basis for human disease. Elsevier, New York, Oxford (1979). – **50)** *Myers und Mitarb.:* cit. bei Blume. – **51)** *Nakao, J, Kishihara, M, Yoshimi, H et al.:* Werner's syndrome in vivo and in vitro characteristics as a model of aging. Exc. Med. sec. 34 (3), 133 – 134 (1980). – **52)** *Norwood, T H, Hoehn, H, Salk, D et al.:* Cellular aging in Werner's syndrome. J. inve St. Derm. 73, 92 – 96 (1979). – **53)** *Obeid, D A.:* Oxymetholon hepatic tumors and chromosomal aberratio associated with Fanconi anemia. Leukemic transition. Cancer (Philad.) 46, 1401 – 1404 (1980). – **54)** *Padget GA, Leader, R W, Gorham J R et al.:* The familial occurrence of the Chediak-Higashi syndrome in mink and cattle. Genetics 49, 505 – 512 (1964). – **55)** *Parkman, R, Rappaport, J, Geha, R et al.:* Complete correction of the Wiskott-Aldrich syndrome by allogeneic bone-marrow transplantation. New Eng. J. Med. 298, 221 – 227 (1978). – **56)** *Peterson, R D A, Kelly, W D, Good, R A.:* Ataxia teleangiectasia – its associations with defective thymus, immunological deficiency disease and malignancy. Lancet I, 1189 – 1193 (1964). – **57)** *Šalamon, T, Bogdanović, B, Lazović-Tepavac, O et al.:* Werner's syndrome and the cellular immune reactions. Acta derm.-vener. (Stockh.) 58, 543 – 546 (1978). – **58)** *Šalamon, T, Gackić-Korić, A, Lazović-Tepavac, O.:* Light and electron microscope investigations on the dermis in Werner's syndrome. Ann. ital. Derm. clin. sper. 33, 67 – 75 (1979). – **59)** *Sawitsky, A, Bloom, D, German, J.:* Chromosomal breakage and acute leukemia in congenital teleangiectatic erythema and stunted growth. Ann. intern. Med. 65, 487 – 495 (1966). – **60)** *Schimke, R N.:* Genetics and cancer in man. Churchill, Livingstone. Edinburgh, London, New York (1978). – **61)** *Schnyder, U W.:* Erbliche Gefäßmäler, Teleangiektasien und Lymphödeme. In: Hdb. der Haut-Geschlkr. Ergänzungswerk, VII. Heidelberg: Springer 1966. – **62)** *Schuster, S.:* In Dermatology in relation to general medicine. Price's textbook of the practice of medicine XII. Ed. Oxford Univ. Press, Oxford, New York, Delhi (1978). – **62 a)** *Selanowitz, V J, Van Voolen, G A.:* Fanconi's anemia and dyskeratosis congenita. JAMA 216, 2015 (1971). – **63)** *Silver, W K.:* The coat colors of mice. Springer, Berlin, Heidelberg New York: Springer 1979. – **64)** *Sirinayin, C, Trowbridge, A A.:* Dyskeratosis congenita: clinical features and genetic aspects. J. med. Genet. 12, 339 – 354 (1975). – **64 a)** *Sorrow, J M, Hitch, J M.:* Dyskeratosis congenita. First report of its occurrence in a female and review of the literature. Arch. Derm. (Chicago) 88, 340 – 347 (1963). – **65)** *Spencer, W H, Hogen, M J.:* Ocular manifestations of Chediak-Higashi syndrome. Amer. J. Ophthal. 50, 1197 – 1203 (1962). – **66)** *Spitler, L E, Wray, B B, Mogerman, S et al.:* Nephropathy in the Wiskott-Aldrich syndrome. Pediatrics 66, 391 – 398 (1980). – **67)** *Stegmaier, O C, Schneider, L A.:* Chediak-Higashi syndrome. Arch. Derm. (Chicago) 91, 1 – 8 (1975). – **68)** *Strong, L C.:* Genetic consideration in pediatric oncology. In: Sutow, W W.: Clinical pediatric oncology. Mosby et Co. St. Louis, II. Ed. (1977). – **69)** *Swift, M K, Hirschhorn, N.:* Fanconi's anemia: inherited susceptibility to chromosome breakage in various tissues. Ann. intern. Med. 65, 496 – 503 (1966). – **70)** *Swift, M.:* Fanconi anemia in the genetics of neoplasia. Nature (Lond.) 230, 370 – 373 (1971). – **71)** *Swift, M.:* Genetic syndromes and predisposition to malignant neoplasms. Int. J. Derm. 14, 733 – 734 (1975). – **72)** *Swift, M.:* Malignant neoplasms in heterozygons carriers of genes for certain autosomal recessive syndromes. In: Mullvihill J J et al.: Genetics of human cancer. Raven Press. New York, 1977. – **74)** *Strempel, H, Klein, G, Friedrich, H C.:* Dyskeratose congénital. Essais thérapeutiques. Ann. Derm. Vénér. (Paris). 110, 145 – 148 (1983). – **75)** *Taylor, A M R, Harnden, D G, Arlett, C F et al.:* Ataxia telangiectasia: a human mutant with abnormal radiation sensitivity. Nature (Lond.) 258,

427—429 (1975). — **76)** *Touraine, A.:* L'hérédité en médecine. Masson (Paris) 1955. — **77)** *Tshou, P, Kohn, T.:* Dyskeratosis congenita: an autosomal dominant disorder. J. Amer. Acad. Derm. 6, 1034—1039 (1982). — **78)** *Windhorst, D B, Zelickson, A S, Good, R A.:* Chediak- Higashi syndrome: hereditary gigantism of cytoplasmic organelles. Science 151, 81—83 (1966). — **79)** *Wise, D.:* Hereditary disorders of connective tissue. In: J. Jadasshohn's Hbd. der Haut- u. Geschlkr. VII. Springer, Heidelberg (1966). — **80)** *Witkop, C J jr., Quevedo, W C, Fitzpatrick, T B.:* Albinism. In: Stanbury, J et al.: The metabolic basis of inherited disease. McGraw Hill. IVe (1978). — **81)** *Witkowski, R, Prokop, O.: Genetik erblicher Syndrome und Mißbildungen. Akademie-Vlg, Berlin (1983).* **—82)** *Womer, R, Clark, J E, Wood, P et al.:* Dyskeratosis congenita: Two examples of this multisystem disorder. Pediatrics 71, 603—609 (1983).

Immunologische und virologische Befunde bei japanischen Patienten mit Adult T-cell leukemia

K. Nishio

Department of Dermatology, School of Medicine,
University of Occupational and Environmental Health,
807 Kitakyushu, Japan
(Direktor: Prof. Dr. med. K. Nishio)

Zusammenfassung

Als Adult T-cell leukemia (ATL) ist eine besonders in Japan endemisch gehäufte Sonderform der T-Cell-Leukämie in den letzten Jahren erkannt und immunologisch sowie virologisch schrittweise aufgeklärt worden. Die Erkrankung wird durch ein Retrovirus vom Typ HTLV-I hervorgerufen, das ebenso wie andere HTLV-Typen Inducer-T-Zellen angreift und zur malignen Transformation der Zellen führt. In der gemischten Lymphocytenkultur unterdrücken diese Zellen aber die durch Mitogen-Stimulation hervorgerufene B-Zell-Differenzierung, entfalten in dieser Hinsicht also eine Suppressor-Aktivität. Für die immunserologische Diagnose von ATL ist der Nachweis von anti-ATLA-Antikörpern im Blutserum wichtig. In den letzten Jahren konnte als Ursache ein Retrovirus vom Typ HTLV-I gesichert werden. Anhand der Strukturanalyse des in die Wirtszell-DNA integrierten Provirus-Genoms ergeben sich auch molekularbiologische Modellvorstellungen über den Entstehungsmechanismus der ATL. Die Gründe für das unterschiedliche onkogene Potential der verschiedenen HTLV-Typen sind jedoch noch ungeklärt.

Summary

Increasing research work has recently been performed on ATL cells in different fields. According to immunological studies ATL cells could be characterized as inducer/helper cells. However, using PWM stimulation of B cells a suppressor activity of ATL cells could be achieved. Concerning cytogenetic analysis, an increased rate of chromosomal aberrations in ATL cells was found. The occurrence of anti-ATLA antibodies in the serum of ATL patients is important for the definite diagnosis of ATL, especially in areas non-endemic for ATL Virus. There is meanwhile good evidence for identity of ATLV and type I of human T-lymphotrophic virus (HTLV-I), which proved to be the causative agent of ATL. As belonging to the group of oncogenic RNA retroviruses, HTLV-I is able to insert cDNA into the genom of the infected host cells. Having been integrated into a non-specific region of the cellular DNA genom, cDNA can not be regarded as part of the endogenous genom (oncogenic provirus). In this paper some results of recent studies concerning immunological and DNA-molecular properties of ATL cells and HTLV-I resp., are presented.

Nachdem *Takatsuki* et al. (18, 19) als „Adult T-cell leukemia" (ATL) eine klinische und pathologische Sonderform der T-Zell-Leukämie 1976 erkannten, sind eingehende immunologische und virologische Untersuchungen über das Wesen dieser besonders in Südjapan gehäuft auftretenden Erkrankung durchgeführt worden. Zwischen 1978 und 1981 gelang *Miyoshi* et al. (7, 8) in der gemischten Lymphocytenkultur von ATL-Zellen und gesunden Lymphocyten aus Nabelschnurblut die Charakterisierung mehrerer Zelllinien und der Nachweis der Abstammung der ATL-Zellen aus peripheren T-Lymphocyten vom Inducer/ Helfer-Typ. Unter Benutzung dieser Zellinien konnten *Hinuma* et al. im Serum der ATL-Pat. einen gegen ATL-assoziiertes Antigen gerichteten Antikörper nachweisen und aus den Zellinien ursächliche Retroviren isolieren, die zunächst als ATLV bezeichnet wurden (4, 7, 28). 1982 faßten *Yoshida* et al. (29, 30) die Ergebnisse der molekularbiologischen Untersuchungen dieses Virus folgendermaßen zusammen:

- ATLV haben den Charakter von C-Typ-Retroviren.
- ATLV wird mittels seiner „reverse transcriptase" als Provirus-DNA in die DNA der Wirtszelle wahllos integriert.
- ATLV ist identisch mit HTLV, das von *Gallo* et al. bei Pat. mit „cutaneous T-cell lymphoma" entdeckt wurde.

Derzeit werden beide Viren unter der Nomenklatur HTLV-I zusammengefaßt. Innerhalb der virologischen „HTLV-Familie" werden zum gegenwärtigen Zeitpunkt drei Haupttypen unterschieden: HTLV-I (über das im folgenden berichtet wird), HTLV-II und HTLV-III. Der letztere Virustyp findet sich bei Pat. mit Lymphadenopathie-Syndrom (LAS) bzw. dem daraus hervorgehenden AIDS. HTLV-II wurde bisher nur einmal bei einem Pat. mit der T-Zell-Variante der sog. Haarzell-Leukämie gefunden. Nach den in Japan vorliegenden Erfahrungen zeigen ATL-Pat. typische klinische, hämatologische und immunologische Kennzeichen:

- Auftreten abnormer Zellen im peripheren Blut mit gelappten Kernen („flower cells").
- Leukose-artige Proliferation in zahlreichen Lymphknoten, Leber, Milz, Lunge, jedoch ohne Mediastinaltumor und mit nur geringer Infiltration des Knochenmarks.
- Allgemeine Schwäche mit Fieber, generalisierte Lymphadenopathie, Hepatosplenomegalie, abdominelle und pulmonale Symptome etc.
- Pathognomonische Hauterscheinungen bei etwa 50% der Pat. (Erytheme mit möglicher Ausdehnung bis zur Erythrodermie, Knoten, vor allem *Papeln*).
- Immunhistochemie: E-Rosettenbildung (+), Oberflächen-IgG (negativ), β-Glucuronidase (positiv), Säure-α-Naphthylacetatesterase (+).
- Charakterisierung mittels monoklonaler Antikörper. Reaktion auf monoklonale Antikörper (OKT 3+/4+, Leu 1+/3a+): Marker „Inducer/Helfer", Funktion „Suppressor".
- Nachweis des anti-ATLA-Antikörpers, des Typ C-Retrovirus (ATLV) und von Provirus-DNA.

Die Krankheit nimmt stets einen tödlichen Verlauf, der auch durch Polychemo- und Strahlentherapie nur zeitweilig aufgehalten werden kann. Nach eigenen Untersuchungen an 98 Todesfällen von ATL-Pat. korrelierte die durchschnittliche Lebenszeit zwischen 1 Monat und 6 Jahren, die mittlere Gesamtdauer der Überlebenszeit lag bei 8,4 Monaten (10a).
Ich möchte hier über die Ergebnisse einiger Untersuchungen über die Beschaffenheit der ATL-Zellen sowie der ursächlichen Retroviren berichten, da die Kenntnis dieser Merkmale für die Diagnose atypischer Fälle von ATL von Bedeutung ist.

Begriff und Häufigkeit der atypischen ATL

Seit 1983 haben japanische Autoren auf ungewöhnliche Formen der ATL hingewiesen (15, 16, 27). Nach dem klinischen Befund und Verlauf lassen sich ein „lymphoma type" und ein „smoldering type" unterschei-

Tab. 1: Leukozytenzahl und Anteil der abnormen Zellen im peripheren Blut bei ATL-Patienten

LEUKOZYTEN \ ABNORME ZELLEN	-05%	-10%	-20%	-30%	-40%	-50%	-60%	-70%	-80%	80%-	Unklar	Gesamt(%)
− 10000	22	1	4	2	3						1	32(21)
> 10000	3	4	14	8	7	6	6	5	5	3		61(40)
> 30000			4	2	1	1	5	3	3	4	1	24(16)
> 50000			1	1	1	4	1	3	4	2	1	18(12)
> 100000					1		3	1	2	8	1	16(11)
Gesamt(%)	25 (16)	5 (3)	23 (15)	13 (8)	13 (8)	11 (7)	15 (10)	12 (8)	14 (9)	17 (11)	4 (3)	152

den. Beim lymphomatösen Typ bleibt die leukämische Umwandlung im Krankheitsverlauf aus, beim „schwelenden" Typ entwickelt sich nach mehrjährigem Verlauf – nach vorangegangenen Hautmanifestationen und selten auch Lungenveränderungen – das leukämische Bild einer typischen ATL. Bei der atypischen ATL findet sich nur eine kleine Anzahl von „flower cells" im peripheren Blut. Für die Diagnosestellung sind daher genaue hämatologische Untersuchungen sowie der Nachweis der ursächlichen Retroviren unentbehrlich.
Unter 152 in Japan dermatologisch erfaßten ATL-Fällen werteten wir die Leukocytenzahlen und den Anteil der abnormen Lymphocyten im peripheren Blut aus (Tab. 1). Dabei lagen bei 25 Pat. die Leukocyten unter 10 000/mm^3 und der Prozentsatz abnormer Zellen nie über 5%. Es erscheint uns berechtigt, diese Fälle in die Kategorie der atypischen ATL einzureihen.
Abgesehen von der epidemiologischen Auffälligkeit des gehäuften Vorkommens von ATL in Südjapan, wurde mehrfach auch über familiäres Auftreten von ATL in ein oder zwei Generationen berichtet, wobei der Infektionsweg Mutter-Kind bzw. Ehemann-Ehefrau angenommen wird (15, 16, 17). Außerdem besteht eine Verbreitungsgefahr durch Bluttransfusionen (2, 10, 17), was diagnostische Konsequenzen für die Krankheitsprophylaxe erfordert.

Diagnostische Beschaffenheit der ATL-Zellen

Die im peripheren Blut auftretenden ATL-Zellen zeigen eine deutlich sichtbare „blütenblätterförmige" Deformation des Kerns, die sich zur Diagnose von ATL heranziehen läßt (Abb. 1). Auch sind diese „*flower cells*" geringfügig größer als normale kleine Lymphocyten.
Elektronenmikroskopisch lassen sich, wie auch eigene Untersuchungen an neoplastischen Zellen in Lymphknoten sowie aus kultivierten „flower cells" des peripheren Bluts bestätigen, sog. „clustered dense bodies" im Cytoplasma dieser Zellen in unterschiedlicher Häufigkeit nachweisen (20, 25). Der pleomorphe

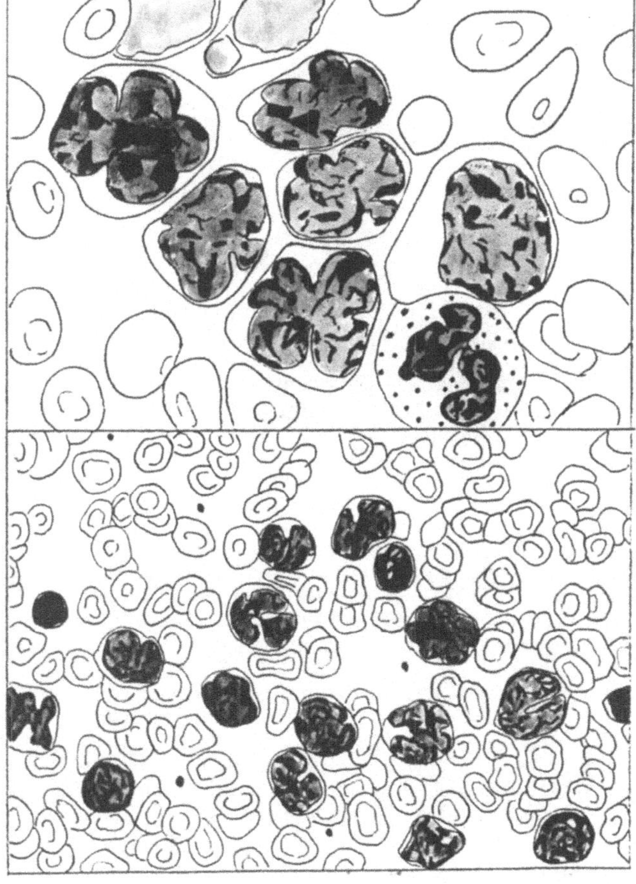

Abb. 1 a u. b: Sog. „flower cells" im peripheren Blut bei adult T-cell leukemia (halbschematisch). Die Zellen sind etwas größer als normale Lymphocyten.

119

Zelltyp zeigt besondere Kerbung und Unregelmäßigkeit der Kernform. Auch finden sich kristallförmige elektronenoptische Strukturen in „nuclear pockets", die aber auch in B-Zell-Lymphomen häufiger vorkommen (25).

Kleine ATL-Zellen sind schwer von Sézary-Zellen zu unterscheiden. Unter den abnormen Zellen im Corium wurden kleinere (6–8 µ große Zellen mit ziemlich tief eingekerbtem Kern) und größere (ca. 10 µ große Zellen mit geringer gekerbtem Kern) gefunden (21). Mikrotubuläre Strukturen wurden sowohl in Tumorzellen als auch in Endothelzellen von benachbarten Capillaren sowie in Epithelzellen des Schweißdrüsenausführungsgangs beobachtet (20a).

Hinsichtlich der *immunhistochemischen* Befunde der ATL-Zellen im peripheren Blut sei auf frühere Stelle (das Vorwort) verwiesen. Jedoch gibt es einige graduelle Unterschiede zwischen den abnormen Zellen im peripheren Blut und in den Lymphknoten.

Unter Verwendung monoklonaler Antikörper (OKT-Serie nach *Olsonmyum,* Japan) wurden Membranmarker und Funktionsparameter der ATL-Zellen untersucht. Dabei fanden sich positive Reaktionen auf OKT 1, 3, 4, (3, 18). Ferner fanden sich positive Reaktionen auch bei Anwendung des monoklonalen Tac-Antikörpers (von *Uchiyama* et al. hergestellt), der das von aktivierten peripheren T-Zellen exprimierte Tac-Antigen (wahrscheinlich identisch mit dem Interleukin 2-Receptor) erkennt. Bemerkenswert ist, daß in frisch isolierten ATL-Zellen das Tac-Antigen nur schwach nachweisbar ist, während nach kurzfristiger Zellkultur mit Pokeweed Mitogen (PWM) das Tac-Antigen deutlich positiv wird.

Bei der in vitro-Untersuchung leukämischer ATL-Zellen und normaler B-Zellen mittels Zusatz von PWM in der gemischten Lymphocytenkultur fanden sich die Zeichen einer Zelldifferenzierung in Richtung Suppressor-Aktivität (18, 23). Hieraus zogen die Untersucher den Schluß, daß die ATL-Zellen zwar zur Gruppe der „Inducer/Helfer-Zellen" gehören, bei Prüfung der in vitro-Funktion aber eine Suppressor-Aktivität zeigen. Unterteilt man die OKT 4-positiven Zellen in „Helfer"-Zellen und „Immunoregulatory Inducer"-Zellen, so würden sich die ATL-Zellen unter die letzteren einreihen lassen (16).

Separation und Kultivierung der ATL-Zellen

Gerade bei der atypischen ATL kann die Isolation der abnormen Zellen aus dem peripheren Blut notwendig sein. Hierzu wird die Methode nach *Sakane* und *Green* verwendet, wobei zunächst die Lymphocyten des peripheren Blutes nach der Ficoll-Hypaque-Dichtegradienten-Methode isoliert werden. Mit Hilfe verschieden dichter Bovinserumalbumin(BSA)-Lösungen, Auftragung der Lymphocyten über der obersten Schicht, und anschließender Zentrifugierung (2200 ppm, 45 min) sammeln sich die neoplastischen Lymphocyten in der Schicht mit 23% BSA an (Abb. 2). Bei der Zählung werden die Zellen mittels Trypanblau gefärbt.

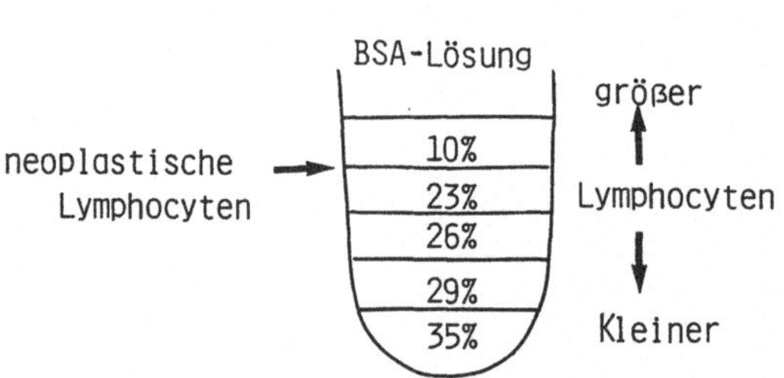

Abb. 2: Gewinnung der abnormen ATL-Zellen nach der Methode von *Sakane-Green*: 1. Trennung der Lymphocyten aus dem peripheren Blut durch Ficoll-Hypaque-Dichtegradient-Methode, 2. Zubereitung der bovinen Serumalbuminlösung (BSA) mit 5 Dichtestufen, sukzessiver Überschichtung der Lösungen, Aufbringung des Lymphocytenkonzentrats, 3. Zentrifugation bei hoher Geschwindigkeit (2200 ppm, 45 Min.), anschließend Identifikation der in den einzelnen Schichten separierten Zellen mittels Giemsa-Färbung.

Wir haben die mit der Ficoll-Hypaque-Methode gesammelten Leukocyten eines Pat. bei 37° C in einem CO_2-Inkubator gezüchtet, das Kulturmedium (5 ml von 10% FCS plus RDMJ) wöchentlich gewechselt und die Entwicklung der Zellkultur lange Zeit beobachtet. Die ATL-Zellen lebten über 1 Jahr, verloren aber allmählich den Charakter von T-Lymphocyten hinsichtlich des exprimierten Antigens sowie der Enzymausstattung.

Mittels indirekter Immunfluorescenz wiesen *Hinuma* et al. (4) im Serum von ATL-Pat. einen gegen ATL-assoziiertes Antigen gerichteten Antikörper (anti-ATLA) nach. Als Substrat werden die von *Miyoshi* et al. etablierten MT-Zellen (Monolayer auf Objektträger) verwendet.

1981 gelang *Miyoshi* et al. der elektronenmikroskopische Nachweis von 100 nm großen Viruspartikeln in den etablierten Zellinien von ATL-Patienten. Weitere hier nicht auszuführende molekularbiologische und ultrastrukturelle Befunde führten zur Charakterisierung als Typ C-Retroviren (4, 9).

Chromosomenanalyse

Ueshima et al. (24) konnten bei 18 von 24 ATL-Pat. Chromosomenanalysen an ATL-Zellen durchführen und dabei in 14 Fällen chromosomale Aberrationen feststellen. Trisomie 7 fand sich in 7 Fällen, Strukturabnormität von 14 q in 3 Fällen (jeweils mittels Q-banding-Technik untersucht). Dagegen fand sich keine Aberration von Chromosom 11 q. Interessanterweise zeigten 4 von 9 männlichen Pat. auch Anomalien von Y-Chromosomen.

Virologische Beschaffenheit des ATLV bzw. HTLV-1

Da es sich um ein Retrovirus, d. h. ein „reverse transcriptase" tragendes RNA-Virus, handelt, wird in der infizierten Wirtszelle cDNA gebildet und in den unspezifischen Bereich der Wirtszell-DNA als Provirus-DNA integriert. *Yoshida* et al. (28, 29) gelang mittels dieser cDNA der Nachweis von ATLV-DNA in MT-Zellen sowie in leukämischen Zellen des peripheren Bluts von ATL-Patienten Mittels spezieller molekularbiologischer Methoden (unter Anwendung der „Southern blotting"-Technik, Anwendung von Restriktions-Enzymen und Hybridisationstechnik) ließ sich die Genom-Struktur der cDNA (Provirus-DNA) in den Wirtszellen weiter charakterisieren. Der Nachweis der Provirus-DNA hat für die virologische Diagnostik der atypischen ATL ausschlaggebende Bedeutung.

Nachdem 1980 von *Gallo* et al. (11) ein human T-cell leukemia virus (HTLV) von einem Pat. mit cutanem T-cell lymphoma (CTCL) isoliert worden war und bald darauf immunologische Kreuzreaktivität von ATLV und HTLV gefunden wurde (13), gelang *Watanabe* (25) 1984 mittels „Southern blotting"-Technik der Nachweis, daß ATLV und HTLV-I identisch sind. Alle drei bisher bekannten HTLV-Subtypen I–III infizieren reife T-Zellen, vor allem T4-positive „Inducer"-Zellen. Während HTLV-I (und HTLV-II) onkogen wirken, zeigt HTLV-III vorwiegend cytopathogene Effekte (Zelltod) oder Hemmung der T-Zellfunktion mit zunehmender Immuninsuffizienz im Sinne von AIDS (16).

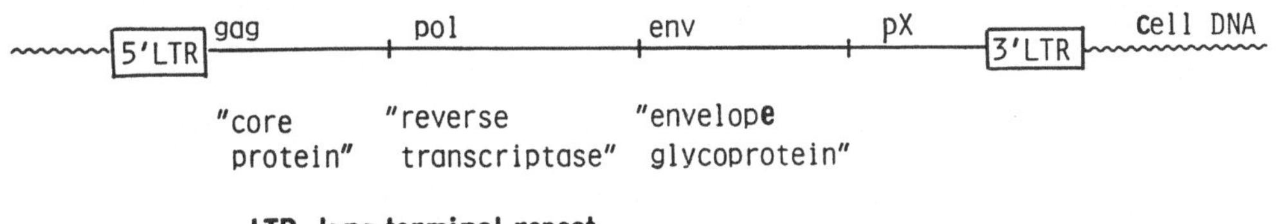

Abb. 3. Genomstruktur des ATL-Virustyp I (HTLV-I) (nach *Hanaoka*).

In den letzten Jahren gelang mehreren Forschergruppen die molekularbiologische Analyse des ATLV bzw. HTLV-I (8) einschließlich der Aufklärung der kompletten Nucleotid-Sequenzen (1). Jedoch werden nicht alle Sequenzen des Provirus-DNA-Genoms auch in die DNA der Wirtszelle integriert. Abb. 3 zeigt schematisch die heutigen Vorstellungen über die Struktur des in die celluläre DNA integrierten Provirus-Genoms für HTLV. Von besonderer Bedeutung ist die pX-Sequenz am 3'-Ende (3'-LTR) des Virusgenoms, die für HTLV charakteristisch ist und keine Homologie zur normalen menschlichen DNA zeigt. Es ist bisher ungeklärt, ob dieses pX-Areal für ein virales „Transformation inducing" Genprodukt codiert. LTR spielt eine Rolle als Promotor der Transkription zur RNA von Proviren. Es erscheint möglich, daß diese Aktivität von LTR durch ein „pX-Protein" gefördert wird bzw. daß mittels der viralen pX-Sequenz das Genom der Wirtszellen onkogen aktiviert wird. Gegenwärtig bietet diese Hypothese ein molekularbiologisches Modell zur Erklärung der initialen Stufe der ATL-Entstehung an.

Literatur

1. *Catovsky, D et al:* Adult T-cell lymphoma leukemia in Black from the West Indies. Lancet 1982, I, 639–643.
2. *Fujishita, M:* Studies of adult T-cell leukemia- Part I. Detection of anti-ATLA antibody in patients with various conditions and healthy controls with special references to blood transfusion. Jap. J. clin. Haemat. 24, 111–118 (1983).
3. *Hattori, T et al:* Surface phenotype of Japanese adult T-cell leukemia cells characterized by monoclonal antibodies. Blood 58, 645–647 (1981).
4. *Hinuma, Y et al:* Adult T-cell leukemia (ATL). An antigen in an ATL cell line and detection of antibodies on the antigen in human sera in the endemic areas of Japan. Proc. nat. Acad. Sci. (Wash.) USA 78, 6476–6480 (1981).
5. *Ichimura, M et al:* Familial disposition of adult T-cell leukemia lymphoma. In: Gann Monograph on Cancer Research, Adult T-cell leukemia and related disease (*Hanaoka, M, Takatsuki, K, Shimoyama, M*). Jap. Sci. Soc. Press, Tokyo, pp. 185–195 (1982).
6. *Kalyanaraman, V S et al:* A new subtype of human T-cell leukemia virus (HTLV-I) associated with a T-cell variant of hairy cell leukemia. Science 218, 571–573 (1982).

7. *Miyoshi, I et al:* Characteristics of a leukemic T-cell line derived from adult T-cell leukemia. Jap. J. clin. Oncol. 9, 485–494 (1979).
8. *Miyoshi, I et al:* A novel T-cell line derived from adult T-cell leukemia. Gann 71, 155–156 (1980).
9. *Miyoshi, I et al:* Type C particles in a cord T-cell lines derived by co-cultivating normal human cord leucocytes and human leukemic T-cells. Nature (Lond.) 294, 770–771 (1981).
10. *Miyoshi, I et al:* Caution against blood transfusion from donors seropositive to adult T-cell leukemia associated antigens. Lancet 1982, II, 683–684.
10a. *Nishio, K:* Adult T-cell leukemia – durch Retrovirus bedingte T-Zell-Leukämie bei dermatologischen Pat. Klinische und epidemiologische Untersuchungen. Hautarzt (Submitted for Publication).
11. *Poiesz, B J et al:* Detection and isolation of type C retrovirus particles from fresh and cultured lymphocytes of a patient with cutaneous T-cell lymphom. Proc. nat. Acad. Sci. (Wash.) 77, 7415–7419 (1980).
12. *Popavic, M et al:* Detection, isolation and continuous production of cytopathic retroviruses (HTLV-III) from patients with AIDS and Pre-AIDS. Science 224, 497–500 (1984).
13. *Robert-Guroff, M et al:* Natural antibodies to human retrovirus HTLV in a cluster of Japanese patients with adult T-cell leukemia. Science 215, 975–978 (1982).
14. *Seiki, M, Hattori, S, Yoshida, Y:* Human adult T-cell leukemia. Molecular cloning of the provirus DNA and the unique terminal structure. Proc. nat. Acad. Sci. (Wash.) 79, 6899–6902 (1982).
15. *Shimoyama, M et al:* Atypical adult T-cell leukemia lymphoma. Diverse clinical manifestations of adult T-cell leukemia lymphoma. Jap. J. clin. Oncol. 13, 165–188 (1983).
16. *Shimoyama, M:* Adult T-cell leukemia. Recent progress and perspective. Igaku no Ayumi 131, 908–913 (1984). (in Japanisch).
17. *Tajima, K et al:* Epidemiological analysis of the distribution of antibody to adult T-cell leukemia virus associated antigen. Possible transmission of adult T-cell leukemia virus. Gann 73, 893–901 (1982).
18. *Takatsuki, K et al:* Surface markers of malignant lymphoid cells in the classification of lymphoproliferative disorders, with special reference to adult T-cell leukemia. Jap. J. clin. Haemat. 17, 416–421 (1976) (in Japanisch).
19. *Takatsuki, K et al:* Adult T-cell leukemia in Japan. Topic in Hematology Exerpta Media Amsterdam, pp. 73–77 (1977).
20. *Tamaoki, K:* Lymphocyte-morphological characterization of T and B-cells. Cell 9, 311–320 (1977) (in Japanisch).
20a. *Taniguchi, Y et al:* Two cases of adult T-cell leukemia – an ultrastructural study of skin lesions and peripheral blood cells. Jap. J. Derm. 92, 139–147 (1982) (in Japanisch).
21. *Uchiyama, M et al:* Electromicroscopic features of ATL cells. Jap. J. Derm. 88, 939–941 (1978) (in Japanisch).
22. *Uchiyama, T et al:* Effect of ATL cells on pokeweed mitogen induced normal B-cell differentiation. Clin. Immun. Immunopath. 10, 24–34 (1978).
23. *Uchiyama, T, Brader, S, Waldman, T A:* A monoclonal antibody (anti-Tac) reactive with activated and functionally mature human T-cell. 1. Producation of anti-Tac monoclonal anti-body and distribution of Tac(+)cells. J. Immun. 126, 1393–1397 (1981).
24. *Ueshima, Y et al:* Chromosome studies in adult T-cell leukemia. Blood 58, 420–425 (1981).
25. *Watanabe, S:* Ultrastructural features of non Hodgkin's lymphomas. Cell 9, 311–320 (1977) (in Japanisch).
26. *Watanabe, T, Seiki, M, Yoshida, M:* HTLV type I (US isolate) and ATLV (Japanese isolate) are the same species of human retrovirus. Virology 133, 238–241 (1984).
27. *Yamaguchi, K et al:* A proposal for smoldering adult T-cell leukemia. Diversity in clinical pictures of adult T-cell leukemia. Jap. J. clin. Oncol. 13, 189–200 (1983).
28. *Yoshida, M, Miyoshi, I, Hinuma, Y:* Isolation and characterization of retrovirus (ATLV) from cell lines from adult T-cell leukemia and its implication in the disease. Proc. nat. Acad. Sci. (Wash.) 79, 2031–2035 (1982).
29. *Yoshida, M:* Human leukemia virus associated with adult T-cell leukemia. Gann 74, 777–789 (1983).
30. *Yoshida, M:* Genom analysis of HTLV and recent studies of ATLD. Saibokogaku 3, 1053–1063 (1983).

Danksagung

Ich danke Herrn Dozent Dr. med. T. Mitsui, Pathologisches Institut an der Fukuoka-Universität, herzlich für seine Mitarbeit.

Die Hexachlorbenzol (HCB)-Porphyrie*

I. Teil: Synopsis über Vorkommen, toxikologische, pharmakologische und biochemische Wirkungen des Hexachlorbenzol (HCB)

G. Goerz[1], R. Lissner[2]

[1] Universitätshautklinik Düsseldorf, Moorenstr. 5, 4000 Düsseldorf
[2] Biotest-Pharma GmbH, Flughafenstraße 4, D 6000 Frankfurt/Main

Inhalt

* Unserem Lehrer, Herrn Prof. Dr. med., Dipl. Chem. H. Ippen, Universitätshautklinik Göttingen, in Dankbarkeit gewidmet

Zusammenfassung

Chlorierte Kohlenwasserstoffe spielen heute in der Industrie und damit auch in der Natur eine besondere Rolle, da sie in zahlreichen Produkten oder als Verbrennungsrückstände vorkommen. Die toxische Wirkung des Fungizids Hexachlorbenzol (HCB) für den Menschen wurde durch eine Intoxikation durch HCB-kontaminierten Saatweizen in der Türkei (1954–1957) bekannt. Die Intoxikation führt zu einem epidemieartigen Auftreten einer Porphyrie in Anatolien.
Die physikochemischen und chemischen Eigenschaften, die Herstellungsmengen und die Verwendung von HCB werden dargestellt.
Die Literatur über die akute und chronische Toxizität bei den zahlreichen, bisher untersuchten Tierspezies (Wildtieren, Haustieren, Labortieren) wird synoptisch dargestellt. Die Mutagenität, Karzinogenität, Teratogenität und Fertilitätstoxizität des HCB wurden in unterschiedlicher Stärke bei zahlreichen Spezies nachgewiesen. Die Immuntoxizität ist besonders bei Mäusen, Ratten und Hunden nachgewiesen worden; allerdings ergibt sich noch kein einheitliches Bild über die immunologische Wirkung des HCB.
Bei der pharmakologischen Wirkung des HCB ist eine Lipidlöslichkeit besonders zu berücksichtigen, die für die Resorption und somit für die nachfolgenden Wirkungen von maßgeblicher Bedeutung ist. Zahlreiche pathologisch-anatomische Veränderungen lassen sich in verschiedenen Organen nachweisen, wobei die zahlreichsten Befunde bisher von der Leber vorliegen.
Unter den biochemischen Wirkungen des HCB hat die Induktion der P-450-Isoenzyme eine besondere Bedeutung. HCB gehört zu den sogenannten Mischtyp-Induktoren, d.h. es werden verschiedene P-450-Isoenzyme durch HCB vermehrt: Phenobarbital-, Benzo(a)pyren-, Isosafrol-, Pregnenolon-16α-carbonitril- und Ethanol-induzierbare P-450-Isoenzyme.
Die P-450-Isoenzyme haben eine maßgebliche Bedeutung bei der Metabolisierung des HCB: Phenobarbital-induzierbares P-450 wandelt HCB in Pentachlorphenol und das Benzo(a)pyren-induzierbare P-450 Pentachlorphenol in Tetrachlor-Hydrochinon um. Die weitere Metabolisierung erfolgt zu Diolen durch die Epoxidhydrolase. Zusätzlich kann eine enzymatische Umwandlung dieser HCB-Metaboliten durch die γ-Glutamyl-Transferase (γ-GT), durch die GSH-Transferase und Methyl-Transferasen sowie durch GSH erfolgen. Es muß angenommen werden, daß die zahlreichen HCB-Metaboliten sehr unterschiedliche biochemische Wirkungen haben.

Summary

Due to their wide distribution in our environment, chlorinated hydrocarbons play an important role in chemistry and therefore also in our daily life. The biological function of hexachlorobenzene (HCB) as a fungicide resulted in its worldwide use and led to the accidental intoxication (by ingestion of seed wheat contaminated with the compound) of some thousands of persons in Turkey.
In this part of paper, the physico-chemical, biochemical and toxicological features of HCB are highlighted with emphasis on experimental models using different animal species (inbred and wildlife animals): Mutagenicity, carcinogenicity, teratogenicity of HCB have been broadly investigated, but in contrast to the variety of results from various laboratories many questions concerning the action of HCB are still

unresolved. The lipophilic behaviour of HCB strongly influences its pharmacokinetics (absorption from the gut, distribution, metabolism and elimination from the body). Various pathological changes in different organs of experimental animals are reported. Most of them deal with the morphological and histopathological changes in the liver. Of special interest is the potency of HCB to induce the cytochrome P-450 isoenzyme (so-called mixed type induction). For instance, HCB induces the P-450b, c, d, e-isoenzymes and MEOS (microsomal ethanol oxidizing system). Those enzymes are in addition important for the metabolism of HCB: The chlorinated benzene is metabolized to pentachlorophenol (PCP) by the catalytic action of P-450b and further more to tetrachlorohydroquinone by P-450c. HCB epoxides formed by P-450 isoenzymes were transformed to the corresponding diols primarily by the action of epoxidhydrolase. In addition, reactions catalyzed by γ-glutamyltransferases (γ-GT), enzymatic transfer of glutathione (GSH) and additional changes of the glutathione conjugates of HCB metabolites regulate further degradation. The different pharmacological and toxicological effects of known and perhaps of unknown HCB metabolites are discussed.

1. Einleitung

Die chlorierten Kohlenwasserstoffe, insbesondere aromatische Derivate spielten in der belebten und unbelebten Natur bis zum Beginn des Industriezeitalters keine nennenswerte Rolle und kamen nur in einigen wenigen Pflanzen und in niederen Tieren vor (*Stierle* et al. 1976). Dies änderte sich grundsätzlich mit Beginn des Industriezeitalters, als man erkannte, daß einige dieser Stoffe bei scheinbar geringer Toxizität hervorragend als Schutz- und Isolierungsstoffe, sowie als Insektizide und Pestizide verwendbar waren. Erst nach jahrzehntelanger kritikloser Anwendung dieser in vielen ökologischen Systemen äußerst persistenten Substanzen und nach Aufklärung einiger akzidenteller Einzel- oder Massenvergiftungen wurde diese Auffassung allmählich revidiert. Herstellung und Verwendung einiger dieser Substanzen wurden in einigen Ländern inzwischen maßgeblich eingeschränkt oder sogar verboten.

2. Chlorierte aromatische Kohlenwasserstoffe

Vor allem die zunehmende Kenntnis über die Persistenz der chlorierten Aromaten in der Umwelt, ihr Eintreten in für den Menschen wichtige Nahrungsketten und damit der hohe Expositionsgrad für Mensch und Tier führten zu einer kritischen Auseinandersetzung mit den pharmakologischen und toxikologischen Eigenschaften dieser Substanzen. Die in dieser Hinsicht wichtigsten Stoffklassen sind die chlorierten Benzole, Biphenyle, Benzofurane und Benzodioxine. Im Rahmen dieser Übersicht möchten wir uns fast ausschließlich auf das HCB beschränken und werden auf verwandte halogenierte Aromaten nur eingehen, soweit dies für das Verständnis notwendig ist.

2.1 Geschichte

Hexachlorbenzol (HCB) weckte das Interesse der Mediziner, Biochemiker und Toxikologen, als in den Jahren 1955–1961 im Südosten der Türkei eine Massenvergiftung mit einer charakteristischen Porphyrinstoffwechselstörung beobachtet wurde, die auf eine Intoxikation durch mit HCB gebeizten Saatweizen (HCB wirkt stark fungizid) zurückgeführt werden konnte (*Cam* 1960, *Cam & Nigogosyan* 1963, *De Matteis* et al. 1961, *Dogramaci* 1962a, 1962b, 1962c, *Ockner & Schmid* 1961). Diese Umweltkatastrophe in der Türkei leitete eine weltweite Forschung über die pharmakologischen und toxikologischen Wirkungen des HCB ein, deren Ergebnisse sich in einer kaum noch überschaubaren Literatur niedergeschlagen haben (EPA/WHO-Report 1979 und International Symposium on HCB, Lyon France, 1985).

3. Hexachlorbenzol (HCB)

3.1 Chemische und physikalische Grundlagen

Synonyme und Handelsnamen: Hexachlorobenzene; HCB; Perchlorbenzol; Amatin; Anticarie; Bunt-cure; Bunt-no-more; Co-op Hexa; No Bunt; Pentachlorophenyl chloride; Sanocide; Snieciotox; Phenyl Perchloryl
Chemische Struktur (Abb. 1):

Summenformel: C_6-Cl_6
Molekulargewicht: 284,8
Schmelzpunkt: 229–230°C
Siedepunkt: 309,4°C
Dichte (23°C):   1,569
Brechungsindex: $D_{20}^{23.5}=2.044$
Dampfdruck: 1,3 mbar (114,4°C)
Löslichkeit: unlöslich in Wasser, löslich in Diethyläther, Benzol, Chloroform
Verteilungskoeffizient: log $^{C}(Octanol)/^{C}(H_2O)=6.18$

3.2 Herstellung

Die Herstellung von Hexachlorbenzol (HCB) erfolgt über die erschöpfende Kernchlorierung von Benzol in der Schmelze, wobei das Abgas wieder in den Reaktionskessel rückgeführt wird. Chargenweise Chlorierung mit flüssigem Chlor im Druckautoklaven vermeidet dabei Sublimationsprobleme. Auch Toluuol und andere Alkylbenzole werden bei 350 bis 450°C durch Chlorierung in HCB und Tetrachlorkohlenstoff übergeführt (*Ullmann's* Enzyclopädie 1972–1982)
HCB wurde 1972 in den USA zu 80% als „unerwünschtes" Nebenprodukt produziert (TDB 1982). In handelsüblichem HCB wurden polychlorierte Dibenzo-p-dioxine, 1,2,4,5-Tetrachlorbenzol und Pentachlorbenzol (PCB) nachgewiesen (IARC-Monographs 1979).

3.2.1 Produktionsorte

HCB wird in 7 europäischen Ländern produziert (Österreich, Frankreich, Deutschland, Italien, Spanien, Großbritannien), in Deutschland von der Bayer AG (Leverkusen) (SRI 1980)

3.2.2 Produktionsmenge

Von Hexachlorbenzol wurden in den USA 1972: 2900 t produziert, von denen 80% als „unerwünschtes" Nebenprodukt (TDB 1982) entstanden. Für die Europäische Gemeinschaft (EG) existieren keine umfassenden Angaben.
Bei der Berechnung der Produktionsmenge ist die Menge des „unerwünschten Nebenprodukts" bei der Herstellung von Tetrachlorethylen, Trichlorethylen, Tetrachlorkohlenwasserstoff, Tetrachlorterephthalat u. a. zu beachten (IARC-Monographs 1979).

3.3 Verwendung

HCB dient zur Herstellung von Pflanzenschutzmitteln und Kautschukchemikalien (*Ullmann's* Enzyclopädie 1972–1982). HCB fällt als Nebenprodukt bei mehreren großtechnischen Chlorierungsverfahren an. Die Hauptmenge des Stoffs wird als Zwischenprodukt z. B. zur Herstellung von Pentachlorthiophenol (C_6Cl_5-SH) für die Autoreifenproduktion von Pentachlorphenol (PCP = C_6Cl_5OH) für Holzschutzmittel verwendet. In unbekannter Menge wird der Stoff selbst auch direkt als Holzschutzmittel eingesetzt (IARC-Monographs 1979).

4. Toxikologie des HCB

4.1 Akute und chronische Toxizität von HCB

Die zu dieser Problematik vorliegende tierexperimentelle Literatur ist fast nicht überschaubar und auch nicht vergleichbar, da die Untersuchungen mit außerordentlichen unterschiedlichen HCB-Mengen mit verschiedenem Reinheitsgrad, auf unterschiedlichen Applikationsrouten, über sehr unterschiedlich lange Zeiträume sowie an sehr verschiedenen Tierspezies durchgeführt wurden. Bei Fischen (z. B. Procambarus clarki u. a.), die einer HCB-Konzentration von 25–30 µg/l Wasser ausgesetzt waren (entsprechend einer Tagesdosis von 125 µg HCB/kg/Tag), konnten keine Symptome einer Intoxikation festgestellt werden (*Laska* et al. 1978). Bei Kaninchen ließen sich neben Leberveränderungen (Porphyrie s.u.) neurologische Symptome (ohne mikroskopisch oder makroskopisch nachweisbare Veränderungen im Bereich des Nervensystems) und deutliche Muskelzellnekrosen finden (*De Matteis* et al. 1961). Meerschweinchen und Mäuse zeigen nach Applikation von 0,5% HCB-haltigem Futter über 8–10 Tage eine schwere neurologische Symptomatik, wobei die Tiere nach Ausbildung von Paralysen starben. Eine Porphyrinstoffwechselstörung (abgesehen von einer leichten Erhöhung der ALA-Ausscheidung) ließ sich bei diesen Tieren nicht nachweisen (*De Matteis* et al. 1961, *Villeneuve* & *Newsome* 1975). Bei Schweinen bewirkten HCB-Dosen von 0,05 mg HCB/kg/Tag über längere Zeit keine pathologischen Veränderungen (*Gardiner* 1960), während Dosen von 0,5 bis 5,0 mg HCB/kg/Tag zu Leberschäden mit einer Coproporphyrinurie führten; nach Gabe von 50 mg/kg/Tag starben die Tiere unter neurotoxischen Symptomen (*Den Tonkelaar* et al. 1978). Hunde (Beagle) zeigten nach unterschiedlichen Dosen (1, 10, 100 oder 1000 mg HCB/Tier/Tag über 12 Monate in Gelatinekapseln) ausgeprägte dosisabhängige Symptome: Neben neurotoxischer Symptomatik und Leberveränderungen fanden sich bei den hohen Dosen diffuse Arteriitiden und Amyloidosen (*Gralla* et al. 1977). Bei den männlichen Tieren fand sich eine ausgeprägte Hodendegeneration. Die spärlichen Befunde bei Affen (Rhesusaffen) nach HCB-Gaben weisen auf Schäden der Testes und Ovarien hin, *Müller* et al. 1986, *Iatropoulos* et al. 1976). Bei Hühnern führten Dosen von 0,1 bis 100 ppm HCB über 6 Monate zu keinen nachweisbaren Schäden. Wachteln (Coturnix japonica) zeigten nach Dosen von 20 bis 2500 ppm HCB dosisabhängig schwere Schädigungen von Leber, Herz, Niere sowie Gewichts- und Federnverluste (*Vos* et al. 1971). Insgesamt reagiert die japanische Wachtel empfindlicher gegenüber HCB (im Vergleich zu anderen Vogelarten, wie etwa zu Hühnern) und stellt ein sehr geeignetes Modell für das Studium der HCB-Porphyrie dar (*Strik* 1973). Turmfalken (Falco tinnunculus) wurden mit HCB-behandelten Mäusen 25 bzw. 250 ppm) gefüttert und zeigten schwere histopathologische Veränderungen an Leber, Niere, Muskeln (Herz) und Federn; es muß somit bei den Wildtieren, z. B. Greifvögeln, bei entsprechender Umweltbelastung mit erheblichen Gesundheitsschäden und entsprechender Letalität gerechnet werden (*Vos* et al. 1971).

Die umfangreichsten toxikologischen Untersuchungen wurden an Ratten durchgeführt (Literaturübersichten s. bei *Hahn* 1978, *Illig* 1978, *Koss* 1982): Nach der HCB-Intoxikation des Menschen in der Türkei (*Ockner* & *Schmid* 1961) wurde in zahlreichen Laboratorien die HCB-Toxizität an der Ratte untersucht. Hierbei ergaben sich erhebliche Geschlechtsunterschiede, aber auch Differenzen für die verschiedenen Rattenstämme. Im allgemeinen sind weibliche Ratten empfindlicher als männliche Tiere (*Kimbrough* & *Lindner* 1974, *Kuiper-Goodman* et al. 1977, *Kuiper-Goodman* & *Grant* 1986), wenngleich auch einzelne Rattenstämme keine Geschlechtsdifferenz aufwiesen (*Fuchs* 1978). Bei einer Behandlung der Tiere mit 500 bis 1000 ppm HCB kommt es zu einer z. T. sehr ausgeprägten Gewichtszunahme folgender Organe: Leber, Lunge, Milz, Nebennieren und Nieren. Bemerkenswert ist weiterhin eine Vermehrung der neutrophilen Granulozyten. Bei hohen Dosen tritt ein ausgeprägtes Krankheitsbild mit vorherrschend neurologischen Symptomen auf: Tremor, Ataxie, allgemeine Schwäche und final auftretende Paresen.

4.2 Mutagenität

Im Ames-Test konnte gezeigt werden, daß die mutagene Wirkung von 2,4-Diaminoanisol durch Zugabe von Lebermikrosomen der mit HCB (10–200 mg/kg/Tag) exponierten Ratten verstärkt werden kann. Bei Verwendung von Salmonella typhimurium TA 98 und TA 100 ließ sich eine mutagene Wirkung nicht nachweisen (*Obermeier* 1979 persönliche Mitt.). HCB (ohne Metabolisierung durch Mikrosomenzusätze) war auch im Testsystem mit Saccharomyces cerevisiae ohne Effekt (*Guerzoni* et al. 1976). DNS-Strangbrüche oder genotoxische Eigenschaften (Letaldominanztest an der Ratte) von HCB ließen sich nicht nachweisen (*Brusick* 1986). Aus verständlichen Gründen liegen keine Befunde am Menschen vor; bei einem akzidentellen Vergiftungsfall mit o-Dichlorbenzoldämpfen ließ sich an den Lymphozyten der untersuchten Menschen eine Vermehrung von Chromosomenbrüchen nachweisen (*Brusick* 1986). Ob nach einer HCB-Intoxikation ähnliche Phänomene zu erwarten sind, läßt sich durch Analogieschluß nicht vorhersagen.

4.3 Karzinogenität

Eine Häufung von Karzinomen nach HCB-Gabe wurde zuerst von *Cabral* et al. 1977 am Syrischen Hamster beschrieben, wobei sich dosisabhängig und geschlechtsunabhängig vermehrt Hepatome, Haemangioendotheliome, sowie Leber- und Schilddrüsen-Adenome nachweisen ließen. Hierbei können wiederum nur Vergleiche mit immunpathologischen Phänomenen nach chronischer Vergiftung mit anderen chlorierten Kohlenwasserstoff-Verbindungen herangezogen werden. Lebertumoren und Haemangiosarkome finden sich vermehrt auch nach Exposition mit Vinylchlorid bei der sog. Vinylchloridkrankheit des Menschen (*Veltman* et al. 1978). Schilddrüsenadenome kamen bei den an der türkischen Porphyrie leidenden Menschen akut und bei entsprechender Nachbeobachtung vermehrt vor (*Peters* et al. 1986a, 1986b und 1986c). Ob chlorierten Kohlenwasserstoffen, wie HCB oder 2,3,7,8-Tetrachloridbenzodioxin (TCDD), eine strumigene Potenz für den Menschen zukommt, läßt sich heute noch nicht sicher angeben. Neue Befunde von *Rozman* et al. (1986) zeigen eine verminderte T_3- und T_4-Bildung bei der Ratte, woraus auf eine strumigene Wirkung von HCB geschlossen werden kann.

Bei Mäusen (Swiss mice) konnte nach Langzeitbehandlung (15 Wochen Exposition und 90 Wochen Nachbeobachtungszeit) mit HCB bei beiden Geschlechtern und einer Exposition zwischen 50 und 200 mg HCB/kg im Futter in keinem Organ eine erhöhte Tumorrate nachgewiesen werden (*Cabral* et al. 1979). Auch bei intraperitonealer HCB-Applikation (8–40 mg HCB/kg an A/ST-Mäuse) ließ sich keine karzinogene Wirkung nachweisen (*Theiss* et al. 1977). Bei der Ratte (Sprague-Dawley-Ratte) fanden sich nach Langzeitexposition (75 bzw. 150 ppm/Tag mit dem Futter) vermehrt Lebertumoren (Hepatome, Angiome der Leber, Gallengangstumoren) und Nierentumoren. Die Tumorraten waren nach HCB-Exposition bei beiden Geschlechtern erhöht; bei den weiblichen Tieren herrschten hepatische und bei den männlichen renale Tumoren vor (*Ertürk* et al. 1986).

4.4 Embryotoxizität und Teratogenität

Der diaplazentare Übergang von HCB und dessen Hauptabbauprodukten wurde tierexperimentell eindeutig nachgewiesen (*Andrew & Courtney* 1976, EPA-Report 1979, *Villeneuve & Hierlihy* 1975). Die Verabfolgung von 100 mg HCB/kg an trächtige Mäuse (7. und 16. Tag) führte zu Mißbildungen an Nieren, Extremitäten und zum Auftreten von Gaumenspalten (*Courtney* et al. 1979, *Courtney & Andrews* 1979). Bei der Wistar-Ratte (Dosierung 10–120 mg HCB/kg/Tag während verschiedener Trächtigkeitsperioden appliziert) fanden sich vermehrt eine 14. Rippe und Sternumdefekte (*Khera* 1974). Eine eindeutige Wirkung auf die Nachkommen von HCB-behandelten Rhesus-Affen war nicht erkennbar, wenn man von den an Ovar und Testes ausgelösten Veränderungen absieht (*Iatropoulus* et al. 1976).

4.5 Fertilitätstoxizität

In einer Multigenerationsstudie mit HCB (320 bzw. 640 ppm) konnte bei der Ratte eine eingeschränkte Lebensfähigkeit der Nachkommen bis zur F_3-Generation nachgewiesen werden (*Grant* et al. 1977). Bei den männlichen Tieren wurde eine Spermienschädigung mit einer eingeschränkten Reproduktionshäufigkeit im Vergleich zu den entsprechenden Kontrollen nachgewiesen (*Simon* et al. 1979). Bei den japanischen Wachteln waren die Überlebensraten der Küken eingeschränkt; auch die Produktion und Ausbrütbarkeit der Eier waren nach HCB-Exposition vermindert (*Koziba* et al. 1974, *Vos* et al. 1971). Außer HCB wirken auch zahlreiche HCB-Metaboliten vom Benzol- oder Phenoltyp embryo- und fetotoxisch (*Khera & Villeneuve* 1975, *Schwetz* et al. 1974).

4.6 Immuntoxizität

Histopathologische Veränderungen in Form von Vasculitiden, Veränderungen an der Lunge (Alveolarmakrophagen), an Lymphknoten, sowie vereinzelte Mitteilungen über Serositiden weisen auf Einflüsse des HCB auf das Immunsystem hin. [Ob sich hier eventuell Beziehungen wie bei dem Toxic-oil syndrome (*Kilbourne* et al. 1983) oder wie beim Reye-Syndrom (*Mullen* 1978) ergeben, muß offenbleiben.] Eine gesteigerte Empfindlichkeit HCB-exponierter Ratten auf Endotoxine konnte nachgewiesen werden (*Lohse* 1975; *Lohse* et al. 1977). Die Clearance-Leistung der Alveolarmakrophagen von Ratten (250 ppm HCB über 10 Wochen) war deutlich eingeschränkt (*Zirpin & Fowler* 1977).
Histopathologische Veränderungen des Immunsystems fanden sich bei zahlreichen Spezies (Ratte, Hunden, Mäusen) (*Vos* 1985). Bei Ratten (Dosierung 15 bis 1000 mg HCB/kg) traten verschiedene Veränderungen auf, die sich ätiologisch noch nicht klar interpretieren lassen: Leukozytose im peripheren Blut, Proliferation von Lymphknoten und Milzzellen, wobei eine auffällige Endothelproliferation an den Gefäßen der Lymphknoten zu beobachten war. Es fand sich eine gesteigerte Immunantwort: vermehrte IgM- und IgG-Bildung nach Tetanustoxoid und eine gesteigerte T-Zellaktivität nach Tuberkulingabe (*Vos* 1986). Im Gegensatz dazu wirkt HCB bei der Maus (BALB/c-Maus) immunsupprimierend: Es fanden sich eine verminderte Resistenz gegen Infektionen (z. B. Malaria, Leishmania) sowie eine erhöhte Angehrate transplantierter Tumoren (*Müller* et al. 1986). Im Gegensatz dazu wurde bei anderen Mäusestämmen (C57Bl/6-Maus) ähnlich wie bei der Ratte eine Immunstimulation nachgewiesen (*Vos* 1986).

5. Pharmakologie

5.1 Einleitung

Alle Daten über die Resorption, die Verteilung und die Elimination von HCB im Säureorganismus stammen aus tierexperimentellen Untersuchungen. Ähnliche und vor allem quantitative Daten vom Menschen etwa nach Vergiftung mit HCB sind nicht bekannt. Aus Untersuchungen des HCB-Gehalts in Geweben und Exkreten menschlichen Ursprungs oder in vitro-Messungen von HCB-Stoffwechselvorgängen etwa nach Inkubation der Substanz mit Mikrosomenfraktionen aus menschlichen Organen können nur indirekte Vergleiche gezogen werden.
Ein allgemeineres Modell für die Resorptions-, Verteilungs- und Eliminationsverhältnisse von HCB in einem Säugetierorganismus, welches sich auf die Stoffkonstanten von HCB sowie die tierexperimentellen Daten stützt, stammt von *Matthews* 1986 (s. Abb. 2). Insgesamt lassen sich folgende allgemeine Aussagen über das Verhalten des HCB im Säugetierorganismus machen: 1. HCB wird relativ schnell und quantitativ resorbiert und verteilt sich auch schnell in allen Geweben (*Koss* 1982, *Koss* et al. 1986, *Koss & Koransky* 1975). 2. HCB wird vor allem in den stark fetthaltigen Geweben angereichert, aber die Gesamtlast des Stoffs für den Organismus wird auf die einzelnen Organe in Abhängigkeit von den dort herrschenden Blut/Gewebegradienten des HCB verteilt. 3. HCB wird langsam aus dem Organismus eliminiert, wobei die Eliminationsgeschwindigkeit von der (langsamen) Metabolisierung der Substanz abhängt.
4. Für eine forcierte Elimination von HCB sind mehrere Mechanismen vorgeschlagen worden, wobei jede Methode – etwa zur Behandlung von HCB-Vergiftungen – erhebliche Nachteile für den Organismus (z. B. Giftungsreaktionen) mit sich bringt.

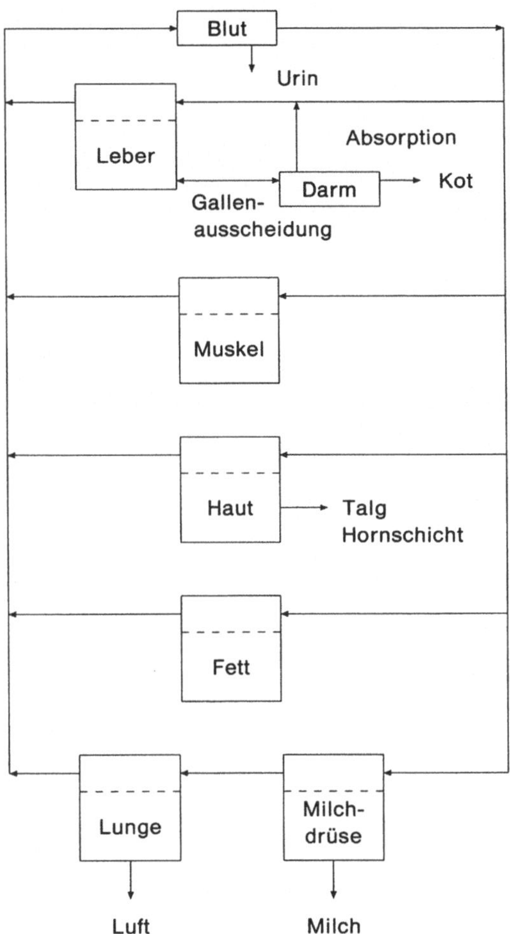

Abbildung 2. Stoffwechselwege von Hexachlorbenzol im Säugetierorganismus einschließlich der Eliminationsrouten in schematischer Darstellung. Die Resorption erfolgt (z. B. aus dem Darm nach oraler Applikation) entsprechend einem Verteilungsgradienten auf passivem Wege; die Verteilung via Vollblutkompartimenten (Bindung von HCB an Erythrozytenmembran und Plasmaproteine) in einzelnen Körpergeweben hängt in erster Linie von deren Fettgehalt und deren Fähigkeit, HCB abzubauen, ab (modifiziert nach *Matthews* 1986)

5.2 Resorption

Koss & Koransky 1975 untersuchten die Resorption des HCB nach oraler, intraperitonealer und subkutaner Gabe: Der Grad der Resorption aus dem Magen-Darmtrakt von Ratten hing dabei stark vom Lösungsmittel ab, in welchem die Substanz gelöst war: je lipophiler das Lösungsmittel war, um so mehr HCB wurde resorbiert. Nach Untersuchungen von *Iatropoulos* et al. 1975 wird bei der Ratte die Hauptmenge des oral applizierten HCB vom lymphatischen Apparat des Darms aufgenommen und im subkutanen Fettgewebe gespeichert, wobei die systemische Zirkulation zunächst umgangen wird. Damit erklären die Autoren auch die Atrophie der Thymus-Rinde und die bei den Versuchstieren beobachtete Reduktion der peripheren Lymphozyten.

5.3 Verteilung

Nach einmaliger HCB-Gabe finden sich bei der Ratte die höchsten Gewebespiegel im Depot- und Organfett (*Koss & Koransky* 1975). Nach oraler Gabe wurden 94% der im gesamten Tier nachweisbaren Radioaktivität (^{14}C-HCB) im Fettgewebe gefunden. Der Rest verteilte sich vor allem auf Haut, Leber, Gehirn und Niere, wohingegen Muskulatur und Blut die geringsten Konzentrationen aller untersuchten Organe aufwiesen. Nach ein- und auch mehrfacher Gabe wiesen die HCB-Konzentrationen in Blut, Leber und Fettgewebe annähernd ein Verhältnis von 1:3:100 auf. Wurde HCB über mehrere Wochen verabfolgt, so stellte sich nach 9 Wochen ein Gleichgewicht zwischen Zufuhr und Elimination der Substanz ein; auch die Gewebespiegel zeigten ein entsprechendes Äquilibrierungsverhalten (*Koss* et al. 1978). Die Resorptionsmaxima von oral verabfolgtem HCB (in lipophilen Lösungsmitteln gelöst) wurden bei unterschiedlichen Tierarten nach ca. 5 Stunden (*Breslin* et al. 1983, IARC Monographie 1979) erreicht. Anhand von Ganztier-Autoradiographien konnten *Ingebrigtsen* et al. 1981, 1983, 1984 und *Ingebrigtsen* 1986 die unterschiedliche Gewebeaffinität von HCB bei verschiedenen Tierarten (Seepapagei, Regenbogenforelle, Ratte) zeigen. Durch eine besondere Evaporationstechnik der Gewebeschnitte wurde nachgewiesen, daß ein Teil der in den Geweben vorhandenen Radioaktivität dort besonders fest gebunden war. Dies deutet darauf hin, daß es sich dabei entweder um HCB-Derivate handelt, die kovalent an körpereigene Strukturen gebunden wurden, oder daß es sich um intrazellulär vorkommende HCB-Derivate handelt. Die in der Darmmukosa nachgewiesene Radioaktivität wird mit der auch von anderen Untersuchungsgruppen nachgewiesenen intestinalen Elimination von HCB und von HCB-Metaboliten in Zusammenhang gebracht. Ein diaplazentarer Übergang von HCB konnte bei allen untersuchten Tierspezies nachgewiesen werden (Hausschwein: *Hansen* et al. 1977; Maus: *Courtney* & *Andrews* 1979, *Courtney* et al. 1979; Kaninchen: *Villeneuve* et al. 1974; Ratte: *Courtney* et al. 1979, *Villeneuve* & *Hierlihy* 1975; Frettchen: *Bleavins* et al. 1982). Aus diesen Untersuchungen kann insgesamt folgendes Fazit gezogen werden: 1. Die HCB-Konzentration in den fetalen Geweben steigt in Abhängigkeit von der an die Muttertiere verabfolgten HCB-Dosis an. 2. In allen Dosierungsgruppen weist das fetale Lebergewebe in der ersten Hälfte der Trächtigkeit die höchsten Konzentrationen auf, gefolgt von der Gesamtkörpermasse und dem Zentralnervensystem. 3. Die HCB-Konzentrationen in den einzelnen Organen sind häufig bei den Feten höher als bei den Muttertieren.

5.4 Elimination von HCB

HCB wird von allen bisher untersuchten Tierspezies außerordentlich langsam ausgeschieden, wobei die Eliminationshalbwertszeiten je nach Tierart und den gewählten Versuchsbedingungen unterschiedlich sind. So berichteten *Müller* et al. 1986, daß nach oraler Einzelgabe (0,5 mg HCB/kg) bei der Ratte Eliminationshalbwertszeiten von 3–4 Monaten und bei Rhesus-Affen von 2,5–3,0 Jahren auftraten. Das ausgeschiedene Material bestand dabei vorwiegend aus unverändertem HCB. Bei den verschiedenen Tierspezies wurden unterschiedliche Mengen an Metaboliten ausgeschieden: 4% bei Ratten, 2,6% bei männlichen und 3,5% bei weiblichen Affen. Bei der langfristigen Beobachtung von Rhesusaffen fanden *Yang* et al. 1978, daß ein Jahr nach einmaliger Gabe von ^{14}C-HCB 28,2% der Radioaktivität mit dem Stuhl und 1,6% mit dem Urin ausgeschieden worden waren. Die kumulative Erfassung der Metaboliten ergab dabei 2,8% in den Fäzes und 1,6% im Urin. *Koss* 1982 konnte an weiblichen Ratten zeigen, daß die Eliminationskinetik von HCB aus dem subkutanen Fettgewebe eine lineare Beziehung zwischen dem Absinken der Gewebespiegel und der Zeit aufwies. Die Eliminationshalbwertszeit betrug 8 Tage innerhalb der ersten zwei Wochen nach Applikationsende und 1 Jahr nach Ende des 18monatigen Beobachtungszeitraums. Bei Ratten ist die fäkale Ausscheidungsroute für HCB quantitativ am wichtigsten, wobei ein passiver Transport durch die Darmwand (vorzugsweise des Kolons) bedeutungsvoll ist; die Ausscheidung von HCB über die Gallenflüssigkeit ist von untergeordneter Bedeutung. Für einige der im Darm ausgeschiedenen Metaboliten besteht dabei ein enterohepatischer Kreislauf (*Braun* et al. 1977). Über den Urin werden sehr viel weniger HCB und HCB-Metaboliten eliminiert. Im Ausscheidungsmuster dominieren hier die schwefelhaltigen und die phenolischen Metaboliten im Vergleich zur unveränderten Substanz (*Koss* 1982). Andere Eliminationsrouten sind für HCB-Metaboliten bei der Ratte von untergeordneter Bedeutung (Haut, Haare, Präputialsekret und nasale Mukosa – *Ingebrigtsen* et al. 1981). Von grundsätzlicher Bedeutung ist auch die Ausscheidung über die Muttermilch, wobei ein eindeutiger Nachweis bei allen bisher untersuchten Tierspezies gelang (Schweine: *Hansen* et al. 1979; Rind: *Dingle* & *Palmer* 1977 und *Rohleder* et al. 1976; Frettchen: *Bleavins* et al. 1982). Die Akkumulation von HCB im Eidotter von Vogeleiern liegt in der Größenordnung von ca. 50% der Gesamtdosis (*Breslin* et al. 1983), so daß diese Eliminationsroute für diese Spezies quantitativ am bedeutungsvollsten zu sein scheint.

6. Pathologisch-anatomische Veränderungen

6.1 Leber

Da es sich bei der HCB-induzierten Porphyrie um eine hepatische Porphyrie handelt, sind bei den bisherigen Untersuchungen häufig Leberveränderungen in den Vordergrund gestellt worden. Bei verschiedenen Spezies, z. B. Ratten (*Campbell* 1963, *Kuiper-Goodman* et al. 1977, *Medline* et al. 1973), nimmt in Abhängigkeit von der applizierten HCB-Menge zunächst das Lebergewicht zu, das sich nach langzeitiger Applikation jedoch wieder zurückbildet. Die Leber ist braun verfärbt, wobei das Pigment im einzelnen noch nicht charakterisiert ist. Fluoreszenzmikroskopisch findet sich bei beginnender HCB-Porphyrie zunächst eine granuläre oder nadelförmig kristalline Ablagerung der rotfluoreszierenden Porphyrine, die bei ausgeprägter Porphyrie diffus über die Leber verteilt ist (*Sweeney* et al. 1971, *Szabo* et al. 1973). Die

Ablagerung der Porphyrine erfolgt zunächst um die Zentralvenen und breitet sich dann diffus über die Leberläppchen aus. Nach neueren biochemischen Untersuchungen finden sich nach HCB-Applikation vermehrt Porphyrine in den medianen, linken und rechten Leberlappen im Vergleich zum posterioren (oder caudaten) Lappen (*Smith* et al. 1980).

Bei der histologischen Untersuchung des Organs findet sich besonders centrolobulär eine unterschiedliche Anfärbbarkeit der Hepatozyten und ihrer Zellkerne. Häufig lassen sich bis zu drei Nukleoli nachweisen. Im Cytoplasma sind Einschlußkörperchen erkennbar, die von den Untersuchern unterschiedlich bezeichnet werden: „basophil clumps" (*Kuiper-Goodman* et al. 1977), „acidophile or eosinophile, cytoplasmatic bodies" (*Medline* et al. 1973) oder HCB-S-Vesikel (*Mollenhauer* et al. 1975 und 1976). Diese Einschlußkörperchen haben eine Größe von 2 bis 20 μ, wobei nach *Medline* et al. 1973 elektronenoptisch zwei Typen, der „Fingerprint-Typ" und der „Myelin-like-Typ", unterschieden werden. Bei ersterem finden sich bis zu 50 aneinandergeschichtete glatte Membranen, die enge Beziehungen zum rauhen und glatten endoplasmatischen Retikulum (smooth endoplasmatic reticulum = SER) aufweisen. Sie entsprechen den von *Sweeney* et al. 1971 oder *Timme* et al. 1974 beschriebenen Strukturen. Die myelinartigen Strukturen besitzen einen zentralen lipidhaltigen Kern, der von etwa 20 Membranen umgeben ist. Diese Strukturen sind vergleichbar mit den von *Mollenhauer* et al. 1975 u. 1976 beschriebenen Vesikeln ähnlicher Größe. Außerdem dürften dabei Beziehungen zu den „basophilen clumps" von *Kuiper-Goodman* et al. 1977 bestehen, die je nach Anordnung und Häufigkeit eine Beurteilung des Ausmaßes des Leberzellschadens zulassen (Grad 0 bis Grad 5). Neben diesen Veränderungen lassen sich vereinzelte Nekrosen, lipoide Degenerationen und Fibrosen nachweisen. Eine Vermehrung und Vergrößerung von Makrophagen bzw. Kupfferschen Sternzellen werden beschrieben, die teilweise braunes Pigment phagozytiert haben und teilweise im UV-Licht verstärkt fluoreszieren (vermehrter Porphyringehalt).

Elektronenoptisch findet sich außer den Einschlußkörperchen eine deutliche Vermehrung des endoplasmatischen Retikulums, insbesondere der glatten Membranen (SER), das aufgrund der morphometrischen Untersuchungen von *Kuiper-Goodman* & *Grant* 1986 von ca. 4% in der normalen Leberzelle auf etwa 60% bei den HCB-behandelten Ratten vermehrt ist. Diese morphologische Veränderung dürfte das strukturelle Äquivalent der Induktion der P-450-Isoenzyme darstellen (*Remmer* & *Merker* 1963). Vergleichbare Veränderungen ließen sich auch bei hepatischen Porphyrien des Menschen nachweisen (*Biempica* et al. 1967, *Jean* et al. 1968, *Moses* et al. 1970). Diese Befunde in den Rattenlebern dürften nicht spezifisch für HCB sein, da sie auch nach Gabe von anderen, die P-450-Isoenzyme induzierenden Substanzen beobachtet wurden. *Mollenhauer* et al. 1975 und 1976 wiesen nach niedrig dosierten HCB-Gaben eine Elongation der Mitochondrien und nach höherer Dosierung eine Schwellung der Mitochondrien nach. Diese Riesenmitochondrien zeigen Beziehungen zum endoplasmatischen Retikulum und stehen in Verbindung zu den oben beschriebenen cytoplasmatischen Einschlußkörperchen. Es muß offenbleiben, ob sie regenerative oder degenerative Vorgänge aufzeigen. Sie sind ebenfalls nicht spezifisch für eine HCB-Intoxikation, sondern werden auch nach Verfütterung anderer chlorierter Kohlenwasserstoffe, z. B. Aroclor 1254 oder Aroclor 1260 (*Kimbrough* et al. 1972), beobachtet. Andererseits wird unter HCB-Gaben ein kontinuierlicher Anstieg des mitochondrialen Eisengehalts beobachtet, wobei es gleichzeitig zu einer Entkoppelung der oxidativen Phosphorylierungsreaktionen in diesen Zellorganellen kommt (*Masini* et al. 1984). Diese Vorgänge werden nicht dem HCB, sondern PCP als dessen Metaboliten zugeordnet. Die Veränderungen an den Mitochondrien scheinen besonders interessant, da in diesen Organellen das Schlüsselenzym für die Haembiosynthese, die ALA-Synthase, lokalisiert ist. Membranen und ihre Veränderungen spielen in der Pathogenese der HCB-Porphyrie eine führende Rolle (*Koszo* et al. 1982), finden sich aber auch nach Belastung mit Alkohol (*Doss* et al. 1982) und werden auch bei der menschlichen PCT diskutiert, die *Doss* 1985 als „membrane disease" bezeichnet hat. Neben diesen Veränderungen lassen sich elektronenoptisch häufig Vorwölbungen von Gallenkapillaren in die Dissé-schen Räume nachweisen. Eine begleitende entzündliche Reaktion an den Gallenkapillaren wurde beschrieben. In der Leber läßt sich eine teilweise granuläre und teilweise amorphe Ablagerung von Eisen z. T. als Hämosiderin nachweisen.

Goldstein et al. 1978 konnten die oben beschriebenen Veränderungen bei Ratten (Charles River-Ratten) sowohl mit technischem HCB als auch mit hochgereinigtem HCB erzeugen, so daß diese Veränderungen auf HCB und nicht auf eventuelle im technischen HCB vorhandene Verunreinigungen (chlorierte Benzofurane und Benzodioxine) zurückzuführen sind.

Bei Beagle-Hunden konnten *Gralla* et al. 1977 nach Applikation verhältnismäßig großer HCB-Mengen (bis zu 1000 mg/kg über 5 bzw. 12 Monate) keine Porphyrie nachweisen. Auch deren Leber war morphologisch bis auf eine Arteriitis nicht verändert. Die fehlende Auslösbarkeit einer Porphyrinstoffwechselstörung beim Hund wird mit einer wahrscheinlich andersartigen Regulation des Schlüsselenzyms ALA-Synthase erklärt, da sich beim Hund nur ausnahmsweise, z. B. nach 2-Ethyl-2-phenyl-butyramid (*Zaki* et al. 1973), Porphyrinstoffwechselstörungen auslösen lassen.

Bei weiblichen Rhesusaffen (Macaca mulatta) konnten *Iatropoulos* et al. 1976 an der Leber grobe und feine Vakuolen mit granulärer Ablagerung von Hämosiderin in den Hepatozyten und den Kupfferschen Sternzellen nachweisen. Sie verglichen diese Veränderungen mit den von *Creutzfeldt* et al. 1966 beschriebenen Veränderungen bei der menschlichen PCT. Im Gegensatz zur Ratte, dem Kaninchen oder der Wachtel ließ sich auch beim Rhesusaffen mit Dosierungen bis 128 mg/kg HCB keine Porphyrie auslösen. Zusammenfassend lassen sich bei einigen Tierarten nach HCB-Gabe Leberschädigung in Form einer Braunverfärbung, Eisen und Porphyrinablagerungen, Kern- und Cytoplasmaveränderungen in den centrolobulären Hepatozyten mit Lipidspeicherung, mit Ausbildung von Einschlußkörperchen und Riesenmitochondrien nachweisen. Es kommt zur Ausbildung unterschiedlich ausgeprägter Vakuolen mit Hyperplasie des endoplasmatischen Retikulums und allgemeiner Leberzellvergrößerungen. Diese Veränderungen sind nicht spezifisch für HCB, sondern werden auch nach der chronischen Applikation anderer Induktoren der P-450-Isoenzyme (z. B. Barbiturate) beobachtet. Ob die Vakuolen in der Nähe des Schlauchsystems des endoplasmatischen Retikulums der Leberzelle der Elimination der Fremdstoffe, hier des HCB und seiner Metaboliten, dient, läßt sich nach den bisher vorliegenden morphologischen Befunden nicht sagen.

6.2 Veränderungen an anderen Organen nach HCB-Gabe

6.2.1 Nervensystem

Obwohl bei fast allen Tierspezies nach HCB-Gaben eine typische neurotoxische Symptomatik auftrat, waren im zentralen und peripheren Nervensystem makroskopisch oder mikroskopisch keine Veränderungen erkennbar (*De Matteis* et al. 1961, *Ockner & Schmid* 1961).

6.2.2 Niere

Bei zahlreichen Tierspezies (z. B. Ratte und Affe) ließen sich an der Niere, besonders am proximalen Tubulusapparat, morphologische Veränderungen nachweisen. Zum Teil handelt es sich um lipofuscinartige Ablagerungen, wie sie auch bei Vitamin E-Mangelzuständen auftreten (*Campbell* 1963).

6.2.3 Thymus

Im Thymus von Rhesusaffen (*Iatropoulos* et al. 1976) wurden unter dem Einfluß von HCB eine Verminderung der Läppchenstruktur und eine Reduktion des Cortex bei einer Vermehrung von Retikulumzellen, Plasmazellen und Lymphozyten gefunden.

6.2.4 Gonaden

Im Ovar von Rhesusaffen (*Iatropoulos* et al. 1976) fanden sich fibrosierende Veränderungen und Zystenbildungen, die den morphologischen Strukturen des Postmenopauseovars vergleichbar sind. Die am Endometrium nachgewiesene Follikelphase dürfte damit im Einklang stehen. In den Testes, besonders bei Ratten, fanden sich ebenfalls fibrosierende Veränderungen.

6.2.5 Nebennierenrinde

Es liegen unterschiedliche Untersuchungsergebnisse vor: *Kimbrough & Linder* 1974 fanden eine Hyperplasie der Nebennierenrinde, besonders der Zona fasciculata, während *Kuiper-Goodman* et al. 1977 an Charles River-Ratten keine Veränderungen beobachten konnten. Nach übereinstimmenden Befunden waren die Hypophysen nicht pathologisch verändert.

6.2.6 Muskulatur

Die Muskulatur (einschließlich Herzmuskel) zeigt z. T. Nekrosen und degenerative Veränderungen nach HCB-Gabe (*Kimbrough* et al. 1972, *Kimbrough & Linder* 1974), die *Kuiper-Goodman* et al. 1977 jedoch nicht bestätigen konnten.

6.2.7 Lunge

Beim Hund (Gralla et al. 1977) und bei neugeborenen und adulten Ratten, deren Muttertiere mit HCB belastet worden waren, fanden sich eine Proliferation und Hypertrophie der Endothelzellen von Lungenarterien, die teilweise zum Verschluß der Gefäße führten (*Kitchin* et al. 1982). Darüber hinaus waren die Alveolen teilweise mit Makrophagen angefüllt, die ein lipidhaltiges, schaumiges Cytoplasma aufwiesen. Außerdem bestand eine perivaskuläre und peribronchiale Entzündung (*Goldstein* et al. 1978).

6.2.8 Gefäße

Eine disseminierte, teilweise segmentär angeordnete Arteriitis im Sinne einer hyperergischen Vaskulitis oder einer hypersensitiven Angiitis war das führende Symptom nach HCB-Applikation an Hunden. Ähnliche entzündliche hyperergische Vaskulitiden lassen sich jedoch nicht nur nach HCB bei einzelnen Spezies nachweisen, sondern wurden auch nach Applikation von Sulfonamiden, Phenytoin, Jod oder Thiouracil beschrieben (*Gralla* et al. 1977).

6.3 Klinisch-chemische Befunde

Unter den klinisch-chemischen Befunden bei den verschiedenen Tierspezies wurden besonders Parameter für die Leberfunktion untersucht. Hierbei fand sich unter dem Einfluß des HCB dosisabhängig eine

Steigerung der γ-GT-, der Transaminasen-, der SDH- oder der alkalischen Phosphatase-Aktivität im Blut (*Ivanov* et al. 1973, *Ivanov* et al. 1976, *Kuiper-Goodman* et al. 1977); dies wurde in Abhängigkeit von der Schwere der Leberschädigung bei den verschiedenen Tierarten nachgewiesen. Die Aktivität der Disaccharidasen im Magendarmtrakt war eindeutig erniedrigt (*Ivanov* et al. 1986). Im Blut waren durch HCB Erythrozyten, Hämoglobin, sowie die Leukozyten, und zwar vorherrschend die Lymphozyten, vermehrt (*Kuiper-Goodman* et al. 1977, *Vos* 1986).

7. P-450-Isoenzyme und deren Induzierbarkeit durch HCB

7.1 Biochemische Vorbemerkungen

Die P-450-Isoenzyme (Name beruht auf der Soretbande bei 450 nm in reduziertem Zustand in Kohlenmonoxid (CO)-Atmosphäre; *Klingenberg* 1958, *Omura* und *Sato* 1964) sind im endoplasmatischen Retikulum von Körperzellen bzw. in der Mikrosomenfraktion von Zellhomogenaten der meisten Gewebe, hauptsächlich aber der Leberzellen vorkommende Enzymsysteme (*Dieter* 1985). Diese das Haemmolekül als prosthetische Gruppe tragenden Enzyme (*Maines* & *Anders* 1973) sind in die Mikrosomenmembran eingebettet und entfalten im Zusammenspiel mit Membranlipoiden, z. B. Phosphatidylcholin (*Lu* und *West* 1980, *Zakim* & *Hochman* 1985), der NADPH-abhängigen Cytochrom c-Reduktase und Flavonenzymen, sowie den Cofaktoren NADPH und molekularem Sauerstoff ihre katalytischen Wirkungen (*Cooper* et al. 1965, *Kumai* & *Nebert* 1978, *Nebert* et al. 1981). Die katalytischen Eigenschaften der P-450-Isoenzyme bestehen im wesentlichen darin, daß aus molekularem O_2 ein Mol Sauerstoff auf das entsprechende Substrat übertragen wird, wobei gleichzeitig das zweite Sauerstoffatom mit dem aus dem Substrat stammenden Wasserstoff und NADPH jeweils ein Mol Wasser bildet. (*Cadenas* 1985, *Guengerich* 1983, *Mansuy* & *Battioni* 1985, *Schenkman* & *Gibson* 1981, *Ullrich* et al. 1975). Diese Übertragung von Sauerstoff auf das Substrat führt entweder zu primären Hydroxylierungsprodukten (an C-, N- oder S-Atomen) oder über Desalkylierungs- oder Deshalogenierungsreaktionen zu entsprechenden Derivaten, wobei sogar aufgrund von unterschiedlicher Bindung der Substrate am Haem (bzw. Eisen) auch Reduktionsvorgänge katalysiert werden können (*Boobis* & *Davis* 1984, *Cadenas* 1985, *Nebert* & *Jensen* 1979, *Ullrich* & *Graf* 1984). Aufgrund ihrer katalytischen Eigenschaften werden diese Enzyme auch als mischfunktionelle Monooxygenasen (Übertragung von Sauerstoff auf das Substrat und auf NADPH) und neuerdings als Polysubstrat-Oxygenasen bezeichnet (*Tukey* et al. 1982), weil sie sehr verschiedenartige Substrate (vorherrschend lipophile Xenobiotika, Ethanol, Arzneimittel, aber auch endogene Substrate wie Steroide, Retinoide oder Arachidonsäure-Derivate) umsetzen können (*Dieter* 1985, *Elshourbagy* & *Guzelian* 1980, *Leo* et al. 1982, *Leo* & *Lieber* 1985, *Teschke* 1979, *Tsuji* et al. 1980, *Ullrich* & *Graf* 1984). Heute wird angenommen, daß bei den bisher näher untersuchten Tierspezies wie Ratten (*Thomas* et al. 1985), Kaninchen (*Dieter* 1985), Mäusen (*Nebert* & *Jensen* 1979, *Nebert* et al. 1981, *Nebert* 1985) und auch beim Menschen (*Boobis* & *Davis* 1984) etwa 20 Isoenzyme vorkommen. Diese Enzyme werden von unterschiedlichen Gen-Loci (z. B. Ah- oder Coh-Locus) kodiert (*Nebert* & *Negishi* 1982, *Nebert* 1985), die auf verschiedenen Genen lokalisiert sind; z. B. bei der Ratte auf dem Chromosom 7 (*Simmons* & *Kasper* 1983, *Simmons* et al. 1985). Beim Menschen sind die Gene für einige P-450-Isoenzyme auf dem Chromosom 19 lokalisiert (*Phillips* & *Sheppard* 1985) und für andere (z. B. Steroidhydroxylasen) auf dem Chromosom 6 (*White* et al. 1984). Entwicklungsgeschichtlich ist das System als sehr alt einzustufen und bereits vor 200 Millionen Jahren erfolgte die erste Differenzierung in Erbanlagen für zwei P-450-Isoenzyme (*Nebert* 1985). Chemisch handelt es sich um Proteine, deren Aminosäuresequenz für einige Isoenzyme bereits aufgeklärt werden konnte (*Heinemann* & *Ozols* 1983). Wie andere Cytochrome tragen auch sie als prosthetische Gruppe Haem. Somit sind die Synthese und der Abbau der P-450-Isoenzyme eng mit dem Haemstoffwechsel verknüpft. Beispielsweise werden 40 % des in der Leber gebildeten Haems in P-450-Isoenzyme dieses Organes eingebaut (*Bickers* 1982). Eine wesentliche Eigenschaft dieser Enzyme ist, daß sie durch ihre Substrate induziert werden können. Hierunter versteht man die Mehrbildung des spezifischen Enzymproteins unter dem Einfluß des oder der Substrate (*Conney* et al. 1965, *Mayer* 1985, *Remmer* 1959, *Ullrich* 1975). Die Spezifität der Enzyme ist außerordentlich unterschiedlich: Auf der einen Seite werden beispielsweise Steroidhormone stereospezifisch hydroxyliert (*Dieter* 1985) und andererseits wird eine Vielzahl verschiedener aliphatischer, aromatischer oder heterozyklischer Verbindungen durch ein oder mehrere dieser Isoenzyme metabolisiert (*Nebert* & *Jensen* 1979). Die verwendeten Substrate können hinsichtlich ihrer Spezifität stark schwanken: So können Substanzen wie z. B. 7-Ethoxycumarin gleichzeitig von 3 verschiedenen P-450-Isoenzymen umgesetzt werden. Andererseits sind streng substratspezifische Abbaureaktionen bekannt, wie das für die Ethoxyresorufin-Deethylase (bzw. Alkoxyresorufin; *Mayer* 1985) oder die Retinoid-Hydroxylierung (*Leo* & *Lieber* 1985) der Fall zu sein scheint.

7.2 HCB-Wirkung auf die P-450-Isoenzyme

Die kontinuierliche Gabe von HCB induziert die P-450-Isoenzyme in der Leber, aber auch in der Haut (*Goerz* et al. 1979a) und wahrscheinlich auch in anderen Organen. Diese Induktion läßt sich nach kurzer Zeit (3–10 Tage) nachweisen; sie bleibt zunächst über längere Zeit konstant erhöht und sinkt danach allmählich ab, um etwa nach 100tägiger HCB-Exposition wieder weitgehend die Werte der Kontrolltiere zu erreichen (*Goerz* et al. 1977). Nach HCB-Gabe ändern sich die pharmakokinetischen und pharmakodynamischen Eigenschaften einiger Pharmaka: Die Barbiturat-Schlafzeit beispielsweise wird verkürzt und die Zoxazolium-Krampfbereitschaft vermindert (*Stonard* 1975, *Stonard & Nenov* 1974). Zahlreiche P-450-abhängige Enzymaktivitäten werden in Abhängigkeit von Dosis und Dauer der HCB-Gabe induziert. Der P-450 (oder auch P-448 und P-449)-Gehalt in der Leber wird durch HCB-Gabe gesteigert, wie dies von zahlreichen Autoren unter verschiedenen Versuchsbedingungen gezeigt werden konnte (*Bandiera* et al. 1983, *Blekkenhorst* et al. 1976, *Blekkenhorst* et al. 1978, *Carlson & Tardiff* 1976, *Carlson* 1977, *Carpenter* et al. 1984, *Debets* et al. 1980, *Egyankor & Franklin* 1977, *Elisidale & Clark* 1979, *Goerz* et al. 1977, *Goerz* et al. 1978, *Goerz* et al. 1979a und 1979b, *Goldstein* et al. 1978, *Grant* et al. 1974, *Holme & Dybing* 1982, *Iverson* 1976, *Lissner* et al. 1975, *Mehendale* 1978, *Nakajima & Sato* 1979, *Rajamanickam & Padmanaban* 1974, *Rajamanickam* et al. 1972, *Rizzardini & Smith* 1982, *Stonard* 1975, *Stonard & Nenov* 1974, *Stonard & Greig* 1976, *Teschke* et al. 1983, *Turner & Green* 1974, *Vizethum* et al. 1980a, 1980b und 1980c, *Vizethum & Goerz* 1979, *Wada* et al. 1968). Andere Cytochrome, z. B. Cytochrom b5 (*Wada* et al. 1968, *Grant* et al. 1974) und die NADPH-abhängige Cytochrom c-Reduktase (*Carlson & Tardiff* 1976, *Debets* et al. 1980, *Holme & Dybing* 1982, *Vizethum & Goerz* 1979), werden durch HCB-Belastung induziert. Zahlreiche P-450-Isoenzym-Aktivitäten ließen sich durch HCB-Verfütterung, erneut in Abhängigkeit von der Dosis und der Applikationsdauer der Substanz, induzieren. Die Anilinhydroxylase (AH) wird innerhalb weniger Tage um ein Vielfaches der Kontrollwerte induziert (*Carlson & Tardiff* 1976, *Carlson* et al. 1979, *Debets* et al. 1980, *Holme & Dybing* 1982, *Lissner* et al. 1975, *Rajamanickam & Padmanaban* 1974, *Turner & Green* 1974, *Villeneuve* et al. 1974, *Vizethum & Goerz* 1979, *Wolff & Hesse* 1977). Die Aminopyrin-N-Demethylase (ADM) ist ebenfalls ein P-450-abhängiges Enzym, das mit der durch Phenobarbital induzierbaren, durch Metyrapon hemmbaren Enzymaktivität weitgehend identisch ist. Das Enzym wird in vergleichbarer Weise wie die AH induziert (*Blekkenhorst* et al. 1978, *Carlson* 1977, *Debets* et al. 1980, *Goldstein* et al. 1978, *Grant* et al. 1974, *Iverson* 1976, *Stonard & Nenov* 1974, *Villeneuve* et al. 1974, *Vizethum & Goerz* 1979, *Wada* et al. 1968). Die 7-Ethoxycumarin-Deethylase (7-EOC-D) katalysiert die Umwandlung von 7-Ethoxycumarin durch O-Ethyl-Desalkylierung zu Umbelliferon (*Ullrich & Weber* 1972); die Methode gilt als sehr empfindlich und erfaßt zahlreiche P-450-Isoenzyme. Die Aktivität der 7-EOC-D wird heute häufig als Screeningtest verwendet, um zu prüfen, ob eine Substanz die Polysubstrat-Monooxygenasen induziert. Nach Zufuhr von HCB kommt es nach wenigen Tagen zu einer Induktion der 7-EOC-D, die etwa 60 Tage anhält, um dann bis zum 100. Tag wieder auf Normalwerte abzusinken (*Goerz* et al. 1977). Von mehreren Arbeitsgruppen wurde die Induktion der 7-EOC-D nach HCB-Gabe nachgewiesen (*Carlson* 1977, *Debets* et al. 1980, *Goerz* et al. 1977, *Goerz* et al. 1978, *Vizethum & Goerz* 1979, *Vizethum* et al. 1980b). Die Entgiftung, aber auch teilweise die Giftung (z. B. Umwandlung in ein ultimatives Karzinogen) zahlreicher aromatischer Kohlenwasserstoffe erfolgt durch das P-448-abhängige, durch 3-Methylcholanthren induzierbare und durch 7,8-Benzoflavon hemmbare Isoenzym (z. B. P-450c der Ratte). Es wird häufig als Arylhydrocarbon-Hydroxylase (AHH) bezeichnet und seine Aktivität mit Hilfe der anfallenden Benzo(a)pyren-Metaboliten bestimmt. Das Enzymsystem wird in vergleichbarer Weise sowohl hinsichtlich des zeitlichen Ablaufs als auch des Induktionsausmaßes wie die P-450-abhängige ADM nach Applikation von HCB induziert (*Blekkenhorst* et al. 1976, *Blekkenhorst* et al. 1978, *Carlson & Tardiff* 1976, *Carlson* 1977, *Debets* et al. 1980, *Goldstein* et al. 1978, *Grant* et al. 1974, *Teschke* et al. 1983, *Turner & Green* 1974, *Vizethum & Goerz* 1979, *Vizethum* et al. 1980a und 1980b). Die P-450c (Ratte) erfassende Enzymaktivität wird vorherrschend durch die Messung der 7-Ethoxy-Resorufin-Deethylase (7-EOR-D) erfaßt. Auch die 7-EOR-D wird durch HCB-Gabe induziert (*Debets* et al. 1980, *Vizethum & Goerz* 1979). Ebenfalls vermehrt werden die P-450-abhängige Ethylmorphin-N-Demethylase (*Holme & Dybing* 1982) und die p-Nitroanisol-N-Demethylase (*Holme & Dybing* 1982, *Turner & Green* 1974). Auch das durch Ethanol induzierbare P-450-Isoenzym (= microsomal ethanol oxidizing system = MEOS) wird durch HCB induziert (*Teschke* et al. 1983). Im Gegensatz dazu werden andere Ethanol-metabolisierende Enzyme wie Katalase (EC 1.11.1.6) oder Alkoholdehydrogenase (ADH) (EC 1.1.1.2) durch HCB nicht induziert (*Stenzel* 1978, *Teschke* et al. 1983). Durch die Enzyminduktion werden die entsprechenden Substrate schneller metabolisiert. Durch die Induktion der Barbital-Oxidase werden lipophile Barbiturate schneller abgebaut, so daß die Schlafzeit der Tiere nach HCB-Gabe verkürzt wird (*Blekkenhorst* et al. 1978, *Carlson & Tardiff* 1976, *Carlson* 1977, *Rizzardini & Smith* 1982, *Stonard & Nenov* 1974, *Stonard* 1975). Nach Gabe von HCB wird die Dauer der paralytischen Zoxazolium-Wirkung durch die Induktion der spezifischen Hydroxylase verkürzt (*Blekkenhorst* et al. 1978, *Carlson & Tardiff* 1976, *Carlson* 1977, *Stonard & Nenov* 1974, *Stonard* 1975). Aufgrund der bisher vorliegenden Untersuchungen über die P-450-Isoenzym-Induktion kann gefolgert werden, daß HCB bei der Ratte eine „Mischtyp-Induktion" (*Stonard* 1975) bewirkt, in derem Verlauf mindestens vier verschiedene Isoenzyme induziert werden: 1. Phenobarbital-induzierbares P-450 (P-450b der Ratte), 2. Benzo(a)pyren-induzierbares P-450 (P-450c der Ratte), 3. Ethanol-induzierbares P-450 (MEOS), 4. Isosafrol-induzierbares P-450 (= P-450d der Ratte, LM_6 des Kaninchens, P_2-450 der Maus; *Fisher* et al. 1981, *Nebert & Negishi* 1982, *Ryan* et al. 1980, *Tukey* et al. 1981) wird von zahlreichen chlorierten Kohlenwasserstoffen und auch von HCB induziert (*Goldstein* et al. 1986).

Zahlreiche andere halogenierte Aromaten (Biphenyle, Naphtaline, Benzofurane, Benzodioxine) führen zu einer vergleichbaren Induktion der P-450-Isoenzyme. Dies gilt aber auch für die HCB-Metaboliten wie Pentachlorphenol (PCP) oder Pentachlorbenzol (PCB) *Debets* et al. 1980, *Goerz* et al. 1978, *Vizethum & Goerz* 1979).

8. Metabolismus des HCB

HCB wird im Säugetierorganismus in vielfältiger Weise metabolisiert (Übersichten und Literatur s. bei *Engst* et al. 1976, *Gopalaswamy & Aiyar* 1986, *Hahn* 1978, *Khanna & Smith* 1986, *Koss* 1982 und 1985, *Lui & Sweeney* 1975, *Mehendale* 1978, *Mehendale* et al. 1975, *Meuter* 1980, *Renner & Nguyen* 1985, *Stewart & Smith* 1986a und 1986b), wobei der Stoffwechsel in erster Linie im endoplasmatischen Retikulum der Leber erfolgt. Es bestehen erhebliche Speziesunterschiede (*Koss* 1982, *Koss* et al. 1986), auf die hier im einzelnen nicht eingegangen werden soll. Da die Mehrzahl der Untersuchungen an Ratten durchgeführt

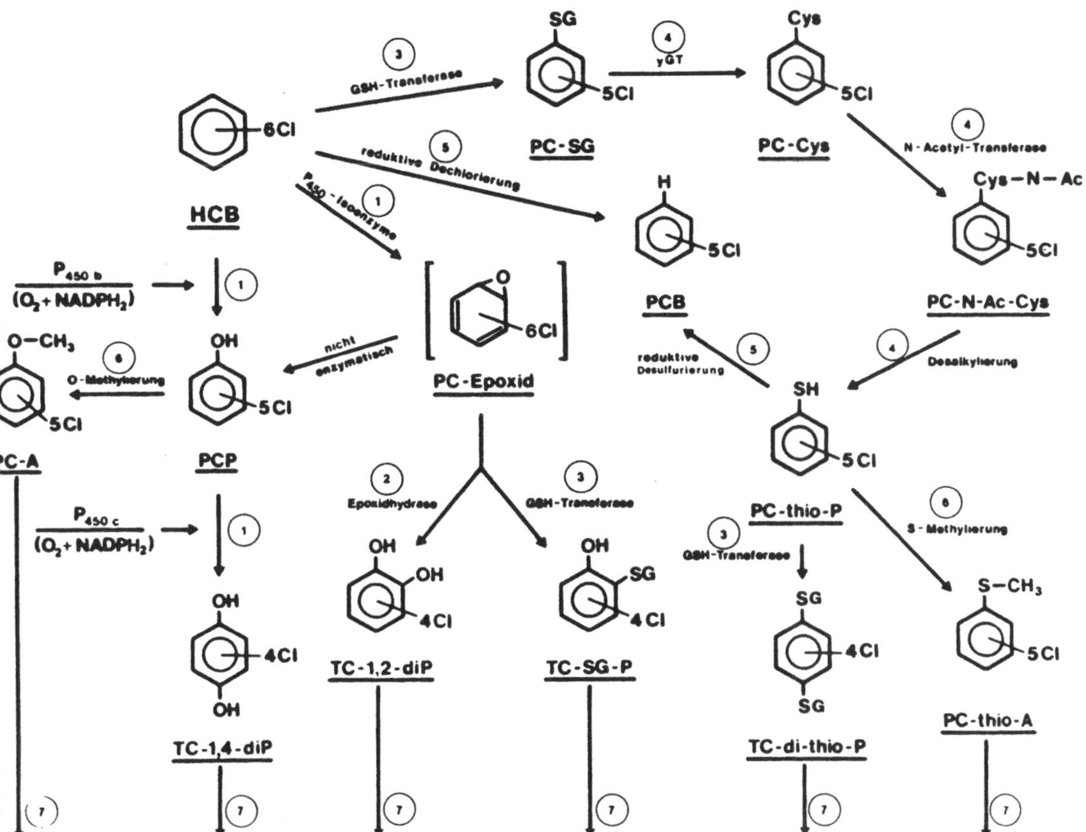

Abbildung 3. Metabolismus des HCB in der Rattenleber

Legende zu Abbildung 3
1 P-450-Isoenzyme (P-450b und P-450c)
2 Epoxid-Hydrase
3 GSH-Transferase
4 γGT = γ-Glutamyl-Transferase
5 Reduktive Desulfurierung
6 Methyl-Transferasen
7 Substrate, die erneut durch die diversen Enzyme metabolisiert werden können

Abkürzungen
GSH = Glutathion
-SG = Glutathionrest
PC = Pentachlor-; PC-Cys = Cysteinyl-Pentachlorphenol; PCP = Pentachlorphenol; PCB = Pentachlorbenzol; PC-SG-P = Pentachlorphenol-Glutathionkonjugat; PCA = Pentachlorphenolacetylcystein; PC-Thio-P = Pentachlorthiophenol; PC-Thio-A = Pentachlorthioanisol; PC-A = Pentachloranisol; PC-N-Ac-Cys = Pentachlorphenyl-N-Acetylcystein
TC = Tetrachlorphenol; TC-1,2(1,4)-diP = Tetrachlor-1,2(1,4)-Diphenol; TC-SG-P = Tetrachlorphenol-Glutathionkonjugat; TC-di-Thio-P = Tetrachlor-Dithiophenol
γ-GT = Gammaglutamyltransferase

wurde, sollen die an dieser Spezies erhobenen Ergebnisse im wesentlichen als Grundlage für die hier geführte Diskussion dienen.

Die Metabolisierung des HCB erfolgt im wesentlichen enzymatisch, und nur ausnahmsweise werden einige Epoxide spontan zu den entsprechenden Phenolen umgewandelt. Die wesentlichen Schritte der HCB-Metabolisierung sind in Abbildung 3 zusammengestellt, in welcher die wichtigsten an den einzelnen Stoffwechselschritten beteiligten Enzymsysteme mit den Nummern (1)–(7) bezeichnet sind (*Nebert & Negishi* 1982, *Phillips & Sheppard* 1985, *Thomas* et al. 1985).

8.1 P-450-Isoenzyme (= Cytochrom P-450)

Die oxidative Dechlorierung des HCB zu Pentachlorphenol (PCP) erfolgt durch das Cytochrom P-450b bei der Ratte (Phenobarbital-induzierbar, Metyrapon- oder SKF 525A-hemmbar, reduziertes CO-Maximum [Spektrum in Kohlenmonoxid (CO/O_2-Atmosphäre)] bei 450 nm, Molekulargewicht 52 kD). In einem zweiten oxidativen Dechlorierungsschritt wird PCP durch das P-450c der Ratte (Benzo[a]pyren-induzierbar, 7,8-Benzoflavon-hemmbar, CO-Maximum bei 448 nm, Molekulargewicht 56 kD) in das Tetrachlor-hydrochinon umgewandelt.

8.2 Epoxidhydrolase (*Oesch* et al. 1977)

Unter der enzymatischen Wirkung der P-450-Isoenzyme entstehen Epoxide, die meistens chemisch instabil sind und spontan zu den entsprechenden Alkoholen hydrolysiert wurden. Unter dem Einfluß der Epoxidhydrolase entstehen aus den verschiedenen Epoxiden die entsprechenden Diole, z. B. Tetrachlorbenzol-2,3-diol oder Tetrachlorbenzol-3,4-diol (*Matthews* 1986).

8.3 GSH-Transferase (*Thomas* et al. 1985)

Die unter dem Einfluß der P-450-Isoenzyme entstehenden Epoxide sind außerdem Substrate der GSH-Transferasen, wobei GSH-Konjugate des Tetrachlor-Phenol (TC-SG-P) entstehen. Auch das unveränderte HCB ist ein Substrat für die GSH-Transferase, wodurch ein Pentachlorbenzol-GSH-Konjugat gebildet wird.

8.4 Metabolisierung der GSH-Derivate

Verbindungen mit dem Tripeptid GSH, z. B. GSH-Pentachlorbenzol, werden durch die γ-Glutamyltransferase (γGT) gespalten, so daß ein Cysteinyl-pentachlorbenzol entsteht. Dieses Derivat kann durch die N-Acetyl-Transferase weiter metabolisiert werden; über eine Desalkylierungsreaktion entsteht schließlich Pentachlorthiophenol, das durch nachfolgende Stoffwechselschritte weiter abgebaut werden kann.

8.5 Reduktive Desulfurierung und Dechlorierung

Die reduktive Desulfurierung des Pentachlorthiophenol oder die direkte reduktive Dechlorierung von HCB führen zum Pentachlorbenzol, einem Metaboliten, der ebenfalls in deutlicher Menge nach Applikation von HCB anfällt (*Koss* et al. 1986).

8.6 Methylierung

Über O-Methylierungsreaktionen entstehen die entsprechenden Anisole (analog dazu die Thioanisole durch entsprechende Methylierungen von SH-Gruppen (*Koss* 1982).

8.7 Sonstige Metabolisierung

Die aufgrund der oben beschriebenen Metabolisierung (1)–(6) anfallenden Metaboliten können erneut Substrate der verschiedenen genannten Enzyme werden, so daß eine fast nicht mehr überschaubare Zahl verschiedener HCB-Metaboliten entstehen kann. In diesem Metabolismus sind Oxidationen, Reduktionen, Methylierung und Demethylierung am Benzolring, am Sauerstoff und am Schwefel beteiligt. Außerdem erfolgen weitere Konjugationsschritte mit GSH (*Koss* 1982).

Abkürzungen

ADH	= Alkoholdehydrogenase
ADM	= Aminopyrin-N-Demethylase
AH	= Anilinhydroxylase
AHH	= Arylhydrocarbon-Hydroxylase
AIP	= Acute Intermittent Porphyria
ALA	= δ-Aminolaevulinic acid
CEP	= Congenitale erythropoetische Porphyrie
DNS	= Desoxyribonukleinsäure
7-EOC-D	= 7-Ethoxycumarin-Deethylase
7-EOR-D	= 7-Ethoxyresorufin-Deethylase
EPP	= Erythropoetische Protoporphyrie
GSH	= Glutathion
γ-GT	= γ-Glutamyl-Transferase
HC	= Hereditäre Coproporphyrie
HCB	= Hexachlorbenzol
HEP	= Hepatoerythropoetische Porphyrie
MDT	= Magendarmtrakt
MEOS	= Microsomal Ethanol Oxiziding
NAc	= N-Acetylcystein
NADPH	= Nikotinsäureamid-adenin-dinucleotid
PAI	= Porphyria acuta intermittens (= AIP)
PBG	= Porphobilinogen
PCB	= Pentachlorbenzol
PCP	= Pentachlorphenol
PCT	= Porphyria cutanea tarda
ppm	= parts per million
PV	= Porphyria variegata
SDH	= Sorbit-Dehydrogenase
TCDD	= 8-Tetrachlordibenzodioxin
VP	= Variegate Porphyria (= PV)
ZNS	= Zentralnervensystem

Literaturverzeichnis folgt am Ende des dritten Teiles

Die Hexachlorbenzol (HCB)-Porphyrie *

Teil II: Die türkische Porphyrie (HCB-Porphyrie-Epidemie in der Türkei) und die experimentelle HCB-Porphyrie mit einer Übersicht über die eigenen experimentellen Befunde

G. Goerz[1], R. Lissner[2]

[1] Universitätshautklinik Düsseldorf, Moorenstraße 5, D 4000 Düsseldorf
[2] Biotest-Pharma GmbH, Flughafenstraße 4, D 6000 Frankfurt/Main

Inhalt

* Unserem Lehrer, Herrn Prof. Dr. med., Dipl. Chem. H. Ippen, Universitätshautklinik Göttingen, in Dankbarkeit gewidmet

Zusammenfassung

Einleitend wird eine Übersicht über die Porphyrin-Biosynthese (Enzyme der Haembiosynthese und ihre Regulation), die beim Menschen bisher beobachteten Porphyrin-Krankheiten und die den Stoffwechselstörungen zugrunde liegenden Enzym-Defekte gegeben. Eine Besonderheit stellt die Porphyria cutanea tarda (PCT) dar, weil sie einmal als angeborene Erkrankung (Uroporphyrinogen-Decarboxylase-Defekt in allen Zellen) und auch als erworbene Krankheit (isolierte Funktionsstörung der Uroporphyrinogen-Decarboxylase in der Leber) beobachtet wird.

In den Jahren 1954–1957 wurde im Südosten der Türkei (Anatolien) ein epidemieartiges Vorkommen einer Porphyrie beobachtet. CAM wies alsbald nach, daß diese Epidemie eine Intoxikation durch den Verzehr von HCB-kontaminiertem Saatgetreide ausgelöst worden war. Bei der Intoxikation wurden zwei Krankheiten unterschieden: Kara Yara und Pembe Yara. Kara Yara trat bei Kindern und Erwachsenen auf, die mit der Nahrung HCB aufgenommen hatten, während Pembe Yara nur bei Neugeborenen und Säuglingen vorkam, die HCB mit der Muttermilch oder diaplacentar erhalten hatten. Pembe Yara verläuft schwerer, meist tödlich und weist keine Geschlechtsdifferenz auf. Im Gegensatz dazu befällt Kara Yara besonders Männer und Knaben und zeigt eine Hautsymptomatik vergleichbar der menschlichen PCT. Zusätzlich findet sich aber auch eine Symptomatik vergleichbar den akuten Formen der hepatischen Porphyrie: Koliken, neurologische und muskuläre Störungen.

Die Porphyrinbefunde aus den Jahren 1954–1960 sind wegen der damals nicht so ausgefeilten Porphyrinanalyse für nicht eindeutig zu verwerten: Zusammenfassend muß man aber annehmen, daß eine starke Vermehrung der Porphyrinausscheidung im Urin auftrat, wobei vorherrschend hochcarboxylierte Porphyrine (Uro- und Heptaporphyrin) ausgeschieden wurden. Im Gegensatz zur PCT fand sich aber auch eine vermehrte Ausscheidung der Porphyrinvorstufen (ALA und PBG), was wiederum mit der „Akut-Symptomatik" der HCB-Porphyrie übereinstimmt. Eine Nachuntersuchung von mehr als 200 Menschen, die an der türkischen Porphyrie erkrankt waren, nach mehr als 30 Jahren zeigte, daß noch 17 Menschen eine pathologisch veränderte Porphyrin-Ausscheidung in Urin und Stuhl aufwiesen. Aufgrund zahlreicher tierexperimenteller Untersuchungen konnten wir zeigen, daß durch Applikation von 0,05% HCB-haltigem Futter sich bei weiblichen Wistar-Ratten nach einem Zeitraum von etwa 60 Tagen eine hepatische Porphyrie auslösen läßt: Die Porphyrie ist zu diesem Zeitpunkt gekennzeichnet durch eine massive Ablagerung von Porphyrinen (Uro- und Heptaporphyrin) in der Leber und eine entsprechend gesteigerte Ausscheidung im Urin (zusätzlich findet sich in der Galle und im Stuhl eine vermehrte Exkretion, wobei jedoch niedrig carboxylierte Porphyrine, z.B. Coproporphyrine, vorherrschend anfallen). Im Urin läßt sich zusätzlich eine gesteigerte Ausscheidung der Porphyrin-Vorstufen, δ-Aminolävulinsäure (ALA) und Porphobilinogen (PBG), nachweisen. Zur Zeit der Manifestation der HCB-Porphyrie lassen sich in der Leber der Versuchstiere eine massive Hemmung der Uroporphyrinogen-Decarboxylase und eine vergleichbar starke Induktion der ALA-Synthase, das Schlüsselenzym der Haembiosynthese, nachweisen.

Während sich die HCB-Porphyrie erst nach ca. 60 Tagen kontinuierlicher HCB-Gabe nachweisen läßt, findet sich bereits nach wenigen Tagen (3–14 Tage) eine massive Induktion der P-450-Isoenzyme. HCB ist ein Mischtyp-Induktor, d.h. es werden durch das chlorierte Benzol verschiedene P-450-Isoenzyme vermehrt: Phenobarbital-induzierbares P-450 (P-450b der Ratte), Methylcholanthren-induzierbares P-450 (P-450c), Isosafrol-induzierbares P-450 (P-450d), Pregnenolon-16a-carbonitrat-induzierbares P-450 (P-450e) und das Ethanol oxidierende P-450-System (MEOS). Darüber hinaus wird das P-450-System nicht nur in der Leber, sondern auch in der Haut induziert. Zur Zeit der Manifestation der HCB-Porphyrie läßt sich bei der Ratte auch die Δ^4-3-Oxosteroid-5α-Reduktase nachweisen. Es kommt damit zu einem vermehrten Anfall von 5β-H-Steroiden, die potente Induktoren der ALA-Synthase sind. Die Applikation von HCB-Metaboliten, wie Pentachlorphenol (PCP), Pentachlorbenzol (PCB) oder Trichlorphenol (TCP), führt nicht zu einer Verstärkung der HCB-Porphyrie, obwohl sie die P-450-Isoenzyme in der Leber in vergleichbarer Weise wie HCB vermehren. Ebenso haben Induktoren und Inhibitoren der P-450-Isoenzyme nur eine modifizierende Wirkung auf die Entstehung der HCB-Porphyrie.

Chloroquin, ein Pharmakon, das bei der Behandlung der menschlichen PCT eine maßgebliche Rolle spielt, wirkt nach den Befunden der Literatur über die Bildung von Porphyrin-Chloroquin-Komplexen. Darüber hinaus konnte hier gezeigt werden, daß Chloroquin die HCB-bedingte Induktion der ALA-Synthase der Leber aufhebt und somit sicher nicht nur über eine Porphyrin-Chloroquin-Komplex-Bildung seine therapeutische oder prophylaktische Wirkung entfaltet.

Summary

A review of porphyrin biosynthesis (enzymatic pathways and regulatory mechanisms) as well as its disturbances resulting in well-defined porphyric diseases is presented. Special emphasis is given to porphyria cutanea tarda (PCT), a disease which is due to an inborn error (generalized uroporphyrinogen-decarboxylase deficiency) or as an acquired form (exclusive hepatic deficiency of uroporphyrinogen-decarboxylase). During 1954–1957, an endemic outbreak of PCT was observed in southeastern Turkey (Anatolia). Very soon it became clear that HCB poisoning was the cause of the disease. Two different forms could be distinguished by the Turkish physicians. 1. Kara Yara: occurred in children and in adults after ingestion of HCB contaminated bread. 2. Pembe Yara was observed only in newborns and infants exposed to HCB by diaplacental transfer and/or by breast milk. This type had a severe course with a high mortality rate. There were no sex differences in Pembe Yara, whereas in Kara Yara men and boys were affected more frequently; moreover, Pembe Yara showed the typical signs of the acute form of hepatic porphyria, namely colics, neurologic disturbances and disorders of the muscular system. Sensitive analytical methods did not allow a clearcut diagnosis of their porphyric state at that time. A rise of urinary porphyrin excretion especially of highly carboxylated porphyrins (uro- and heptaporphyrins) was detected in all patients. In contrast to classical PCT excretion of porphyrin precursors (ALA and PBG) was also increased, a finding more related to the different forms of "acute porphyria" [acute intermittent porphyria (AIP), porphyria variegata (PV), hereditary coproporphyria (HC)]. In a control examination 20 years later, 200 patients were studied and 17 persons had increased values of fecal or urinary porphyrins. In several experiments it could be demonstrated that female Wistar rats exposed to HCB (0.05% in the diet) developed a hepatic porphyria 60 days after treatment with HCB. The intoxication is characterized by hepatic porphyrin deposits (uro- and heptaporphyrin) and a concomitant rise of urinary porphyrins and an increase of porphyrin excretion in feces and bile. At the time of manifestation of the HCB porphyria an increased formation of 5β-H-steroids is measured, which are potent inducers of ALA synthesis. Application of the major HCB metabolites as pentachlorophenol (PCP), pentachlorobenzene (PCB) or trichlorophenol (1,2,4-TCP) does not induce the experimental disease, although PCP, PCB and TCP are mixed type P-450 inducers comparable with HCB. Chloroquine (CQ) is used in the treatment of human PCT and this drug facilitates porphyrin excretion (formation of CQ/porphyrin complexes) and thereby abolishes induced ALA-S induction.

---

9. Porphyrin-Biosynthese

Die Enzyme der Porphyrin-Biosynthese sind in jeder Säugetierzelle vorhanden, wobei als Endprodukt das Haem entsteht, das in unterschiedlicher Weise in den einzelnen Organen (intrazellulär) mit den entsprechenden Apoproteinen verknüpft wird: in Erythrozyten vor allem zu Haemoglobin, in Hepatozyten zu den Cytochromen (=40% in P-450-Isoenzyme), Katalase oder Tryptophanpyrolase, in den Muskelzellen zu Myoglobin (*Bickers* 1982). Die Porphyrinbiosynthese ist durch zwei Besonderheiten gekennzeichnet:
1. Die ersten und letzten Reaktionsschritte der Haembiosynthese werden durch mitochondriale Enzyme katalysiert, während die übrigen enzymatischen Schritte im Cytosol der Zelle ablaufen (Abb. 4).
2. Das Schlüsselenzym der Haembiosynthese ist die ALA-Synthase (ALA-S, EC 2.3.1.37): $K_M = 2{,}4 \cdot 10^{-4}$ M bei Verwendung von Glycin und Succinyl-CoA als Substrate (*Kappas* et al. 1983). Das Enzym wird durch die Menge des Endprodukts Haem im Gesamtpool des Säugetierorganismus reguliert (Feedback-Mechanismus), das in Verbindung mit einem Aporepressor das Ausmaß der Bildung der ALA-Synthase bestimmt (*Hayashi* et al. 1972, *Whiting & Granick* 1976).
Die ALA-Synthase wird durch zahlreiche endogene Substanzen beeinflußt: z. B. Hemmung durch Glucose (*Marver* et al. 1966) oder Induktion durch 5β-H-Steroide durch Hemmung der Steroid-5-Reduktase der Leber (*Golf & Graef* 1985, *Kappas* et al. 1977, *Weissman* et al. 1973). Wesentlich bedeutungsvoller ist wahrscheinlich jedoch die Induktion der ALA-Synthase durch eine Vielzahl meist ausgeprägt lipophiler Xenobiotika und Pharmaka (*Granick* 1966). Ein angeborener quantitativer Enzymdefekt wurde bisher nicht beschrieben und dürfte wahrscheinlich mit dem Leben nicht vereinbar sein.

Abkürzungen: ALS = δ-Aminolaevulinsäure, PBG = Porphobilinogen, Uro'gen = Uroporphyrinogen, Copro'gen = Coproporphyrinogen, Proto'gen = Protoporphyrinogen

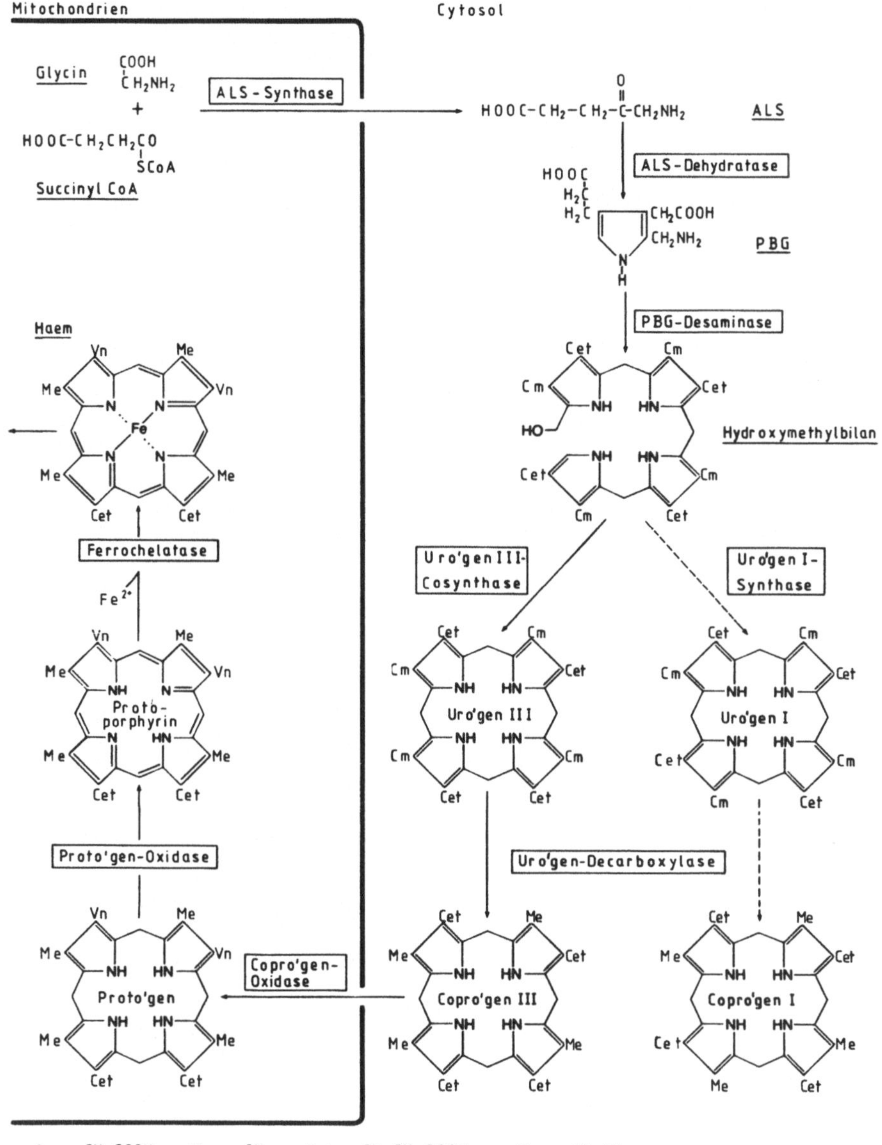

Abbildung 4. Porphyrin-Biosynthese in der Leberzelle, wobei der erste Schritt und die letzten Schritte der Biosynthese im Mitochondrium und die übrigen im Cytosol ablaufen (in Anlehung an *Kappas* et al. 1983)

9.1 Menschliche Porphyrien

Porphyrien sind durch eine exzessive Vermehrung und Ausscheidung von Porphyrinen (durch spontane oxidative Umwandlung aus den primär gebildeten Porphyrinogenen entstehend) gekennzeichnet, wobei es zu einer Vergrößerung des Haempools kommt. Wir kennen heute zwei erythropoetische Porphyrien: Porphyria erythropoetica congenita (CEP) (*Ippen & Fuchs* 1980) und erythropoetische Protoporphyrie (EPP) (*Baart de la Faille* 1979), *Goerz* 1979a) und fünf Formen der hepatischen Porphyrien: Porphyria acuta intermittens (PAI), hereditäre Coproporphyrie (HC), Porphyria variegata (PV), Porphyria cutanea tarda (PCT) (*Goerz & Strohmeyer* 1983) und eine von *Doss* et al. 1980 beschriebene akute Porphyrie, der ein Mangel der Porphobilinogen-Synthase (EC 4.2.1.24) zugrunde liegt.
Außerdem wird der homozygote Mangel der Uroporphyrinogen-Decarboxylase (EC 4.1.1.37) (*Elder* et al. 1981) als Porphyria hepatoerythropoetica (HEP) (*De Verneuil* et al. 1984) vom hemizygoten Mangel an Uroporphyrinogen-Decarboxylase bei der PCT abgetrennt (*Elder* et al. 1983, *Elder* et al. 1985). (Zusam-

Tabelle 1. Einteilung der Porphyrien unter Berücksichtigung des zugrunde liegenden Enzym-Defekts. Bezeichnung in Klammern gibt die international gebräuchliche Abkürzung an

Porphyrie	Enzymdefekt	Erbgang
Erythropoetische Porphyrien		
Erythropoetische Protoporphyrie (EPP)	Ferrochelatase	autosomal-dominant
Congenitale erythropoetische Porphyrie (CEP)	Uroporphyrinogen-III-Cosynthase	autosomal-rezessiv
Hepatische Porphyrien		
Porphyria acuta intermittens (AIP)	Uroporphyrinogen-I-Synthase	autosomal-dominant
Porphyria variegata (PV)	Protoporphyrinogen-Oxidase	autosomal-dominant
Hereditäre Coproporphyrie (HC)	Coproporphyrinogen-Oxidase	autosomal-dominant
Porphyria cutanea tarda (PCT)	Uroporphyrinogen-III-Decarboxylase- = heterozygoter Enzymmangel	autosomal-dominant
Hepatoerythropoetische Porphyrie (HEP)	Uroporphyrinogen-III-Decarboxylase- = homozygoter Enzymmangel	autosomal-rezessiv

menstellung der Nomenklatur, Enzymdefekte und Erbgänge s. Tab. 1.) Die hepatischen Porphyrien: PAI, PV, HC und die auf dem PBG-Synthase-Mangel beruhende Form (*Doss* et al. 1980) werden auch als akute, induzierbare Porphyrien zusammengefaßt, da bei diesen Formen unter entsprechender Belastung der Patienten (meist Induktion der ALA-Synthase durch Pharmaka) akute abdominelle Krisen und neurologisch-psychiatrische Symptome auftreten können. Andererseits werden kutane Veränderungen nur bei den erythropoetischen Porphyrien (CEP und EPP) und bei einigen hepatischen Porphyrien (PCT, PV und HEP) beobachtet.

9.1.1 Porphyria cutanea tarda (PCT)

Die HCB-induzierte Porphyrie des Menschen, die sogenannte türkische Porphyrie (*Ockner & Schmid* 1961; s.u.) und die tierexperimentell erzeugte HCB-Porphyrie in jeder Hinsicht identisch mit der PCT, können jedoch als Modell dienen. Der Porphyrinstoffwechselstörung bei der PCT und bei der HCB-Porphyrie liegt eine Aktivitätserniedrigung der Uroporphyrinogen-Decarboxylase zugrunde. Die Einschränkung der Enzymaktivität auf etwa 50% (= heterozygoter Enzymdefekt) führt noch nicht zu einer manifesten PCT, da die Aktivität der Uroporphyrinogen-Decarboxylase für die Haem-Biosynthese nicht limitierend ist: K_M der Uroporphyrinogen-Decarboxylase $= 8{,}0 \cdot 10^{-6}$ M (bei Verwendung von Uroporphyrinogen als Substrat) im Vergleich zur K_M der ALA-Synthase $= 2{,}4 \cdot 10^{-4}$ M (*Kappas* et al. 1983). Somit sind neben dem angeborenen Enzymdefekt bei der PCT weitere Realisationsfaktoren für die Krankheitsmanifestation notwendig. Bekannt sind in dieser Hinsicht Induktoren der ALA-Synthase, der P-450-Isoenzyme oder der Haem-Oxygenase. Durch exogene Faktoren kann die Aktivität der Uroporphyrinogen-Decarboxylase zusätzlich gehemmt werden. Als Manifestationsfaktoren kommen vor allem lipophile Pharmaka, Xenobiotika oder andersartige Noxen ausgelöste Leberschäden in Frage (*Goerz & Strohmeyer* 1983, *Goerz & Merk* 1985, *Uthemann* et al. 1980). Als Inhibitoren der Uroporphyrinogen-Decarboxylase haben Eisenionen (*Elder* et al. 1976, *Kuntz* et al. 1984, *Kushner* et al. 1975, *Taljaard* et al. 1971, 1972a und 1972b) und die chlorierten Aromate: HCB und 2,3,7,8-Tetrachloridbenzdioxin (*Kawanishi* et al. 1983) eine besondere Bedeutung. Es werden heute zwei Formen der PCT unterschieden, die angeborene und die erworbene Form.

Die angeborene PCT (familiäre Form oder Typ II) beruht auf einem heterozygoten Mangel (ca. 50%) der Aktivität der Uroporphyrinogen-Decarboxylase und der Menge an Enzymprotein (*Felsher* et al. 1978). Die erworbene PCT (= sporadische PCT = Typ I) beruht auf einem erworbenen Enzymdefekt, der nur die Enzymaktivität (*Elder* et al. 1978, *Kushner* et al. 1976), nicht aber das immunologisch nachweisbare Enzymprotein in der Leber betrifft (*Elder* et al. 1981, *Elder* et al. 1983, *Elder* et al. 1985). Beide Formen weisen noch einen prinzipiellen Unterschied auf: Bei der angeborenen Form läßt sich der Enzymmangel in allen untersuchten Zellen (Erythrozyten, Hepatozyten, Fibroblasten), bei der erworbenen Form dagegen nur in der Leber nachweisen. Die erworbene Form der menschlichen PCT ist am ehesten mit der HCB-Porphyrie vergleichbar, da bei der HCB-Porphyrie der Ratte die herabgesetzte Enzymaktivität auch nur in der Leber nachweisbar ist (*Doss* et al. 1976, *von Tiepermann* et al. 1980).

10. Die türkische Porphyrie (HCB-Porphyrie)

10.1 Einleitung

Der türkische Dermatologe *Cihat Cam* (1955 und 1957), zitiert nach *Peters* et al. 1966; *Cam* 1960, Direktor der Hautklinik von Diyarbakir im Südosten der Türkei (Anatolien), beobachtete erstmalig 1954 in dieser Region eine bisher unbekannte Erkrankung, die in dieser Region eine epidemieartige Verbreitung zeigte. Im Vordergrund des vorherrschend bei Kindern beobachteten Krankheitsbildes standen schwere Hautveränderungen, schwere Allgemeinsymptome und Verfärbung des Urins. Da die Verfärbung des Urins auf eine erhöhte Porphyrinausscheidung zurückzuführen war, wurde das Krankheitsbild zunächst als „Skinporphyria" bezeichnet (*Kantemir* et al. 1960a u. b). *C. Cam* erkannte weiterhin, daß es sich bei der Erkrankung um eine akzidentelle Intoxikation mit Hexachlorbenzol (Zusatz als Fungizid zu Saatgetreide) handelte, und es wurde der Begriff „Toxic Skinporphyria" geprägt. Da jedoch die Blasenbildung und die leichte Verletzlichkeit der Haut bei den Patienten zu typischen „Wunden" führten, wurde die Krankheitsbezeichnung: Kara Yara = black wound oder black sore (schwarze Wunden) geprägt; davon wurde einige Jahre später ein anderes Syndrom abgetrennt: Pembe Yara = rose wound oder rose sore (rosa oder rote Wunden). Wir wissen heute, daß diese Krankheit bei Neugeborenen oder Kleinkindern vorkommt, die einer HCB-Exposition durch Muttermilch oder intrauterin auf diaplazentarem Wege ausgesetzt waren (*Cripps* et al. 1984, *Kantemir* et al. 1960a, *Peters* et al. 1985a u. 1985c).

10.2 Historischer Ablauf

Aufgrund schlechter Ernten (besonders im Jahre 1954) und aufgrund des Ausfalls von Weizenlieferungen aus dem Ausland (*Wray* et al. 1962) wurde in diesem Teil der Türkei der mit dem Fungizid versetzte Saatweizen zu Nahrungszwecken verwendet. Die Möglichkeit, daß andere Intoxikationen, z. B. Verzehr von Buchweizen (Fagopyrum esculentum), ursächlich noch in Frage kamen, entfällt, da die Pflanze in dem Teil der Türkei nicht wächst. Der Einsatz von Antimykotika zum Schutz von Saatgut ist grundsätzlich wichtig, da es häufig durch bestimmte phytotrope Pilze wie z. B. durch Tilletia triciti in diesem Teil der Türkei zu Ernteverlusten von mehr als 50% kommt.
Als Antimykotika wurden in diesen Jahren (1954–1957) vorwiegend quecksilber- und HCB-haltige Pflanzenschutzmittel angewendet. Die quecksilberhaltigen Präparate, z. B. Ceresan, Leytosan oder Agrosan, enthalten Hg-Derivate wie Ethylmercurichlorid, Phenylmercuriacetat oder Methoxyethylmercurichlorid. Die verwendeten Präparationen enthielten 1,5% dieser Substanzen in Talcum als Trägermaterial. Es konnte jedoch eindeutig gezeigt werden, daß bei der toxischen, türkischen Porphyrie Quecksilberverbindungen keine Rolle spielten (*Kantemir* et al. 1960a und 1960b, *Cam* 1959 und 1960).
Neben den antimykotisch wirksamen Saatschutzmitteln auf Quecksilberbasis wurden HCB-haltige Präparate verwendet, und zwar vorherrschend als Surmesan, Chlorable, Tritirsin, Anticorve oder Amatin. Diese Präparate enthalten 10% reines HCB.
Der Verzehr von gebeiztem Saatweizen führte z. T. zu erheblichen HCB-Belastungen[*] des Menschen in den betroffenen Landstrichen Anatoliens. Erhebliche Mengen an Chlorable und Surmesan wurden in den Bezirksstädten Urfa (u. a. auch Hilvan), Diyarbaka (u. a. auch Bismil, Silvan), Mardin (u. a. auch Midyat), Elazig, Tunceli, Mus, Siirt oder Malatya abgesetzt (*Wray* et al. 1962). In den am meisten betroffenen Bezirken (Urfa, Diyarbakir und Mardin) wurden folgende Mengen HCB umgesetzt (*Kantemir* et al. 1960a und 1960b), und zwar

	in den Jahren 1954–1957	insgesamt
Urfa	2,0–29,3 **	47,7 **
Diyarbakir	2,3– 4,9	9,5
Mardin	1,7– 9,9	30,2
total	87,4	

** · 10^3 kg HCB

Insbesondere ist es *C. Cam* zu verdanken gewesen, daß die Kausalzusammenhänge zwischen der Entstehung der „toxic skinporphyria" und dem Verzehr von HCB-haltigem Getreide derart schnell erkannt wurden und durch ein entsprechendes Verbot ein größerer Schaden verhindert werden konnte.

10.3 Epidemiologie

Die Häufigkeit der Erkrankung kann nicht genau angegeben werden, jedoch sind 4000–5000 Erkrankungen in den Jahren 1954–1960 als realistisch anzunehmen (*Cetingil* & *Özen* 1960, *Cripps* et al. 1980, 1984 und 1985, *Gocmen* 1985, *Kantemir* et al. 1960a, 1960b, *Ockner* & *Schmid* 1961, *Peters* et al. 1966, *Peters* et al. 1985a bis 1985c u. 1986b, *Schmid* 1960, *Wray* et al. 1962). Aufgrund der Untersuchungen der türkischen Ärzte (*Cam* & *Nigogosyan* 1963, *Kantemir* et al. 1960a, 1960b) muß mit einer Erkrankungshäufigkeit an der türkischen Porphyrie in den Jahren 1954–1957 von 1:15 bis 1:10 pro Einwohner in den betroffenen Gebieten gerechnet werden.

---

[*] Wenn man davon ausgeht, daß nach der entsprechenden Anwendungsvorschrift auf 100 kg Getreide 20 g Pflanzenschutzmittel mit 10% HCB als Inhalt verwendet wurden (*Kantemir* et al. 1960a und 1960b), so ergibt sich ein HCB-Gehalt des Getreides von 0,002%

Nach *Wray* et al. 1962 und unter Berücksichtigung der Untersuchungsergebnisse von *Cam & Nigogosyan* 1963 sind für die Manifestation der Erkrankung außer dem Verzehr des HCB-haltigen Getreides noch weitere Faktoren bedeutsam: Genetische Faktoren spielen sicher eine Rolle, da häufig nicht alle Familienmitglieder erkrankten, obwohl als Folge der Gemeinschaftsernährung alle Familienangehörige vergleichbare HCB-Mengen aufgenommen haben müßten.

Es fanden sich bei der HCB-Porphyrie (*Cam* 1957 zitiert n. *Peters* et al. 1966, *Cam & Nigogosyan* 1963) in der Türkei außerdem erhebliche Geschlechtsunterschiede. Es wurde ein vorherrschender Befall des männlichen Geschlechts beobachtet, wobei die damaligen Erhebungen ein Verhältnis von ca. 3,5:1,0 zwischen Männern und Frauen ergaben.

In diesem Zusammenhang ist bemerkenswert, daß die nicht-familiäre, sporadische oder erworbene PCT (in allen Teilen der Erde) ebenfalls eine Androtopie zeigt, während die autosomal-dominant vererbte familiäre PCT wie erwartet keine Geschlechtsdifferenzierung aufweist.

Das Lebensalter spielt auch eine erhebliche Rolle: Vorherrschend sind Kinder, und zwar Kleinkinder von der türkischen Porphyrie – Kara Yara – befallen. Aufgrund der Zusammenstellung von *Cam & Nigogosyan* 1963 erkrankten von insgesamt 348 Patienten 281 ($>80\%$) bis zum 15. Lebensjahr.

10.4 Mortalität

Die Sterblichkeit durch die Intoxikation ist hoch und wird nach der retrospektiven Studie von *Peters* et al. 1985a mit 14% angegeben. Die Letalität bei Kleinkindern, insbesondere die an Pembe Yara erkrankt waren, war wesentlich höher.

10.5 Klinik

Aufgrund des klinischen Bildes wurden 2 Formen der HCB-Intoxikation unterschieden (*Kantemir* 1960b, s. Tab. 2):

1. Kara Yara ist ein Krankheitsbild, das klinisch der Porphyria cutanea tarda (PCT) ähnelt und das durch orale Zufuhr von HCB bei Kindern und Erwachsenen ausgelöst wird.

2. Pembe Yara ist ein Krankheitsbild bei Neugeborenen und Säuglingen, das durch diaplazentare Zufuhr oder orale Aufnahme mit der Muttermilch von HCB ausgelöst wird.

Tabelle 2. Differenzierung zwischen Kara Yara und Pembe Yara in Anlehnung an *Kantemir* et al. 1960b

	Kara Yara	Pembe Yara
Beginn	1955	1955
Ort	Südosten der Türkei (wie Pembe Yara)	Südosten der Türkei (wie Kara Yara)
Exposition	HCB-haltiges Getreide wurde gegessen	Mutter der Kinder hat HCB-haltiges Getreide gegessen
Alter (Jahre)	5–15 selten 15–60	Neugeborene, Kleinkinder
Geschlecht	♂ > > > ♀	♂ = ♀
Hautsymptome	Blasen – Erosionen Ulcera, Narben, Pigmentierung, Hypertrichose – dunkel–	erythematöse Papeln – rosa – rot –
Lokalisation	Gesicht, Hände, Beine, Füße	Hände, Beine
Porphyrine im Urin Eltern	+ + + – Coproporphyrine* häufig Coproporphyrinurie	(+) Coproporphyrine* meist im Normbereich
Familienanamnese	Befall von Geschwistern	Mutter gesund Geschwister: Kara Yara
Jahreszeitliche Schwankung der Symptome	Sommer: + + + Winter: ±	Sommer: + + + Winter: ±
Krankheitsdauer	einige Jahre	einige Jahre (bis zum Tode)
Begleitkrankheiten: MDT Lunge	o. B. o. B.	Enteritiden, Diarrhöen Bronchitiden
Todesfälle	vereinzelt	häufig

* Die in der „historischen Literatur" angegebene Coproporphyrie steht für eine vermehrte Porphyrinausscheidung im Urin, die vorherrschend jedoch eine vermehrte Uroporphyrinausscheidung gewesen sein dürfte

10.6 Kara Yara (=türkische Porphyrie, HCB-Porphyrie oder mixed hepatic porphyria)

Kara Yara ist nach *Dogramaci* et al. 1962a durch folgende Symptomatik charakterisiert:

Blasenbildung	100%
Porphyrinurie	95%
Schwäche	95%
Hypertrichose	82%
Hyperpigmentierung	65%
Arthritis	55%

10.6.1 Hautveränderungen

Bis zu 5 cm große Blasen entstanden vorherrschend an lichtexponierten Arealen: Gesicht, Hand- und Fingerrücken, Füßen; vereinzelt aber auch am Stamm, wobei mechanische Einflüsse vergleichbar wie bei der Epidermolysis bullosa bedeutungsvoll waren. Hierfür spricht auch ein positives Nikolski-Phänomen, das man bei der PCT nicht, wohl aber bei bullösen Epidermolysen nachweisen kann. Die Blasen sind subepidermal gelegen, wobei die Blasendecke von der gesamten Epidermis gebildet wird (*Cam & Nigogosyan* 1963). Wie bei der PCT kommen sekundäre Veränderungen durch die Umwandlung der Blasen vor: Pyodermien, Krusten, Narben, Milien und Ulcera. Die Narbenbildung ist jedoch wesentlich ausgeprägter als bei der PCT und sie führt nicht selten zu flächenhaften Narben (mit narbiger Alopecie oder Corneatrübungen), zu Mutilationen an den Fingerendphalangen und ausgeprägten sklerodermiformen Hautveränderungen. Die akut auftretenden Hautveränderungen waren lichtprovozierbar und klangen nicht selten wenige Wochen nach Unterbrechung der HCB-Intoxikationen ab (*Wray* et al. 1962). Die Hyperpigmentierung ist vorherrschend an den lichtexponierten Hautarealen zu finden, kann aber auch generalisiert vorkommen. Die Hypertrichose findet sich zwar vorherrschend im Gesicht und an den lichtexponierten Anteilen der Extremitäten, kann jedoch auch so ausgedehnt sein, daß besonders bei Kindern der Begriff „monkey children" wegen der fellartigen generalisierten Behaarung geprägt wurde.

10.6.2 Allgemeinsymptome

Eine ausgeprägte Kachexie und Schwäche wurde bei den meisten Patienten beobachtet, wobei nicht selten ein „irritables Colon" bestand. Unterschiedlich waren die Angaben über abdominale Krisen, die z.T. mit dem akuten Abdomen wie bei den verschiedenen Formen der „akuten Porphyrie" verglichen wurden. Neurologische Ausfälle mit neuromuskulären Störungen wurden beschrieben. Als weiteres Allgemeinsymptom trat Fieber auf.
Eine auffällige „schmerzlose Arthritis" wird von fast allen Beobachtern angegeben, wobei besonders die Endgelenke der Finger befallen waren. Eine Lebervergrößerung wurde in unterschiedlicher Häufigkeit beobachtet, wobei die wenigen vorliegenden histopathologischen Befunde der Leber meist sehr unergiebig waren (*Cetingil & Özen* 1960). Die Allgemeinsymptome waren bei der Pembe Yara (im Vergleich zur Kara Yara) schwerer, was sich nicht zuletzt in einer Mortalität von fast 90% niederschlägt. Cardiopulmonale Störungen und Konvulsionen wurden hier nicht selten beobachtet und ein zusätzliches kutanes Leitsymptom waren „Erythema anulare-artige Hautveränderungen", die unter Hinterlassung von Narben abheilten (*Cripps* et al. 1984, *Peters* et al. 1985a).

10.6.3 Porphyrinbefunde

Aufgrund der 1954–1959 in der Türkei vorliegenden Umstände und wegen der damals noch nicht ausgereiften Methoden zur Porphyrin-Analytik lassen sich die damaligen Porphyrinbefunde nur bedingt auswerten. Inwieweit eine vermehrte Ausscheidung der Porphyrinvorstufen, ALA und PBG, im Urin der Kranken in jedem Fall vorlag, ist nicht mit letzter Sicherheit zu sagen, ist aber wahrscheinlich. Im Urin war eine vermehrte Ausscheidung der hochcarboxylierten Porphyrine, in erster Linie Uroporphyrin (wahrscheinlich Uroporphyrin I), nachweisbar. Im Stuhl ist es sicher auch zu einer Vermehrung der Porphyrinausscheidung gekommen, wobei Coproporphyrin (wahrscheinlich Coproporphyrin III) in erster Linie vermehrt war. Aufgrund negativer Fluoreszenz-Befunde der Erythrozyten bzw. des Knochenmarks ist eine Vermehrung der Porphyrine im erythropoetischen System weitgehend ausgeschlossen.

10.6.4 Verlauf

Die Katamnese der HCB-Opfer aus Anatolien ist von türkischen und amerikanischen Kollegen sehr sorgfältig erhoben worden (*Cripps* et al. 1984, *Gocmen* 1985, *Peters* et al. 1982, *Peters* et al. 1985a bis 1985c u. 1986b, *Sufit* et al. 1985): Diese Arbeitsgruppen untersuchten die zahlreichen zwischen 1954 u. 1959 erkrankten Patienten nach und werteten 204 Patienten klinisch und klinisch-chemisch genau aus (*Cripps* et al. 1984). Bei der Nachuntersuchung nach ca. 25 Jahren ergaben sich folgende Symptome, die auf die durchgemachte HCB-Intoxikation zurückgeführt werden müssen:

10.6.4.1 Hautveränderungen

Narbenbildung (Gesicht, Wangen, Arme, Hand- und Fingerrücken)	86%
Hyperpigmentierung	71%
Hypertrichose	48%
"pinched facies"	42%
ausgedehnte Sklerose der Haut	selten

10.6.4.2 Allgemeinsymptome

Struma	37%
"painless arthritis"	67%
„kleine Hände" d. h. Verkleinerung der Hände durch Osteoporese und Osteolysen der Endphalangen, carpalen, metacarpalen und phalangealen Knochen	65%
Kleinwuchs	45%

10.6.4.3 Neurologische Symptomatik

Schwäche	66%
sensible Störungen	64%
Paraesthesien	55%
sensorische Neuropathie	50%
Myopathien	29%

Die sensiblen Störungen sind als axonale Neuropathie aufzufassen und lassen sich auch tierexperimentell (HCB-Applikation an Ratten; *Peters* et al. 1985b) nachweisen. Die Myopathien, die in erster Linie als „Zahnradphänomen" vorkommen, sind als Vorläufer einer extrapyramidalen Schädigung aufzufassen.

10.6.4.4 Porphyrinbefunde

Von den 204 nachuntersuchten türkischen HCB-Porphyrie-Patienten wurden bei 17 pathologische Ausscheidungswerte im Urin und/oder Stuhl gefunden. Im Stuhl war die Coproporphyrin- und im Urin die Uroporphyrin-Ausscheidung erhöht. Sichere pathologische Ausscheidungswerte für die Porphyrinvorstufen – PBG und ALA – ließen sich nur in zwei Fällen nachweisen (*Cripps* et al. 1984).
Somit läßt sich zusammenfassend feststellen, daß die 1954–1959 durch HCB verursachte Intoxikation bei den Menschen in Anatolien z. T. noch heute nachweisbare Schäden zurückgelassen hat.

10.7 Synoptische Diskussion

10.7.1 Nosologische Stellung der HCB-Porphyrie des Menschen (= türkische Porphyrie = erworbene PCT = mixed hepatic porphyria)

Die Porphyrinausscheidungsmuster (soweit sicher nachgewiesen) bei der menschlichen HCB-Porphyrie sprechen dafür, daß wie bei der experimentellen Porphyrie der Ratte eine Porphyrinstoffwechselstörung (Hemmung der Uroporphyrinogen-Decarboxylase; *Doss* et al. 1976, *von Tiepermann* et al. 1980) mit einer Mehrausscheidung von hochcarboxylierten Porphyrinen (Uro- und Heptaporphyrin) ausgelöst wird. Das klinische Bild der HCB-Porphyrie mit Vernarbungen, Multilationen und sklerodermieartigen Hautveränderungen erinnert an sehr schwere Fälle von PCT oder an die HEP (= homozygoter Uroporphyrinogen-Decarboxylase-Mangel; *Elder* et al. 1981, *Simon* et al. 1977). Ob gleichzeitig eine Vermehrung von Porphyrinvorstufen (ALA und PBG) auftritt, und ob in diesem Zusammenhang neurologische und abdominale Symptome zu interpretieren sind, läßt sich nicht mit Sicherheit angeben. Somit muß die HCB-Porphyrie beim Menschen als exogen ausgelöste Porphyrie mit Zügen der PCT (PV) und der HEP aufgefaßt werden. Zusätzlich müssen aber weitere, bleibende Symptome nach der Manifestation der HCB-Porphyrie als Zeichen einer Intoxikation mit chlorierten aromatischen Kohlenwasserstoffen gedeutet werden. Sklerodermiforme Hautveränderungen mit Akroosteolyse sind bleibende Veränderungen bei der Vinylchlorid-Krankheit (*Lange* et al. 1974, *Veltman* et al. 1978). Somit möchten wir die „painless arthritis", den Kleinwuchs und die „kleinen Hände" nach HCB mit diesen PVC-Veränderungen vergleichen.
Bemerkenswert ist weiter als bleibende Veränderung die Struma, die bei 60% der weiblichen Patienten nach *Cripps* et al. 1984, *Peters* et al. 1986a bei den türkischen HCB-Porphyrie-Patienten nachweisbar ist. Es ist anzunehmen, daß die im Organismus verbleibenden HCB-Mengen ausreichen, um eine Störung der Schilddrüsen-Hormon-Synthese (T3, T4) auszulösen, wie dies kürzlich tierexperimentell bei Ratten nach HCB-Applikation gezeigt werden konnte (*Rozman* et al. 1986).

11. Experimenteller Teil

11.1 Düsseldorfer Modell

In den experimentellen Untersuchungen zur HCB-Porphyrie fehlte bisher ein einheitliches Modell: Einerseits wurden verschiedene Tierspezies (Kaninchen, Wachteln, Ratten, z.T. aber auch verschiedene Rattenstämme wie Sprague-Dawley, Wistar usw.) verwendet, was erhebliche Unterschiede in der experimentell erzeugten Störung der Haembiosynthese bedingte. Zum anderen ergaben sich Alters- und Geschlechtsunterschiede für zahlreiche Tierspezies, wobei Ratten näher untersucht wurden (z.B. *Kuiper-Goodman* et al. 1977). Im allgemeinen wirkt HCB bei weiblichen Tieren toxischer und ist stärker porphyrogen. Weiterhin spielten die Art der HCB-Zubereitung (Emulsion, Lösung, Lösungsmittel) und die Art der Applikation für die Resorption (*Koss & Koransky* 1975) eine maßgebliche Rolle.
Um zu einer möglichst einfachen Versuchsanordnung zu kommen, entschlossen wir uns zusammen mit *Ippen* vor mehr als 10 Jahren (*Goerz* et al. 1978, *Ippen & Aust* 1972, *Ippen* et al. 1972a und 1972b, *Lissner* et al. 1975), HCB in standardisierter Form dem Futter beizugeben. Hexachlorbenzol (HCB – Merck u. Schuchardt, rein) wurde in einer Konzentration von 50 mg auf 100 g Futter (Altromina®) oder 500 ppm an Wistar-Ratten verfüttert. Unter der Annahme, daß eine erwachsene, ausgewachsene Wistar-Ratte 20 g Futter zu sich nimmt (*Kerklaan* et al. 1979), ergibt sich eine HCB-Tagesdosis von 100 ppm, entsprechend 10 mg HCB/Tier/Tag oder 40–50 mg/kg/Tag. Dies entspricht einer HCB-Dosis, wie sie auch von anderen Untersuchern verwendet wurde. Außerdem entspricht diese HCB-Dosis auch etwa den Mengen, die in der Türkei (retrospektive Schätzung) Menschen bei der HCB-Intoxikation durch den vergifteten Saatweizen zugeführt wurden (*Cripps* et al. 1984, *Kantemir* et al. 1960a und 1960b).
Wenngleich wir mit den von uns verwendeten Ratten keine nennenswerten Geschlechtsunterschiede bei unseren Experimenten nachweisen konnten (*Fuchs* 1978), haben wir die Untersuchungen fast ausschließlich mit weiblichen ausgewachsenen, ca. 200 g schweren Wistar-Ratten durchgeführt. Bei dieser Versuchsanordnung gingen nur im Ausnahmefall Tiere verloren, wobei nicht die HCB-induzierte Haemstoffwechselstörung, sondern andere Todesursachen (z.B. Infekte) zugrunde lagen. Es ist immer wieder diskutiert worden, daß Verunreinigungen des HCB, z.B. Tetrachlordibenzdioxin, Pentachlorphenol usw., die Ursache der HCB-Porphyrinstoffwechselstörung seien. Untersuchungen mit hochgereinigtem HCB (*Goldstein* et al. 1986, *Sweeney* et al. 1986) haben aber gezeigt, daß das HCB selbst und nicht die darin enthaltenen Verunreinigungen die HCB-Porphyrie auslösen. In eigenen Untersuchungen (*Bolsen, Lissner & Goerz* 1984 unveröffentlicht) fanden sich keine Unterschiede bei Verfütterung von käuflichem HCB und gereinigtem HCB (*Koss* 1982), das einen Reinheitsgrad von >99% aufwies. Dies bestätigte auch die Befunde anderer Untersuchungsgruppen (*Goldstein* et al. 1986).

11.2 Untersuchungsergebnisse

11.2.1 P-450-Isoenzym-Induktion

Bei dieser oben beschriebenen chronischen HCB-Intoxikation weiblicher Wistar-Ratten, die zu einer reproduzierbaren Porphyrie führte (Düsseldorfer Modell), wiesen *Lissner* et al. (1975) folgende Induktionsvorgänge der P-450-Enzyme nach: Schon unmittelbar nach Beginn der HCB-Intoxikation (3. Tag) kam es zur Vermehrung des P-450-Gehalts und der davon abhängigen Aktivität der Anilinhydroxylase (AH). Die Induktion blieb über einen längeren Zeitraum (ca. 60–100 Tage) für einige Enzyme nachweisbar. Die Porphyrie manifestierte sich nach etwa 40–60 Tagen, gemessen an der gesteigerten Ausscheidung der Porphyrine und ihrer Vorstufen (ALA und PBG) im Urin. Die Langzeituntersuchungen zeigten (*Krieg* et al. 1977, *Goerz* et al. 1977), daß das bzw. die induzierten P-450-Isoenzyme nicht eindeutig dem Phenobarbital- oder Benzo(a)pyren-Typ zuzuordnen waren. Die induzierte 7-Ethoxycumarin-Deethylase (7-EOC-D)-Aktivität ließ sich nach 14 wie nach 64 Tagen (manifeste HCB-Porphyrie) in vergleichbarer Weise durch Naphthoflavon und Metyrapon hemmen, was auf eine Vermehrung sowohl von Benzo(a)pyren- als auch von Phenobarbital-induzierbarem P-450-Isoenzym hinweist. Da die Hemmbarkeit der 7-EOC-Aktivität (durch Naphthoflavon, Metyrapone oder Tetrahydrofuran) vor (14 Tage HCB-Exposition) und nach Manifestation der Porphyrie (64 Tage HCB-Exposition) vergleichbar war, muß angenommen werden, daß HCB zum Zeitpunkt der Porphyriemanifestation kein spezifisches P-450-Isoenzym induziert (*Goerz* et al. 1977).

11.2.2 Extrahepatische P-450-Isoenzym-Induktion

Die HCB-Applikation führt zu einer Induktion der 7-EOC-D auch in extrahepatischen Geweben, z.B. Haut (*Goerz* et al. 1979a, *Vizethum* et al. 1980c, s. Tab. 3).
Auch in anderen Geweben, z.B. der Harderschen Drüse der Ratte, fand sich eine Induktion der P-450-Isoenzyme, z.B. der 7-EOC-Deethylase (*Auras* 1974, *Krieg* et al. 1978) nach HCB-Behandlung der Tiere. Allerdings sind sowohl die basale Aktivität als auch die Induzierbarkeit der P-450-Isoenzyme in extrahepatischen Geweben wesentlich geringer (*Goerz* et al. 1979a).

Tabelle 3. Induktion der 7-EOC-Deethylase in Leber und Haut von weiblichen Wistar-Ratten nach HCB-Exposition. Die Werte sind Mittelwert ± Standardabweichungen ($\bar{x} \pm s$) von jeweils 4 Tieren für die Leber, während für die Haut gepooltes Material von 4 Tieren verwendet wurde (*Goerz* et al. 1979a)

	Gewebe	P-450 (nmol/mg mikrosomales Protein)	7-EOC-Deethylase (nmol Umbelliferon/mg Protein/min)
Kontrolle	Leber	0,85 ± 0,12	0,12 ± 0,03
	Haut	n.b.	n.b.
HCB-Behandlung			
10 Tage	Leber	3,10 ± 0,60	2,30 ± 0,30
	Haut	n.b.	n.b.
70 Tage	Leber	1,89 ± 0,33	1,97 ± 0,25
	Haut	n.b.	0,02

n.b. = nicht bestimmbar

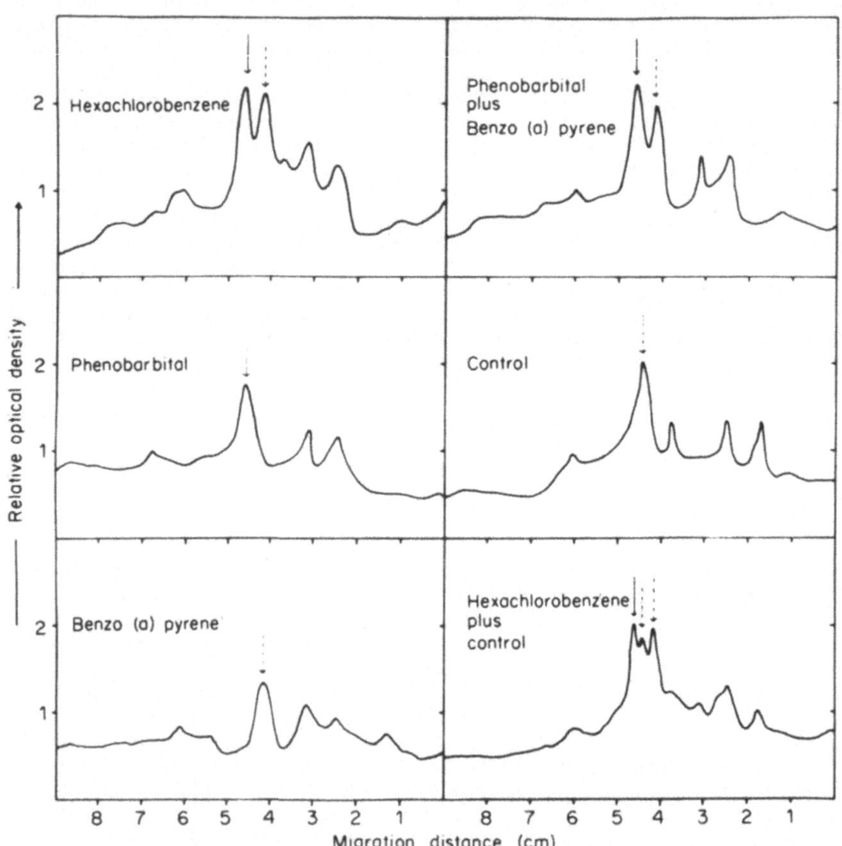

Abbildung 5. SDS-Gel-Elektrophorese von Rattenlebermikrosomen nach unterschiedlicher Vorbehandlung mit HCB, Phenobarbital und/oder 3,4-Benzo(a)pyren (*Vizethum* et al. 1980b)

1. HCB   2. PB + BP
3. PB   4. Kontrolle
5. BP   6. HCB + Kontrolle

1. HCB = Hexachlorbenzol (0,05% Futterzusatz, 14 Tage)
2. PB = Phenobarbital (80 mg/kg/Tag i.p., 3 Tage) + BP = 3,4-Benzo(a)pyren (40 mg/kg/Tag i.p., 2 Tage)
3. PB (wie 2.)
4. Kontrolle (Standardfutter)
5. BP (wie 2.)
6. HCB (wie 1.) + Kontrolle (wie 4.)

Tabelle 4. Einfluß von HCB, Pentachlorphenol (PCP) und 2,4,5-Trichlorphenol (TCP) auf die P-450-Isoenzyme der Mikrosomen und Kernmembranen von Rattenlebern. Die Werte stellen Mittelwert und Standardabweichungen ($\bar{x} \pm s$) von jeweils 4 Tieren dar (*Vizethum & Goerz* 1979)

		Kontrollen	HCB	PCP	TCP
P-450	Mikrosomen	$0,52 \pm 0,06$	$1,04 \pm 0,09\,*$	$1,09 \pm 0,15\,*$	$0,69 \pm 0,06\,*$
(nmol/mg Protein)	Kernmembran	$0,07 \pm 0,01$	$0,16 \pm 0,02\,*$	$0,13 \pm 0,02\,*$	$0,12 \pm 0,02\,*$
	M/K	7,4	6,5	8,4	5,8
7-EOC-Deethylase		$0,31 \pm 0,04$	$2,93 \pm 0,19\,*$	$2,37 \pm 0,27\,*$	$0,53 \pm 0,10\,*$
(nmol Umbelliferon/mg Protein/min)		n.b.	$0,64 \pm 0,07\,*$	$0,13 \pm 0,03\,*$	$0,03 \pm 0,002\,*$
			4,6	18,2	17,7
7-Ethoxyresorufin-Deethylase		23 ± 6	$760 \pm 158\,*$	$170 \pm 42\,*$	$40 \pm 5\,*$
(pmol Resorufin/mg Protein/min)		2 ± 1	$220 \pm 38\,*$	$22 \pm 3\,*$	$8 \pm 2\,*$
		11,5	3,5	7,7	5,0
Aminopyrin-N-Demethylase		$2,33 \pm 0,39$	$6,34 \pm 0,91\,*$	$2,48 \pm 0,26$	$2,51 \pm 0,37$
(nmol HCHO/mg Protein/min)		$0,08 \pm 0,02$	$0,81 \pm 0,11\,*$	$0,09 \pm 0,02$	$0,11 \pm 0,04$
		29,1	7,8	27,6	22,8
Benzo(a)pyren-Hydroxylase		$1,20 \pm 0,16$	$3,24 \pm 0,26\,*$	$1,50 \pm 0,32$	$1,61 \pm 0,28\,*$
(nmol 3-OH-BP/mg Protein/20 min)		$0,08 \pm 0,01$	$0,66 \pm 0,06\,*$	$0,14 \pm 0,04\,*$	$0,19 \pm 0,01\,*$
		15,0	4,9	10,7	8,5
Cytochrom c-Reduktase		78 ± 8	$116 \pm 12\,*$	99 ± 19	85 ± 13
(nmol Cytochrom c-Red./mg		14 ± 3	$23 \pm 4\,*$	18 ± 3	13 ± 1
Protein/min)		5,6	5,0	5,5	6,5

* $p < 0,05$ im Vergleich zu den Kontrollen   n.b. = nicht bestimmbar

Tabelle 5. Enzymaktivitäten des *Microsomal Ethanol Oxiziding System* (MEOS) in der Leber nach HCB-Gabe (nmol Acetaldehyd/ mg mikrosomales Protein/min)

Kontrollen	$6,8 \pm 0,7$	
10 Tage HCB	$11,0 \pm 0,7$	$p < 0,01$
Kontrollen	$8,6 \pm 0,7$	
60 Tage HCB	$10,4 \pm 0,7$	$p < 0,01$

Die Zahlen stellen Mittelwerte und Standardabweichungen ($\bar{x} \pm s$) von jeweils wenigstens 6 Tieren dar (Einzelheiten der Methoden s. *Teschke* et al. 1983)

11.2.3 Mischtyp-Induktion

Die Applikation von HCB führte bereits nach 14 Tagen zu der charakteristischen Mischtyp-Induktion: In den Lebermikrosomen der HCB-behandelten Ratten ließen sich in der Gel-Elektrophorese zwei Banden nachweisen, die ein P-450-Muster aufwiesen, wie nach einer gleichzeitigen Behandlung mit Phenobarbital und 3,4-Benzo(a)pyren (Abb. 5). Diese P-450-abhängigen Isoenzymaktivitäten wurden in vergleichbarer Weise gesteigert (*Vizethum* et al. 1980b).
HCB – aber auch 2,4,5-Trichlorphenol (TCP) und Pentachlorphenol (PCP) – führen nicht nur zu einer Induktion des mikrosomalen P-450, sondern induzieren auch die an die Kernmembran gebundenen Enzyme (s. Tab. 4) (*Vizethum & Goerz* 1979). Allerdings war das Ausmaß der Induktionswirkung durch die untersuchten chlorierten Benzolderivate unterschiedlich. Der Effekt auf das mikrosomale und Kernmembran-gebundene P-450 ist unterschiedlich ausgeprägt, und in dem letzteren Kompartiment werden in erster Linie die Benzo(a)pyren-induzierbaren P-450-abhängigen Enzymaktivitäten vermehrt.

11.2.4 MEOS (microsomal ethanol oxidizing system)

Außer dem Phenobarbital-induzierbaren P-450 (= p-450b) und dem Benzo(a)pyren-induzierbaren (= P450c) wird auch das mikrosomale Ethanol-oxidierende System (MEOS), ein weiteres P-450-Isoenzym, durch HCB vermehrt, während die Katalase reduziert und die Alkohol-Dehydrogenase nicht beeinflußt wird (*Teschke* et al. 1983). (s. Tab. 5)

11.2.5 HCB-bedingte Bildung porphyrogener Steroide

Weiterhin führt die HCB-Langzeit-Behandlung zu einer Beeinflussung der Steroid-metabolisierenden Enzyme (*Graef* et al. 1979, *Graef* et al. 1980, *Golf* & *Graef* 1985). Neben anderen, die Steroidhormone metabolisierenden Enzyme der Rattenleber wird vorherrschend die NADPH:Δ^4-3-Oxosteroid-5α-Reduktase gehemmt:

Tabelle 6. *NADPH:Δ^4-3-Oxosteroid-5α-Reduktase* in der Leber von Ratten nach HCB-Gabe (Düsseldorfer Modell)

Leber:	NADPH:Δ^4-3-Oxosteroid-5α-Reduktase (nmol/min/mg)	
Kontrollen	29,5 ± 1,9	
HCB (60 Tage)	19,5 ± 4,2	P < 0,05

Die Zahlen geben Mittelwerte und Standardabweichungen ($\bar{x} \pm s$) von jeweils mindestens 4 Tieren an (Einzelheiten zur Methodik s. *Graef* et al. 1979 und 1980)

Die nicht porphyrogen wirkenden chlorierten Kohlenwasserstoffe wie TCP, PCP oder PCB weisen diesen Hemmeffekt nicht auf (*Graef* et al. 1979 und 1980). Diesem Befund kommt insofern eine pathogenetische Bedeutung zu, als die Hemmung der NADPH:Δ^4-3-Oxosteroid-5α-Reduktase durch HCB zu einer Vermehrung der 5β-Steroide führt (*Golf* & *Graef* 1985), die über eine Induktion der ALA-Synthase eine porphyrogene Wirkung entfalten. Pentachlorphenol (PCP), Pentachlorbenzol (PCB) (*Goerz* et al. 1978) oder 2,4,5-Trichlorphenol (*Vizethum* & *Goerz* 1979) induzieren die P-450-Isoenzyme in vergleichbarer Weise wie HCB, führen aber nicht zu einer Porphyrie.

11.2.6 Wirkung von HCB-Metaboliten

In weiterführenden Versuchen sollte deshalb untersucht werden, ob eine Vorbehandlung der Tiere mit dem HCB-Metaboliten PCP oder PCB und eine nachfolgende HCB-Exposition zu einer Änderung der Induktion der P-450-Isoenzyme oder zu einer Änderung des Verlaufs der HCB-Porphyrie führen (*Goerz* et al. 1978). Gemessen am P-450-Gehalt der Leber und der davon abhängigen 7-EOC-Deethylase-Aktivität beeinflußt eine 40tägige Vorbehandlung die HCB-bedingte Enzyminduktion nicht. Eine 40tägige Vorbehandlung der Tiere mit PCP und die nachfolgende Gabe von HCB bewirkten keine Potenzierung der HCB-bedingten Porphyrie der Ratte. Gemessen an der Porphyrinausscheidung im Urin der Tiere kam es vielmehr zu einer Abschwächung der Porphyrie (s. Tab. 7a u. 7b).

Tabelle 7a. Beeinflussung des P-450-Gehalts und der 7-Ethoxycumarin-Deethylase der Rattenleber nach Vorbehandlung mit einem HCB-Metaboliten: Pentachlorphenol und nachfolgende HCB-Gabe

	Exposition (in Tagen)		P-450 (nmol/mg mikrosomales Protein)	7-Ethoxycumarin-Deethylase (nmol Umbelliferon/mg Protein u. min)
	PCP	HCB		
1. Kontrolle	0	0	1,1 ± 0,4	0,13 ± 0,01
2. PCP	40	0	2,2 ± 0,3	0,61 ± 0,17
1. Kontrolle	0	0	0,9 ± 0,2	0,12 ± 0,02
2. PCP	50	0	1,9 ± 0,3 ⎤ *	0,80 ± 0,10 ⎤ **
3. PCP-HCB	40	10	NS ⎡2,8 ± 0,3⎦	** ⎡2,80 ± 0,80⎦
4. HCB	0	10	⎣2,9 ± 0,3	⎣1,10 ± 0,20
1. Kontrolle	0	0	0,8 ± 0,3	0,13 ± 0,03
2. PCP	94	0	1,6 ± 0,3 ⎤ NS	0,91 ± 0,18 ⎤ **
3. PCP-HCB	40	54	** ⎡1,7 ± 0,3⎦	** ⎡1,60 ± 0,10⎦
4. HCB	0	54	⎣2,6 ± 0,2	⎣2,40 ± 0,10

NS = nicht signifikant   *p < 0,05   **p < 0,01

Die Zahlen geben Mittelwert und Standardabweichungen ($\bar{x} \pm s$) von jeweils 6 Tieren an. Die Tiere wurden in der angegebenen Weise entweder mit 0,05% PCP- oder 0,05% HCB-haltigem Futter (Altromina) behandelt (*Goerz* et al. 1978)

Tabelle 7b. Beeinflussung der Porphyrinausscheidung im Urin (Gesamtporphyrine in μg/Tier/Tag) durch die Vorbehandlung mit dem HCB-Metaboliten Pentachlorphenol (PCP) und nachfolgende HCB-Applikation (Einzelheiten s. *Goerz* et al. 1978)

	Pentachlorphenol(PCP)-Exposition (in Tagen)						
	40	50	70	75	81	89	94
1. Kontroll-Gruppe	5 ± 4	8 ± 3	6 ± 2	3 ± 2	5 ± 1	4 ± 1	3 ± 1
2. PCP-Gruppe	2 ± 1	6 ± 2	3 ± 2	3 ± 1	4 ± 1	2 ± 1	3 ± 1
3. PCP-HCB-Gruppe	n.b.	13 ± 5	6 ± 1	8 ± 5	41 ± 10]*	55 ± 11]*	43 ± 8]*
4. HCB-Gruppe	n.b.	10 ± 4	6 ± 2	12 ± 5	165 ± 80	144 ± 22	131 ± 12
	0	10	30	35	41	49	54
	Hexachlorbenzol(HCB)-Exposition (in Tagen)						

n.b. = nicht bestimmt − entspricht den Kontrollgruppen

Die Angaben sind Mittelwerte mit Standardabweichung ($\bar{x}\pm s$)
Die Ratten (n = 6) wurden entweder mit 0,05% HCB oder 0,05% PCP-Futter ernährt
*p < 0,01

11.2.7 Untersuchungen der Porphyrinkonzentration in Leber, Galle, Stuhl und Urin

Die HCB-Porphyrie ist dadurch gekennzeichnet, daß die Gesamtporphyrine in der Leber allmählich massiv zunehmen, wobei sich fast nur mehr Uro- und Heptaporphyrin nachweisen lassen. Im Urin wird nach etwa 60 Tagen eine Vermehrung der Gesamtporphyrine mit Vorherrschen des Uro- und Heptaporphyrins gefunden (wenig Copro- und Protoporphyrin) (*Fuchs* 1978, *Hulvershorn & Pickelein* 1980, *Stenzel* 1978, *Vizethum* et al. 1979, *Vizethum* et al. 1980a). In den Faeces der Tiere sind die Gesamtporphyrine ebenfalls erhöht, jedoch ohne Anstieg der hochcarboxylierten Porphyrine; hier sind in erster Linie Copro- und Protoporphyrin vermehrt. In der Gallenflüssigkeit (gewonnen durch Cholerese) ist ebenfalls eine massive Vermehrung der Gesamtporphyrine zu finden, wobei vor allem die hochcarboxylierten Porphyrine zunehmen (*Hulvershorn & Pickelein* 1980). Da im Stuhl jedoch kaum Uro- oder

Tabelle 8a. Charakterisierung der HCB-Porphyrie der Ratte. Versuchsanordnung: (Düsseldorfer Modell) Im Vergleich werden die Porphyrogene AIA = Allyl-isopropyl-acetamid und DDC = Dicarbethoxydihydrocollidin zusätzlich berücksichtigt. Die Zahlen stellen Mittelwerte und Standardabweichungen ($\bar{x}\pm s$) von wenigstens 4 Tieren dar (Zusammenstellung nach *Goerz* et al. 1978, *Hulvershorn & Pickelein* 1980)

	Gesamt-Porphyrine		URO-P.	HEPTA-P.	COPRO-P.	PROTO-P.
			Prozent (%)			
Leber (μg/g)						
HCB (60 Tage)	229	±38	71 ± 3	29 ± 3	−	−
Kontrolle	0,29	$\pm0,06$	7 ± 5	−	17 ± 5	66 ± 5
AIA	6,3	$\pm1,7$	−	−	43 ± 7	39 ± 4
DDC	26	±6	−	5 ± 3	17 ± 5	65 ± 8
Galle (μg/h)						
HCB (60 Tage)*	31	±12	12 ± 3	18 ± 2	34 ± 4	−
Kontrolle	1,4	$\pm0,2$	1 ± 1	6 ± 6	68 ± 7	3 ± 1
AIA	2,2	$\pm1,2$	2 ± 1	3 ± 1	66 ± 5	6 ± 2
DDC	3,2	$\pm2,3$	−	−	66 ± 7	18 ± 5
Kot (μg/Tag)						
HCB (60 Tage)	74	±37	4 ± 3	3 ± 3	53 ± 10	15 ± 8
Kontrolle	32	±11	−	7 ± 4	15 ± 4	57 ± 1
AIA	36	±12	1 ± 1	3 ± 1	15 ± 4	64 ± 3
DDC	140	±29	−	−	16 ± 4	68 ± 4
Urin (μg/Tag)						
HCB (60 Tage)	60	±22	57 ± 9	14 ± 2	21 ± 5	−
Kontrollen	4	±3	24 ± 5	7 ± 1	45 ± 2	12 ± 3
AIA	26	±4	5 ± 2	3 ± 3	69 ± 26	15 ± 7
DDC	27	±5	5 ± 3	3 ± 2	75 ± 2	5 ± 2

* Hexaporphyrin 17 ± 1% Pentaporphyrin 19 ± 1%

Tabelle 8b. Ausscheidung der Porphyrinvorstufen (ALA + PBG) im Urin nach HCB-Gabe an Ratten (Düsseldorfer Modell)

Porphyrinvorstufen im Urin	δ-Aminolaevulinsäure (ALA) (µg/Tag)	Porphobilinogen (PBG) (µg/Tag)
HCB (60 Tage)	181 ± 44	148 ± 23
Kontrollen	58 ± 2	16 ± 4

Tabelle 9. Beeinflussung des GSH-Gehalts der Leber unter HCB. Die Zahlenwerte stellen Mittelwerte und Standardabweichungen ($\bar{x} \pm s$) dar. Einzelheiten s. *Goerz* et al. 1979b

	HCB-Exposition (Tage)	GSH-Gehalt (mg/pro g Leber)	Gesamt-Porphyrine im Urin (µg/Tier/Tag)
HCB	10	$14,6 \pm 1,4$	13 ± 1
Kontrolle	–	$14,9 \pm 1,7$ n.s.	11 ± 1
HCB	50	$15,9 \pm 0,4$	20 ± 6
Kontrolle	–	$14,6 \pm 0,8$ n.s.	17 ± 12
HCB	63	$10,3 \pm 2,5$	60 ± 16
Kontrolle	–	$17,8 \pm 2,5$ $p < 0,05$	12 ± 5 $p < 0,05$

n.s. = nicht signifikant

Heptaporphyrin nachweisbar ist, müssen diese Porphyrinmetaboliten entweder im Darm decarboxyliert oder enterohepatisch rückresorbiert werden. Unsere Versuche zeigen weiter, daß andere Inhibitoren der Haembiosynthese: z. B. Allylisopropylacetamid (AIA) (verstärkt den Abbau des Haem bzw. des P-450 in der Leber) oder Dicarbethoxy-dihydro-collidin (DDC) (= Hemmer der Ferrochelastase) zu gänzlich anderen Porphyrinmustern in der Leber und damit auch in Galle, Kot und im Urin führen (s. Tab. 8a). Die Manifestation der HCB-Porphyrie wird durch eine Mehrausscheidung der Porphyrine, PBG und ALA im Urin charakterisiert (s. Tab. 8b; *Goerz* et al. 1977 und 1978). Durch die Mehrausscheidung an Porphyrinvorstufen unterscheidet sich die HCB-Porphyrie grundsätzlich von der menschlichen PCT.

11.2.8 Glutathion-Gehalt in der Leber

Die Manifestation der HCB-Porphyrie (40–60 Tage HCB-Exposition) ist begleitet von einer Senkung des GSH-Gehalts in der Leber (*Goerz* et al. 1979b, *Meuter* 1980 s. Tab. 9).
Es ist vorstellbar, daß die GSH-Senkung mit einer entsprechenden Änderung des Redox-Potentials in bestimmten Zellkompartimenten für die Manifestation der HCB-Porphyrie, z. B. verstärkte Oxidation von Porphyrinogenen zu den entsprechenden Porphyrinen, bedeutungsvoll sein könnte. Der durch HCB gesenkte GSH-Gehalt der Leber ließ sich durch eine gleichzeitige Applikation von N-Acetylcystein (250 mg/kg und Tag) nicht beeinflussen (*Brunner* 1984). Es muß offenbleiben, ob der mit einem GSH-Verlust einhergehende Leberzellschaden nach HCB so ausgeprägt ist, daß dieser durch die N-Acetylcystein-Gaben nicht kompensiert werden kann, oder ob die in unseren Experimenten verwendete Dosierung nicht ausreichend war.

11.2.9 Beeinflussung der ALA-Synthase in der Leber

In weiterführenden Experimenten wurde untersucht, inwieweit eine Beeinflussung der Porphyrinbiosynthese bzw. der P-450-Isoenzyme die HCB-Porphyrie der Ratte verstärken oder vermindern kann. p-Aminobenzoesäure (PABA) kann nach den Befunden von *Piper* et al. 1973 durch Bindung von Glycin als einem Substrat der ALA-Synthase zu einer Reduktion der Aktivität dieses Enzyms führen. Bei der menschlichen PCT ließ sich durch Behandlung mit p-Aminobenzoesäure vereinzelt eine Besserung der Krankheit erzielen (*Goerz* et al. 1976a). Im Düsseldorfer Modell kam es nach Gabe von 1,2 g PABA/Tag (über 52 Tage appliziert) jedoch nicht zu einer Änderung der Porphyrinausscheidung. Bemerkenswert war dabei allerdings, daß der P-450-Gehalt der Leber bei den mit HCB und PABA gleichzeitig behandelten Tieren (im Vergleich zu den HCB-Kontrollen) signifikant erniedrigt war (*Goerz* et al. 1980). Dieser Befund kann als weiterer Hinweis für das Fehlen eines direkten Zusammenhangs zwischen der P-450-Induktion und der HCB-Porphyrie angesehen werden.
Theophyllin führt als Hemmer der Phosphodiesterase zu einem Anstieg des intrazellulären cAMP-Spiegels. Der cAMP-Gehalt der Zelle beeinflußt die Aktivität der ALA-Synthase dahingehend, daß durch eine cAMP-Vermehrung deren Aktivität gesteigert wird. Umgekehrt führen β-Rezeptorenblocker zu einer Aktivitätsminderung der ALA-Synthase, da sie eine Reduktion des cAMP-Gehalts bewirken. Die gleichzeitige Gabe von HCB-Futter und Theophyllin (150 mg/kg/Tag) bewirkte eine signifikante Mehrausscheidung der Porphyrine und Porphyrinvorstufen im Urin, während die Aktivität der P-450-Isoenzyme nur

geringgradig erniedrigt wurde (*Goerz* et al. 1981). Außerdem konnte gezeigt werden, daß über die HCB-bedingte P-450-Mischinduktion der Theophyllin-Metabolismus erheblich beeinflußt wird (*Lissner* et al. 1985).

11.2.10 P-450-Isoenzym-Hemmung

Das Analgetikum (+)-Propoxyphen [(+)-4-(Dimethylamino-3-methyl-1,2-diphenyl-2-butanol-propionat] ist chemisch mit dem Proadifen (β-Diethylaminoethyl-2,2-diphenyl-valerat=SKF 525A) verwandt, einem hochwirksamen Inhibitor des Phenobarbital-induzierbaren P-450-Isoenzyms (P-450b der Ratte). Die gleichzeitige Verabreichung von HCB und (+)-Propoxyphen (11,25 bzw. 22,5 mg/kg KG) verringerte die Aktivität der Aminopyrin-N-Demethylase (ADM), nicht aber den P-450-Gehalt oder die Aktivitäten anderer P-450-Isoenzyme, z. B. die Arylhydrocarbonhydroxylase (AHH) oder die 7-EOC-D. Die gleichzeitige Gabe von (+)-Propoxyphen und HCB führte zu einer dosisabhängigen Senkung der Gesamtporphyrinausscheidung im Urin, und zwar vorherrschend des Uroporphyrins (*Merk* et al. 1985).

11.2.11 Sonstige

Carotinoide (β-Carotin oder Canthaxanthin) als Substanzen mit Radikalfängereigenschaften spielen bei der Therapie der erythropoetischen Protoporphyrie (EPP) eine wichtige Rolle. Deshalb ist es vorstellbar, daß auch in der Leberzelle durch eine vermehrte Anflutung der Carotinoide eine Inaktivierung von Sauerstoffmetaboliten (Superoxidradikale oder Singulett-Sauerstoff) eintritt, wodurch die Umwandlung von Porphyrinogenen (z. B. Uroporphyrinogen) in die entsprechenden Porphyrine (z. B. Uroporphyrin) vermindert werden könnte. Die gleichzeitige Applikation von β-Carotin bzw. Canthaxanthin führte jedoch im Düsseldorfer Modell zu keiner Verminderung der HCB-induzierten Porphyrinstoffwechselstörung oder der Induktion der P-450-Isoenzyme in der Rattenleber (*Harwardt* 1984).
Die Flavonoide Silymarin (4,5,7-Trihydroxy-3-methoxy-flavon-3) und (+)-Cyanidanol [(+)-Flavan-3,3',4',5,7-pentol] werden seit Jahren als „Leberschutzstoffe" und bei verschiedenen Intoxikationen, z. B. mit Tetrachlorkohlenstoff oder mit Phalloidin, empfohlen. Die gleichzeitige Applikation von HCB und Silymarin (100 mg/kg/Tag) bzw. HCB und (+)-Cyanidanol (150 mg/kg/Tag) konnte das Auftreten einer HCB-bedingten Porphyrie bei der Ratte jedoch nicht unterdrücken (*Thier* et al. 1982).

11.2.12 Einfluß von Chloroquin auf die HCB-Porphyrie der Ratte

Neben der Aderlaßtherapie nach *Ippen* (1977) ist die niedrig dosierte Chloroquin (CQ)-Therapie nach *Kordac* & *Semradova* 1974 (*Goerz* 1979) die Therapie der Wahl bei der menschlichen PCT. Der Wirkungsmechanismus ist nach *Scholnick* et al. 1973 auf die Bildung von Porphyrin-Chloroquin Komplexen zurückzuführen, die zu einer vermehrten Porphyrinausscheidung führen (*Chinarro* et al. 1983, *Shanley* et al. 1985). Es wurde daher unter den Bedingungen des Düsseldorfer Modells versucht, den Wirkungsmechanismus von CQ auf die HCB *Porphyrie* näher abzuklären (*Dahlmann* 1979, *Goerz* et al. 1976b, 1983a und 1983b, 1985a und 1985b, 1986a u. 1986b, *Simon* & *Weber* 1982, *Vizethum* et al. 1980a).
Nach Manifestation der HCB-Porphyrie (60 Tage HCB-Exposition) wurden die Tiere etwa 50 Tage mit 50 mg/kg/Tag CQ behandelt. Dabei fand sich ein Abfallen der Gesamtporphyrine in der Leber mit einer verminderten Ausscheidung im Urin und Faeces, wobei sich keine Unterschiede in der prozentualen Verteilung der Porphyrinmetaboliten in Leber und Urin bei den CQ-behandelten porphyrischen Tieren im Vergleich zu den HCB-Kontrollen fanden (*Vizethum* et al. 1980a, s. Tab. 10).

Tabelle 10. Chloroquin-Therapie der HCB-Porphyrie: Behandlung porphyrischer Ratten mit 50 mg/kg/Tag Chloroquin über 50 Tage. Die Zahlen geben Mittelwert und Standardabweichungen ($\bar{x}\pm s$) von jeweils 4 Tieren an. Die Gesamt-Porphyrine (in der Leber = µg/g und im Urin = µg/Tier/Tag) wurden durch CQ signifikant ($p < 0,01$) gesenkt, während die Porphyrin-Metaboliten (Uro-, Hepta-, Copro- und Protoporphyrin) nicht signifikant verändert wurden (*Vizethum* et al. 1980a)

	Gesamt-Porphyrine	URO-P.	HEPTA-P.	COPRO-P.	PROTO-P.
		Prozent (%)			
Leber (µg/g)					
Kontrolle	0,4 ± 0,1	9 ± 2	–	22 ± 6	69 ± 8
HCB Kontrolle	306 ± 61	72 ± 7	24 ± 4	–	4 ± 2
HCB-Porphyrie +CQ-Therapie	169 ± 63	72 ± 7	26 ± 8	–	2 ± 2
Urin (µg/Tier/Tag)					
Kontrolle	9 ± 5	11 ± 5	3 ± 3	49 ± 16	34 ± 15
HCB-Kontrolle	180 ± 63	53 ± 3	11 ± 3	18 ± 7	13 ± 11
HCB-Porphyrie +CQ-Therapie	74 ± 34	41 ± 9	6 ± 1	28 ± 12	16 ± 8

Wenn man die Tiere vom Beginn der HCB-Exposition an mit dieser CQ-Therapie (50 mg/kg/Tag) im Sinne einer Prophylaxe behandelt, so läßt sich der Beginn der HCB-Porphyrie verzögern (*Simon* & *Weber* 1982, *Vizethum* et al. 1980a).

Tabelle 11. Chloroquin-Prophylaxe: Die gleichzeitige CQ-Gabe (50 mg/kg/Tag) zum HCB-Futter verhindert die Porphyrie-Entstehung bei einer Beobachtungsdauer von 60 Tagen. Die Werte geben Mittelwerte und Standard-Abweichungen ($\bar{x} \pm s$) an

Urin-Ausscheidung	ALA	PBG	Gesamt-Porphyrine
	(μg/Tier/Tag)		
Kontrolle	38 ± 8	3 ± 2	9 ± 2
HCB-Kontrolle	65 ± 27	110 ± 32	39 ± 16
HCB-Kontrolle mit CQ-Prophylaxe	49 ± 9	15 ± 5	9 ± 6

Nach Manifestation der HCB-Porphyrie (60 Tage HCB-Futter) führt die Behandlung mit CQ (50 mg/kg/Tag) zu einer Verringerung des Porphyringehalts in der Leber und auch in der Haut, wobei das Porphyrinmetabolitenmuster (relative Verteilung der Porphyrine) dem der HCB-Kontrollen entsprach (*Vizethum* et al. 1980a). Die HCB-Exposition wurde auch unter der CQ-Gabe fortgesetzt.

Tabelle 12. Beeinflussung des Porphyringehalts der Leber und Haut durch gleichzeitige CQ-Gabe: 50 mg/kg/Tag über 42 Tage bei insgesamt 102 Tagen HCB-Applikation. Die Zahlen sind Mittelwerte und Standardabweichungen ($\bar{x} \pm s$) von wenigstens 4 Tieren

	Gesamt-Porphyrine (μg/g)	URO-P.	HEPTA-P.	COPRO-P.	PROTO-P.
		in Prozent (%)			
HCB-Kontrolle (102 Tage HCB Gabe)					
Leber	306 ± 61	72 ± 7	24 ± 4	–	4 ± 2
Haut	49 ± 15	59 ± 8	27 ± 11	2 ± 2	7 ± 4
HCB-CQ-Therapie (CQ: 50 mg kg/Tag 42 Tage; HCB 102 Tage)					
Leber	169 ± 63	72 ± 7	26 ± 8	–	2 ± 2
Haut	26 ± 8	53 ± 15	25 ± 9	2 ± 2	7 ± 4
Kontrollen					
Leber	$0,4 \pm 0,1$	9 ± 2	–	22 ± 6	69 ± 8
Haut	$0,8 \pm 0,3$	44 ± 14	12 ± 6	10 ± 2	25 ± 16

Bei der gleichzeitigen Gabe von HCB und CQ (50 mg/kg/Tag) läßt sich in der Leber der Ratte eine deutliche Verringerung der HCB-induzierten ALA-Synthase nachweisen, während die alleinige CQ-Gabe sogar zu einer Vermehrung der Enzymaktivität führt (*Goerz* et al. 1985a).

Tabelle 13. Einfluß der gleichzeitigen CQ-Gabe (50 mg/kg/Tag) zum HCB auf die ALA-Synthase-Aktivität der Leber. Die Zahlen geben Mittelwerte und Standardabweichungen ($\bar{x} \pm s$) von jeweils 5 Tieren an

	ALA-Synthase-Aktivität der Leber (nmol ALA/Std/g Leber)		
	7. Tag	60. Tag	120. Tag
Kontrolle	59 ± 13	60 ± 14	45 ± 7
HCB-Kontrolle	106 ± 17	343 ± 27	423 ± 36
HCB-Kontrolle mit CQ-Prophylaxe	150 ± 11	136 ± 16**	160 ± 21**
CQ-Kontrolle	133 ± 19*	128 ± 20*	103 ± 9*

* $< 0,001$ im Vergleich zu den Kontrollen
** $< 0,001$ im Vergleich zu den HCB-Kontrollen

Im Gegensatz dazu hatte die CQ-Applikation (50 mg/kg/Tag) beginnend mit dem 60. Tag der HCB-Gabe über 47 Tage keinen nennenswerten Effekt auf die HCB-bedingte Hemmung der Uroporphyrinogen-Decarboxylase-Aktivität in der Rattenleber (*Simon* & *Weber* 1982):

Tabelle 14. URO-D-Aktivität in der Rattenleber unter HCB im Vergleich zu Chloroquin-behandelten Tieren und entsprechenden Kontrollen

	Uroporphyrinogen-Decarboxylase (nmol Coproporphyrin/Std/g Leber)
Kontrolle	$6{,}71 \pm 1{,}66$
HCB-Kontrolle (107 Tage HCB)	$1{,}81 \pm 1{,}02\,*$
CQ-Kontrolle (107 Tage HCB) +CQ-Therapie (61.–107. Tag)	$1{,}08 \pm 0{,}19\,**$

* $p < 0{,}001$, ** n.s. im Vergleich zu den HCB-Kontrollen

Wenn man porphyrische Ratten (HCB-Verfütterung über 60 Tage nach dem Düsseldorfer Modell) mit Chloroquin (5 oder 25 mg/kg KG und Tag) behandelt, findet sich in den Lebern dieser Tiere eine signifikant höhere CQ-Konzentration als in denen ausschließlich mit CQ-behandelten Kontrollen (*Goerz* et al. 1986b, *Schmitter* & *Seuwen* 1986, unveröffentlicht).

Tabelle 15. Chloroquin (CQ-Gehalt) (nmol/g) in der Rattenleber nach oraler CQ-Gabe: Vergleich zwischen porphyrischen (HCB-behandelten) Ratten und entsprechenden Kontrollen

Chloroquinbehandlungsdauer	Tage		
	10	30	80
HCB + 5 mg/kg/Tag CQ	26 ± 9	39 ± 28	92 ± 18
HCB + 25 mg/kg/Tag CQ	98 ± 17	190 ± 64	325 ± 74
CQ-Kontrolle: 25 mg/kg/Tag	7 ± 6	14 ± 8	54 ± 19

Aufgrund der bisher vorliegenden Untersuchungsergebnisse erscheint es sehr unwahrscheinlich, daß die CQ-Wirkung bei der HCB-Porphyrie der Ratte und wahrscheinlich auch bei der menschlichen PCT allein auf der Bildung und Eliminierung von Porphyrin-CQ-Komplexen beruht. Es muß vielmehr angenommen werden, daß sowohl die Porphyrin-CQ-Komplexbildung als auch die ALA-Synthase-Hemmung bei der erfolgreichen Behandlung der HCB-Porphyrie der Ratte und wahrscheinlich auch bei der menschlichen PCT wirksam sind (*Goerz* et al. 1976b, *Ring*, persönliche Mitteilung). Die verstärkte Ablagerung oder Bindung von CQ in porphyrischen Rattenlebern weist auf die Gefahren der CQ-Applikation bei der menschlichen PCT hin: Es sind vereinzelt schwere Zwischenfälle bei der PCT-Behandlung mit höheren Dosen (z. B. Einzeldosis von 1250 mg) beschrieben worden (*Goerz* et al. 1976b, *Ring*, persönliche Mitteilung), die aufgrund der vorliegenden Ergebnisse auf eine verstärkte Chloroquinablagerung (Porphyrin-CQ-Komplexe) in der Leber zurückgeführt werden müssen.

Abkürzungen

ADH	= Alkoholdehydrogenase
ADM	= Aminopyrin-N-Demethylase
AH	= Anilinhydroxylase
AHH	= Arylhydrocarbon-Hydroxylase
AIP	= -Acute Intermittent Porphyria
ALA	= δ-Aminolaevulinic acid
CEP	= Congenitale erythropoetische Porphyrie
DNS	= Desoxyribonukleinsäure
7-EOC-D	= 7-Ethoxycumarin-Deethylase
7-EOR-D	= 7-Ethoxyresorufin-Deethylase
EPP	= Erythropoetische Protoporphyrie
GSH	= Glutathion
γ-GT	= γ-Glutamyl-Transferase
HC	= Hereditäre Coproporphyrie

HCB	= Hexachlorbenzol
HEP	= Hepatoerythropoetische Porphyrie
MDT	= Magendarmtrakt
MEOS	= Microsomal Ethanol Oxidizing System
NAc	= N-Acetylcystein
NADPH	= β-Nikotinamid-adenin-dinucleotidphosphat
PAI	= Porphyria acuta intermittens ($=$ AIP)
PBG	= Porphobilinogen
PCB	= Pentachlorbenzol
PCP	= Pentachlorphenol
PCT	= Porphyria cutanea tarda
ppm	= parts per million
PV	= Porphyria variegata
SDH	= Sorbit-Dehyrogenase
TCDD	= Tetrachlordibenzodioxin
VP	= Variegate Porphyria ($=$ PV)
ZNS	= Zentralnervensystem

Literaturverzeichnis folgt am Ende des dritten Teils

Die Hexachlorbenzol (HCB)-Porphyrie*

Teil III: Diskussion der bisher vorliegenden klinischen und experimentellen Befunde über die Entstehung der HCB-Porphyrie

G. Goerz[1], R. Lissner[2]

[1] Universitätshautklinik Düsseldorf, Moorenstraße 5, D 4000 Düsseldorf
[2] Biotest-Pharma GmbH, Flughafenstraße 4, D 6000 Frankfurt/Main

Inhalt

Zusammenfassung

Die Hexachlorbenzol-induzierte Porphyrie der Ratte ist durch eine vermehrte Ausscheidung hochcarboxylierter Porphyrine (vorherrschend Uro- und Heptaporphyrine) und der Porphyrinvorstufen (ALA und PBG) im Urin gekennzeichnet. Im Stuhl und in der Galle findet sich zusätzlich auch eine Vermehrung der niedriger carboxylierten Porphyrine, wie Copro- und Protoporphyrine. In der Leber werden ebenfalls vorherrschend Uro- und Heptaporphyrin abgelagert. Unter der HCB-Applikation kommt es zu einer

---

* Unserem Lehrer, Herrn Prof. Dr. med., Dipl. Chem. H. Ippen, Universitätshautklinik Göttingen, in Dankbarkeit gewidmet

allmählichen Hemmung der Uroporphyrinogen-Decarboxylase in der Leber und gleichzeitig zu einer massiven Induktion der ALA-Synthase. Während sich die HCB-Porphyrie bei der weiblichen Ratte unter einer 0,05% HCB-haltigen Diät erst nach 40–60 Tagen manifestiert, findet sich bereits nach wenigen Tagen eine massive Induktion der P-450-Isoenzyme.
HCB ist ein sogenannter Mischtyp-Induktor, d. h. es werden unter dem Einfluß von HCB mehrere P-450-Isoenzyme induziert, nämlich Phenobarbital (=P-450b), 3-Methylcholanthren (=P-450c), Isosafrol (=P-450d), Pregnenolon-16α-carbonitril (=P-450e) und Ethanol (MEOS=microsomal ethanol oxidizing system)-induzierbare P-450-Isoenzyme werden vermehrt gebildet. Eine Induktion der P-450-Isoenzyme durch Vorbehandlung und gleichzeitige Gabe entsprechend induzierender Substanzen: Pharmaka, Xenobiotika oder HCB-Metaboliten (PCP, PCB oder TCP) führt nicht zu einer schnelleren Porphyrieentstehung, wenn man die Porphyrinausscheidung der kombiniert behandelten Tiere mit ausschließlich HCB-behandelten Ratten vergleicht. Hexachlorbenzol wird durch P-450b zu Pentachlorphenol und Pentachlorphenol durch P-450c weiter zu Tetrachlorhydrochinon dechloriert. Nach neueren Untersuchungen ist es nicht ausgeschlossen, daß Tetrachlorhydrochinon von maßgeblicher Bedeutung für die Hemmung der Uroporphyrinogen-Decarboxylase in der Leber ist.
Unter der Gabe von HCB wird außerdem die Δ^4-5α-Steroid-Reduktase der Leber gehemmt. Dadurch fallen vermehrte 5β-H-Steroiden an, die eine Induktion der ALA-Synthase in diesem Organ bewirken. Zur Zeit der Manifestation der HCB-Porphyrie läßt sich auch eine Minderung des Glutathion-Gehalts der Leber nachweisen. Es ist vorstellbar, daß die Minderung von Glutathion in der Leber vergleichbar einer vermehrten Eisenablagerung in der Leber zu einer verstärkten Oxidation von Porphyrinogen zu Porphyrinen führt und so zur Ausbildung der hepatischen HCB-Porphyrie beiträgt.
Die Chloroquin-Therapie ist neben der Aderlaß-Behandlung die Therapie der Wahl bei der Behandlung der menschlichen PCT. Ihr Wirkungsmechanismus beruht teilweise auf der Ausbildung von Chloroquin-Porphyrin-Komplexen, die besser wasserlöslich sind und somit vermehrt aus der Leber oder dem Urin eliminiert werden können. Darüber hinaus konnte jedoch gezeigt werden, daß Chloroquin die HCB-bedingte Induktion der ALA-Synthase aufhebt und damit die verstärkte Porphyrin-Biosynthese „normalisiert".
Somit ist die Pathogenese der HCB-Porphyrie noch immer nicht endgültig abgeklärt: Es steht außer Zweifel, daß im Rahmen der HCB-Applikation die Hemmung der Uroporphyrinogen-Decarboxylase die Grundlage für die Entstehung der hepatischen Porphyrie ist. Ob hierbei HCB selbst (vielleicht nach Erreichen einer Grenzkonzentration und einer bestimmten Einwirkungszeit auf das Enzym) oder ein oder mehrere HCB-Metaboliten, z. B. Tetrachlor-Hydrochinon, für die Ausbildung der HCB-Porphyrie entscheidend sind, muß weiterführenden Untersuchungen vorbehalten bleiben.

Summary

The hexachlorobenzene induced porphyria is characterized by an increased excretion of highly carboxylated porphyrins (uro- and heptaporphyrin) and of the precursors δ-aminolevulinic acid (ALA) and porphobilinogen in the urine, whereas in feces and bile the lower carboxylated molecules (e.g. copro- and protoporphyrin) dominate. In the liver significant deposits of uro- and heptaporphyrin are found. During the course of HCB intoxication a gradual inhibition of the hepatic uroporphyrinogen-decarboxylase (URO-D) activity is observed whereas the ALA-synthase activities increased. Although female rats fed with a 0.05% HCB containing diet do not develop a full blown porphyric state before day 50 a characteristic pattern of induced P-450 isoenzymes can be measured 3–10 days after HCB-feeding. HCB induces concomitantly several types of isoenzymes at the same time (so-called mixed type induction): phenobarbital-type (=P-450b), 3-methylcholanthrene-type (=P-450c), isosafrol-type (P-450d), pregnenolone-16α-carbonitril-type (=P-450e), and the microsomal ethanol oxidizing system (MEOS). Pretreatment or concomitant application of other drugs, xenobiotics of hexachlorobenzene metabolites (PCP, PCB or TCP) does not result in a different (or earlier) porphyric state of the experimental animals when compared with the HCB controls. Hexachlorobenzene is dechlorinated to PCP by P-450b and the latter is metabolized by P-450c to tetrachlorohydrochinone. According to recent investigations it could be possible that tetrachlorohydroquinone is the real inhibitor of URO-D following HCB application. Administration of HCB to rats leads to the inhibition of the hepatic Δ^4-3-oxo-5-steroid reductase with a subsequent augmentation of 5β-H-steroids that induce ALA-S. The manifestation of the HCB porphyria is accompanied by a decrease of GSH content in the liver, that results in a change of the hepatic redox system comparable with an increased iron storage in the organ. Consequently an increase of oxidative reactions could support the inhibition of URO-D. Most commonly the human PCT is treated with chloroquine (CQ) or by means of phlebotomy. The mechanism of action, by which chloroquine exerts its effects is not completely known: The drug forms complexes with porphyrins and the improved aqueous solubility results in better excretion. On the other hand CQ abolishes the induction of ALA-S by HCB, so that normalization of porphyrin biosynthesis might be achieved.
As a conclusion the final mechanism of the porphyrogenic action of HCB is still not clear but it is beyond any doubt that inhibition of URO-D activity is the underlying mechanism of thus experimental porphyria. If HCB (perhaps via a concentration gradient) or one of its reactive, short living metabolites represents the porphyrinogenic principle, remains an open question.

12. Diskussion

12.1 Allgemeines

Die Intoxikation mit Hexachlorbenzol (HCB) kann beim Menschen (*Cam* 1959) und bei zahlreichen Versuchstieren (*De Matteis* et al. 1961) zu einer charakteristischen Stoffwechselstörung, einer hepatischen Porphyrie, führen. Die beim Menschen auslösbare Porphyrinstoffwechselstörung ist als HCB-Porphyrie, als türkische Porphyrie (*Kara Yara* und *Pembe Yara* s. Tab. 2) in die Literatur eingegangen. Wenngleich diese Intoxikation erhebliche Ähnlichkeit mit der menschlichen Porphyrie hat, ergeben sich zahlreiche Unterschiede wie eine erhöhte Ausscheidung der Porphyrinvorstufen (ALA und PBG), eine neurologische Symptomatik, eine ausgeprägte Vernarbung und eine wesentlich höhere Letalität. Hiermit finden sich klinisch auch Beziehungen zur P. variegata (Protoporphyrinogen-Oxidase-Mangel) oder zur HEP (= homozygoter Mangel der Uroporphyrinogen-Decarboxylase (*Simon* et al. 1977, *De Verneuillh* et al. 1984). Allerdings hat die sklerodermiforme Variante der PCT Ähnlichkeit mit der HCB-Porphyrie, die zwischen 1955 und 1960 in der Türkei beobachtet wurde. Wenngleich eine endgültige Einordnung der türkischen Porphyrie (HCB-bedingt) heute noch nicht möglich ist, so muß sie doch in erster Linie als erworbene PCT aufgefaßt werden.

Es ist verständlich, daß unmittelbar nach Abklärung der türkischen Porphyrie als Folge der HCB-Intoxikation eine weltweite Forschung über die HCB-Wirkung, speziell über die porphyrogene HCB-Wirkung einsetzte, die auch heute noch nicht abgeschlossen ist (International Symposium on HCB, Lyon, Frankreich, 24.–28. 6. 1985, Mechanisms of Chemical-induced Porphyrinopathies, New York, USA, 27.–29. 10. 1986). Das beste Modell zum Studium der HCB-Porphyrie wurde bisher an der Ratte entwickelt, und zwar in erster Linie von *Koss* 1982 und seinem Arbeitskreis (*Koss* 1982, *Koss* & *Koransky* 1975, *Koss* et al. 1976, *Koss* et al. 1978, *Koss* et al. 1980a, *Koss* et al. 1985, *Koss* et al. 1986). Unter einer standardisierten Exposition mit Kontrolle der HCB-Konzentrationen und ihrer Metaboliten im Gewebe der Ratten läßt sich vergleichbar unserem Düsseldorfer Modell eine regelhaft ablaufende Porphyrinstoffwechselstörung auslösen.

Koss 1982 unterscheidet vier Phasen bei der experimentellen Porphyrie der Ratte, wobei Phase 3 und 4 nach Absetzen der HCB-Exposition auftreten und hier nicht näher berücksichtigt werden sollen.

Phase 1: Anhäufung von HCB und HCB-Metaboliten in der Leber und in anderen lipophilen Geweben. Unmittelbar nach der HCB-Applikation kommt es zur Mischtypinduktion der P-450-Isoenzyme (*Goerz* et al. 1978, *Lissner* et al. 1975, *Stewart* & *Smith* 1986b, *Stonard* 1975, *Teschke* et al. 1983). Mindestens vier P-450-Isoenzyme werden durch die HCB-Gabe induziert: P-450b = Phenobarbital-induzierbar, P-450c = 3-Methylcholanthren-induzierbar, P-450d = Isosafrol-induzierbar und MEOS = Ethanol-induzierbares P-450-Isoenzym. Gleichzeitig wird in dieser Phase 1 offenbar in Abhängigkeit von der Gewebekonzentration der chlorierten Benzole die Uroporphyrinogen-Decarboxylase (URO-D) (EC 5.1.1.37) ausschließlich in der Leber gehemmt, nicht aber in den Erythrocyten, wie dies auch bei der erworbenen, nicht aber bei der angeborenen menschlichen PCT beobachtet wird (*Doss* et al. 1976, *Elder* et al. 1976, 1978 und 1985, *Felsher* et al. 1978).

Phase 2 ist gekennzeichnet durch unverändert hohe HCB-Spiegel, abnehmende Uroporphyrinogen-Decarboxylase-Aktivität in der Leber, durch eine ansteigende Aktivität der ALA-Synthase, durch eine Akkumulation von vorherrschend hochcarboxylierten Porphyrinen in der Leber (*Goerz* et al. 1977, *Koss* 1982), einer vermehrten Ausscheidung hochcarboxylierter Porphyrine im Urin – aber auch der Porphyrinvorstufen (ALA, PBG) – und in der Galle (*Hulvershorn* & *Pickelein* 1980). Diese Phase umfaßt die Manifestation der HCB-Porphyrie (= Porphyrinablagerungen in der Leber) und gesteigerte Porphyrinausscheidung in Galle, Kot und besonders Urin. Die P-450-Isoenzyminduktion ist zu diesem Zeitpunkt eher rückläufig.

Nach eigenen Befunden kommt es mit der Manifestation der HCB-Porphyrie zum Abfall des hepatischen GSH-Gehalts (*Goerz* et al. 1979b), was jedoch im Gegensatz zu Befunden von *Kerklaan* et al. 1979 und *Wolf* et al. 1962 steht.

Die wesentlichen Probleme bei der Beurteilung der Pathobiochemie der HCB-Porphyrie sind heute: Warum ist eine so langdauernde (40–60 Tage bei der Ratte) Exposition bis zur Manifestation der Porphyrie notwendig? Welches sind die Ursachen für die bekannten Tierspezies-Unterschiede? HCB ist porphyrogen für Ratten, Kaninchen oder Wachteln, nicht aber für Hunde, Affen und zahlreiche Mäusestämme. Darüber hinaus gibt es Rattenstämme, bei denen nur die weiblichen Tiere oder die weiblichen Tiere schneller und intensiver eine Porphyrie entwickeln (*Rizzardini* et al. 1982, *Smith* et al. 1985, *Smith* 1986); allerdings gilt das nicht für alle untersuchten Rattenstämme (*Fuchs* 1978). Weiterhin konnten zahlreiche Arbeitsgruppen nachweisen, daß Eisen von maßgeblicher Bedeutung für die Manifestation der HCB-Porphyrie ist: Eisenzusatz zur HCB-Applikation potenziert die Porphyrieentstehung (*Taljaard* et al. 1971, 1972a und 1972b), Eisenkomplexierung durch Desferrioxamin vermindert die HCB-Porphyrie (*Wainstock de Calmanovici* et al. 1986) und Rattenstämme mit vermehrtem Eisengehalt der Leber (Agus-Ratten, *Smith* 1986) entwickeln eine HCB-Porphyrie leichter als z. B. Wistar-Ratten mit einem niedrigeren Gehalt an Eisen in der Leber.

Die wesentlichste noch offene Frage ist jedoch, warum HCB unter den zahlreichen chlorierten Kohlenwasserstoffen fast allein (abgesehen vielleicht von TCDD und einigen Biphenylen) eine so ausgeprägte porphyrogene Wirkung hat, während strukturell nahe verwandte Stoffe (Pentachlorbenzol, Pentachlorphenol) nicht porphyrogen wirken.

12.2 Hexachlorbenzol (HCB) als direkter Inhibitor der Uroporphyrinogen-Decarboxylase (URO-D)

Es steht außer Zweifel, daß es nach Verfütterung von HCB in bestimmten Konzentrationen und über einen gewissen Zeitraum zu einer Hemmung der URO-D kommt (*Doss* et al. 1976, *Elder* et al. 1976, *Koss* 1982, *von Tiepermann* et al. 1980). Weiterhin konnte gezeigt werden, daß sich aus den Lebern von HCB-exponierten Tieren ein noch nicht näher identifizierter Inhibitor der URO-D isolieren läßt (*Cantoni* et al. 1986, *Rios de Molina* et al. 1986). Offen ist jedoch, ob HCB selbst die Enzymhemmung bedingt, oder aber ein HCB-Metabolit, der erst nach einem gewissen Zeitraum nach Beginn der HCB-Exposition in ausreichender Menge entsteht und der die Porphyrie bei Tier und Mensch auslöst. *Kawanishi* et al. 1983 konnten zeigen, daß HCB in vitro (ebenso wie TCDD) zu einer Hemmung der URO-D führt. Somit wäre vorstellbar, daß eine Akkumulation von HCB in entsprechenden Konzentrationen über einen gewissen Zeitraum die für die Haembiosynthese normalerweise nicht limitierende URO-D so stark hemmt, vergleichbar einem homozygoten URO-D Mangel, wie bei der hepatoerythropoetischen Porphyrie (*De Verneuil* et al. 1984), daß sich die hepatische HCB-Porphyrie manifestiert. In völligem Gegensatz dazu stehen die Befunde von *Billi* et al. 1986, wonach HCB in vitro keinen Hemmeffekt auf die URO-D hat. Somit muß angenommen werden, daß nicht HCB selbst, sondern ein erst entstehender HCB-Metabolit, ein Inhibitor der URO-D oder assoziierte biochemische Reaktionen (GSH-Verarmung, Eisenvermehrung, vermehrte 5β-H-Steroidbildung) von maßgeblicher Bedeutung für die Porphyrieentstehung sein könnten. Für einen derartigen Prozeß spricht auch, daß bei der HCB-Porphyrie in der Rattenleber die URO-D-Aktivität vermindert ist, nicht aber der immunreaktiv bestimmte URO-D-Gehalt (*Elder* & *Urquhart* 1986), wie das auch für den hepatischen URO-D-Gehalt bei der erworbenen Form der menschlichen PCT beschrieben wurde (*Elder* et al. 1985).

12.3 Indirekte Hemmwirkung von Hexachlorbenzol (HCB) auf die Uroporphyrinogen-Decarboxylase durch HCB-Metaboliten

HCB wird überwiegend in der Leber metabolisiert, wobei die oxidative Dechlorierung zum Pentachlorphenol wahrscheinlich der erste wesentliche Schritt ist (s. Abb. 3, *Koss* et al. 1986, *Stewart* & *Smith* 1986a). Die beteiligten Enzymsysteme sind einleitend dargestellt worden, wobei für die Hydroxylierung der chlorierten Benzole die P-450-Isoenzyme von besonderer Bedeutung sind (zusätzlich hat z. B. bei der Bildung von Tetrachlorhydrochinon aus PCP auch die Radikalbildung über das Xanthin-Oxidase-System eine Bedeutung bei der HCB-Metabolisierung (*A. G. Smith* zitiert n. *Stewart* & *Smith* 1986b). Die wesentlichen P-450-Isoenzym-abhängigen Reaktionen sind dabei die Umwandlung von HCB in PCP durch Phenobarbital-induzierbare Isoenzym oder P-450b der Ratte und die nachfolgende Metabolisierung des PCP durch das 3-Methylcholanthren-induzierbare Isoenzym oder P-450c der Ratte zu Tetrachlor-1,2-di-hydroxybenzol oder Tetrachlorhydrochinon. Die HCB-Metaboliten PCP, PCB oder TCP wirken bei oraler Applikation nicht porphyrogen (*Goerz* et al. 1978, *Miranda* et al. 1983, *Vizethum* & *Goerz* 1979). Eine Steigerung des P-450b z. B. durch Phenobarbital erhöht die porphyrogene Wirkung von HCB in vivo (*Wainstock de Calmanovici* et al. 1984) und die Umwandlung von HCB in PCP in vitro (*Stewart* & *Smith* 1986b). Umgekehrt führt eine in vitro-Hemmung durch Metyrapon, oder SKF-525A zu einer verminderten PCP-Bildung (*Stewart* & *Smith* 1986a) und eine in vivo-Hemmung des P-450b durch (+)-Propoxyphen zu einer verminderten Ausbildung der HCB-Porphyrie (*Merk* et al. 1985). Die Induktion und auch die Hemmung des P-450b der Ratte haben nur eine modifizierende Wirkung auf die Entstehung der HCB-Porphyrie (*Carpenter* et al. 1984, *Debets* et al. 1980 und 1981, *Kerklaan* et al. 1979), was vielleicht damit zu erklären ist, daß das P-450b nicht das limitierende Enzym für die Bildung des eigentlich porphyrogen wirkenden Metaboliten aus HCB ist.
Die nachfolgende Metabolisierung zu Tetrachlordihydroxy-Benzolen ist weitgehend von der Aktivität des P-450c abhängig, ein Isoenzym, das ebenfalls wesentlich durch HCB induziert wird. Tetrachlorhydrochinon ist in vitro (*Billi* et al. 1986) ein massiver Hemmer der URO-D in der Rattenleber, und in vivo potenziert es die HCB-Porphyrie bei der japanischen Wachtel (*Carpenter* et al. 1984). Die Beeinflussung der Decarboxylierung des Uroporphyrinogens durch die Bildung des Chinons und Semichinons des Tetrachlorhydrochinon ist durch Rückwirkung auf das Redox-Potential in der Leberzelle vorstellbar (*Billi* et al. 1986). Somit könnte das Tetrachlorhydrochinon ein HCB-Metabolit sein, der vielleicht das eigentliche Porphyrogen darstellt.

12.4 Eisen als Porphyrogen

Schon vor mehr als 25 Jahren wies *Ippen* (1960) auf die Bedeutung des Eisens bei der Entstehung oder Manifestation der menschlichen PCT hin und entwickelte die heute noch als wesentliche Therapie zur Anwendung kommende Aderlaß-Behandlung (*Ippen* 1960, *Ippen* 1977). Es konnte gezeigt werden, daß durch dreiwertige Eisenionen auch die HCB-Porphyrie der Ratte gesteigert wird, und es wurde zunächst angenommen, daß die URO-D-Hemmung erst durch Eisenzugabe manifest wird (*Taljaard* et al. 1971). Die zahlreichen experimentellen Daten lassen sich heute wie folgt zusammenfassen (*De Matteis* 1985, *Wainstock de Calmanovici* et al. 1986):

1. Eisen (Fe^{3+}) allein löst beim Menschen und beim Versuchstier keine Porphyrie aus. Nur vereinzelt wurden bei der menschlichen PCT sichere Zusammenhänge zwischen Eisengabe oder Bluttransfusion und der Ausbildung der Porphyrie beobachtet (*Ivanov* et al. 1982). Bei der bekanntesten menschlichen Eisenüberladung, der Haemochromatose, findet sich keine Porphyrinstoffwechselstörung (*Crosby* 1977). Eine ausschließlich durch einen Eisenüberschuß bedingte Hemmung der URO-D kann heute ausgeschlossen werden (*Woods* et al. 1981, *Mukerji* et al. 1984).

2. Eisenmangel beim Tier verhindert oder schränkt die Entstehung der experimentellen HCB-Porphyrie ein. Agus-Ratten mit einem primär höheren Eisengehalt der Leber entwickeln schneller und ausgeprägter eine Porphyrie. Ein unterschiedlicher Eisengehalt der Leber findet sich bei männlichen und weiblichen Fischer 344/N-Ratten. Bei weiblichen Tieren – höherer Eisengehalt – läßt sich die HCB-Porphyrie schneller und stärker auslösen, wenngleich nach 90 Wochen auch bei den männlichen Tieren eine komplette URO-D-Hemmung nachweisbar ist. Eine Eisenvorbehandlung der männlichen Ratten hat keinen wesentlichen Einfluß auf die Entwicklung der HCB-Porphyrie, was die sekundäre, bestenfalls modifizierende Eisenwirkung bei der HCB-Porphyrie unterstreicht (*Smith* 1986). *Taljaard* et al. 1971 nahmen an, daß nur die gleichzeitige Applikation von Eisen und HCB zu einer entscheidenden Hemmung der URO-D führt. Nachfolgende Untersuchungen haben jedoch gezeigt, daß die HCB-Applikation bei verschiedenen Versuchstieren zu einer Hemmung der hepatischen URO-D führt (*Doss* et al. 1976, *Elder* et al. 1976) und nicht durch Eisen ausgelöst wird (*Woods* et al. 1981). Somit steht heute zweifelsfrei fest, daß die Hemmung der URO-D durch HCB ausgelöst werden kann und daß eine zusätzliche Eisengabe diese Porphyrinstoffwechselstörung potenziert. Andererseits führt ein ausgeprägter Eisenmangel (endogen bedingt oder exogen ausgelöst) zu einer Abschwächung der porphyrogenen Wirkung des HCB. Ob eine durch Eisen bedingte, gesteigerte Lipidperoxidation (*Alleman* et al. 1985) über eine Membranschädigung (*Koszo* et al. 1982) die HCB-bedingte Porphyrie verstärkt, läßt sich noch nicht sagen.

Wurde durch gleichzeitige Gabe von Desferrioxamin der Eisenspiegel gesenkt, so wurde der Schweregrad der HCB-Porphyrie deutlich vermindert: niedrigere Porphyrinkonzentration in der Leber und geringere Ausscheidung der Porphyrine und Porphyrin-Vorstufen im Urin (*Wainstock de Calmanovici* et al. 1986). Unter der gleichzeitigen Behandlung mit HCB und Desferrioxamin kommt es in der Leber zu einer Abschwächung der Induktion der ALA-S und zu einer partiellen Aufhebung der URO-D-Hemmung, während Desferrioxamin-Gaben allein keinen Effekt auf die beiden Schlüsselenzyme der Porphyrinbiosynthese hatten. Somit muß angenommen werden, daß Eisen und HCB eine synergistisch hemmende Wirkung auf den Porphyrinstoffwechsel, auf die URO-D haben. Da neben HCB auch vereinzelt andere chlorierte Kohlenwasserstoffe porphyrogen wirken, z.B. TCDD, wird ein gemeinsames Prinzip wie die Bildung von Cl$^-$- oder OH$^-$-Radikalen aus den chlorierten Kohlenwasserstoffen diskutiert, eine Reaktion, die durch Eisen potenziert werden kann (*Wainstock de Calmanovici* et al. 1986). Diese Wechselwirkungen zwischen Eisen und der Haembiosynthese beruht nach *Mukerji* et al. 1984 noch auf einem zweiten Mechanismus. Eisen geht Wechselwirkungen mit zahlreichen SH-Verbindungen, z.B. Glutathion, ein. Die Autoren nehmen nach folgenden Reaktionsschema eine Rückwirkung auf die Porphyrin-Biosynthese an:

$$\text{(RS}^-)_2 + Fe^{2+} \longrightarrow \text{(RS)}_2Fe \xrightarrow{\;O_2\;} \text{(RS)}_2Fe^+ + O_2^-$$

Aufgrund der vorliegenden Untersuchungsergebnisse ist sehr gut vorstellbar, daß diese so gebildeten Sauerstoff-Radikale die Porphyrinogene, besonders das Uroporphyrinogen zu dem biologisch nicht verwertbaren Uroporphyrin oxidieren.

Daraus leitet sich außer der Hemmung der URO-D durch HCB eine weitere Störung des Porphyrinstoffwechsels mit einer vermehrten Porphyrinablagerung in der Leber und einer vermehrten Ausscheidung vor allem hochcarboxylierter Porphyrine ab. Eine Hemmung der URO-D der Leber durch das abgelagerte Uroporphyrinogen, wie dies *Woods* et al. 1981 annahmen, ist allerdings nach den Befunden von *Adjarov* & *Elder* 1986 ausgeschlossen worden.

Bei der menschlichen PCT wurde die Provokation durch Eisen mehrfach hervorgehoben (*Ippen* 1960, *Ippen* 1977). Es konnte gezeigt werden, daß der Effekt der Aderlaß-Therapie durch gleichzeitige Eisen-Applikation aufgehoben wird (*Lundvall* 1971), so daß der Wirkungsmechanismus auf den Eisenentzug zurückzuführen ist. Die Eiseneliminaton durch Desferrioxamin ist ebenfalls wirksam (*Donald* et al. 1970, *Gheorghiu* & *Vasiliu* 1972, *Holzmann* 1963). In diesem Zusammenhang ist aber auch bemerkenswert, daß Ethanol zu einer vermehrten Eisenresorption und Ablagerung im Organismus führt (*McColl* et al. 1980). Somit wäre eine Provokation der menschlichen PCT, z.B. bei einem zugrunde liegenden heterozygoten URO-D-Mangel, vorstellbar. Andererseits konnte aber bei der Ratte durch gleichzeitige HCB-Alkohol-Applikation keine Potenzierung der HCB-Porphyrie und keine Siderose der Leber nachgewiesen werden (*Ippen* et al. 1972a, *Teschke* et al. im Druck). Andererseits kann eine PCT-Häufung bei Dialyse-Patienten mit terminaler Niereninsuffizienz vielleicht als Eisen-induziert angesehen werden, da fast alle diese Patienten langfristig mit Eisen behandelt werden müssen (*Goerz* & *Merk* 1985, *Harber* & *Bickers* 1984, *Korting* 1975, *Lichtenstein* et al. 1981, *Poh-Fitzpatrick* et al. 1980, *Poh-Fitzpatrick* 1986). Ob hierbei eine

HLA-A3/B7-assoziierte Veränderung des Eisenstoffwechsels wie bei der idiopathischen Haemochromatose (*Fauchet* et al. 1980), oder bei der Eisen-induzierten Myopathie der Dialyse-Patienten auch bei der PCT eine Rolle spielt (*Kuntz* et al. 1984), muß in weiteren Untersuchungen geklärt werden.

Zusammenfassend läßt sich für die experimentelle HCB-Porphyrie (sowie andere durch halogenierte Kohlenwasserstoffe ausgelöste Formen) und für die menschliche PCT eine potenzierende, aber nicht essentielle Bedeutung für das Eisen angeben. Es ist sehr wahrscheinlich, daß hierbei eher eine Verschiebung des Redoxpotentials als eine spezifische Eisenwirkung maßgebend ist (*Mukerji* et al. 1984).

12.5 Glutathion (GSH)

GSH (*Beutler* 1982, *Gillette* 1976, *Lenz* & *Kappas* 1977, *Meister* 1981) spielt als intrazellulärer Schutzstoff mit hohem Redoxpotential und als entgiftendes Prinzip für Fremdstoffe eine wichtige Rolle. Die protektive Bedeutung des GSH ergibt sich aus der therapeutischen Anwendung von N-Acetylcystein (N-Ac) bei der Behandlung von Paracetamol-, Tetrachlorkohlenstoff- oder Phalloidin-Vergiftungen (*Brunner* 1984, *Jollow* et al. 1974, *Meuter* 1980, *Mitchell* et al. 1974). Eine Verminderung von GSH in der Leber konnte zum Zeitpunkt der Manifestation der HCB-Porphyrie nachgewiesen werden (*Goerz* et al. 1979b), ein Befund, der von anderen Arbeitsgruppen nicht erhoben wurde (*Kerklaan* et al. 1979, *Wolf* et al. 1962). Durch eine N-Acetylcystein-Gabe ließ sich eine HCB-Porphyrie weder verhindern noch abschwächen (*Brunner* 1984). Es könnte sein, daß unter dem Einfluß von HCB N-Acetylcystein nicht in die Leberzelle gelangt (massive Membranschädigung nach *Koszo* et al. 1982) oder nicht zu einer Steigerung der GSH-Synthese führt.

Wie bereits zitiert (*Koss* 1982, *Koss* et al. 1980b und 1985, *Stewart* & *Smith* 1986a), wird HCB in der Leber in zahlreiche Thio-Metaboliten umgewandelt (s. Abb. 3). Nach den Untersuchungen von *Stewart* & *Smith* 1986a wird GSH enzymatisch durch die GSH-Transferasen auf die HCB-Metabolien übertragen, wobei die entsprechenden Thio-Derivate entstehen. Nach einer derartigen GSH-Verarmung kommt es vermehrt zur Bildung von Tetrachlorhydrochinon, das durch seine Hemmwirkung auf die URO-D von besonderer Bedeutung für die HCB-Porphyrie zu sein scheint (*Billi* et al. 1986). Dieser HCB-Metabolit könnte – als Semichinon oder Chinon – durch eine entsprechende Rückwirkung auf das Redoxpotential in der Leberzelle die Umwandlung der Porphyrinogene in die Porphyrine steigern. Auf die Wechselwirkungen mit dem Eisen wurde bereits hingewiesen (*Mukerji* et al. 1984), und somit ergeben sich deutliche Verbindungen zwischen der porphyrogenen Wirkung einer Eisenvermehrung und einer GSH-Verarmung in der Leberzelle. Die Erhöhung des GSH-Spiegels nach Zusatz von N-Acetylstein zum Leberhomogenat führt zu einer Verminderung von Protein-gebundenem HCB durch eine vermehrte Bildung von wasserlöslichen HCB-GSH-Konjugaten (*Stewart* & *Smith* 1986a). Die gesteigerte HCB-Eliminierung durch GSH oder Acetylcystein könnte unter unseren Versuchsbedingungen wegen der verwendeten, vielleicht zu niedrigen N-Acetylcystein-Dosierung ausgeblieben sein (*Goerz* et al. 1979, *Brunner* 1984). Es wird weiteren detaillierten Untersuchungen vorbehalten bleiben, die Bedeutung des GSH bzw. des GSH-Metabolismus für die Entstehung der HCB-Porphyrie abzuklären.

12.6 Beeinflussung der δ-Aminolaevulinsäuresynthase (ALA-S)

Der ALA-S (EC 2.3.1.37) kommt bei der Regulation der Haembiosynthese eine Schlüsselstellung zu. Die Hemmung des Enzyms durch die intrazelluläre Haem-Konzentration als Endprodukt dieser Biosynthesekette (Feedback-Mechanismus) ist dabei das entscheidende Regulationsprinzip (*Kappas* et al. 1983). Vor der Manifestation der HCB-Porphyrie entwickelt sich eine massive Induktion der ALA-S in der Leber (Phase 2 der HCB-Porphyrie n. *Koss* 1982), die sich nicht zuletzt auch in einer gesteigerten Mehrausscheidung der Porphyrinvorstufen (ALA und PBG) im Urin ausdrückt (*Goerz* et al. 1977). Die Induktion der ALA-S sollte deshalb eine potenzierende Wirkung auf die HCB-Porphyrie der Ratte haben.

12.6.1 p-Aminobenzoesäure (PABA)

Piper et al. 1973 konnten die experimentelle DDC-Porphyrie durch Applikation von p-Aminobenzoesäure (PABA) hemmen: Die Substanz wird an Glycin gekoppelt (p-Aminohippursäure), und es kommt so zu einer Verarmung an Glycin, dem neben Succinyl-CoA essentiellen Substrat für die ALA-S. Die HCB-Porphyrie der Ratte (*Goerz* et al. 1980) und auch die PCT beim Menschen (*Goerz* et al. 1976a) lassen sich nicht so effektiv beeinflussen, daß die zugrunde liegende Stoffwechselstörung ausgeglichen werden könnte.

12.6.2 Theophyllin (cAMP-Vermehrung)

Die Erhöhung des cAMP-Spiegels in der Zelle, beispielsweise über eine Hemmung der Phosphodiesterase durch Theophyllin (unabhängig von der P-450-Isoenzym-Induktion), bewirkt eine Induktion der ALA-S (*Pinelli* & *Capuano* 1973). Eine entscheidende Beeinflussung der HCB-Porphyrie konnte durch die gleichzeitige Applikation von Theophyllin nicht erzielt werden (*Goerz* et al. 1981). Es fand sich vielmehr nur ein modifizierender Einfluß, der sich in einer deutlich erhöhten Ausscheidung der Porphyrinvorstufen (ALA und PBG) im Urin nachweisen ließ.

12.6.3 Porphyrogen wirksame 5β-H-Steroide

Nach den bisherigen Ausführungen scheint die exogen ausgelöste Steigerung der ALA-S-Aktivität somit keinen entscheidenden Einfluß auf die Manifestation der HCB-Porphyrie der Ratte zu haben. Das schließt jedoch nicht aus, daß die endogen in der Leber gebildeten porphyrinogen wirkenden 5β-H-Steroide für die Manifestation einer Porphyrie maßgeblich sein können (*Goldberg* et al. 1969, *Kappas* et al. 1977). HCB führt in der Leberzelle zu einer Hemmung der Δ^4-3-Oxo-5α-Steroid-Reduktase und damit zu einer massiven Vermehrung der 5β-H-Steroide (*Graef* et al. 1979, *Graef* et al. 1980). Diese Vermehrung der porphyrogenen 5β-H-Steroide zur Zeit der Manifestation der HCB-Porphyrie bzw. zum Zeitpunkt einer sehr ausgeprägten Steigerung der ALA-S-Aktivität in der Rattenleber könnte maßgeblich für das relativ akute Ansteigen der Porphyrinvorstufen und Porphyrine im Urin sein. Die Beziehungen zwischen den Steroidhormonen und dem Porphyrin-Stoffwechsel ergeben sich aus zahlreichen Untersuchungen, wonach Östrogene und Gestagene eine deutliche Beeinflussung der Porphyrinsynthese und insbesondere eine induktive Wirkung auf die ALA-S haben. Diese Wirkung scheint jedoch ähnlich wie die Induktion der ALA-S durch Vermehrung von zyklischem AMP in der Leberzelle nur modifizierend zu sein (*Goerz* et al. 1981), da *Ippen* et al. (1972b) bei der gleichzeitigen Applikation von HCB und Steroidhormonen (Gestagene, Östrogene oder Androgene) keine entscheidende Verschlimmerung der HCB-bedingten Porphyrinstoffwechselstörung nachweisen konnten. Dies steht in guter Übereinstimmung mit eigenen Untersuchungen (*Goerz* & *Hammer* 1983), wonach es beispielsweise bei einer ausreichend behandelten Porphyria cutanea tarda in einer nachfolgenden Schwangerschaft nicht zu einer Veränderung des Porphyrinstoffwechsels kam, vielmehr blieb die Ausscheidung der Gesamtporphyrine und der Porphyrinmetaboliten unverändert im Normbereich.

Es steht jedoch außer Zweifel, daß die hormonellen Kontrazeptiva zu einem vermehrten Auftreten von PCT geführt haben, wodurch das Manifestationsalter der Patienten deutlich herabgesetzt wurde. Insgesamt findet sich bei der PCT heute eine Geschlechtverteilung von nahezu 1:1, was bei einer autosomaldominant vererbten Krankheit auch verständlich ist. In zahlreichen Untersuchungen (*Goerz* & *Hammer* 1983, *Roenigk* 1976) konnte gezeigt werden, daß durch steroidale Antikonzeptiva bei der Frau gehäuft eine PCT ausgelöst wird. Beim weiblichen Geschlecht kommt den Östrogenen, die im Klimakterium substituiert werden, ebenfalls eine Bedeutung als Manifestationsfaktoren der PCT zu. Beim männlichen Geschlecht hingegen hat die Behandlung des Prostatakarzinoms mit Östrogenen eine vergleichbare Wirkung (*Wintzen* 1973), da die Manifestation einer PCT unter der Therapie mit Östrogenen wegen Prostatakarzinoms häufiger beobachtet wird.

Zusammenfassend läßt sich also feststellen, daß zahlreiche Wechselwirkungen zwischen den Steroidhormonen und dem Porphyrin-Stoffwechsel bestehen. Diese Wechselwirkungen sind jedoch indirekt, vielleicht vergleichbar mit der Eisenwirkung als Manifestationsfaktor, da die alleinige Applikation von Steroidhormonen (Östrogene, Gestagene oder Androgene) nicht zu einer Porphyrie führt, selbst wenn sie in Kombination mit HCB gegeben wurden (*Ippen* et al. 1972b).

12.6.4 Chloroquin (CQ)

Nicht selten gelingt es aufgrund der Abklärung des Wirkungsmechanismus eines Pharmakons, dem Verständnis der Pathogenese einer Erkrankung oder einer Intoxikation näher zu kommen. Deshalb beschäftigten wir uns u.a. mit dem Einfluß von CQ auf die HCB-Porphyrie der Ratte. Unter der Vorstellung, daß die PCT eine dem diskoiden Lupus erythematodes vergleichbare Lichtdermatose sei, wurde von *London* 1957 die CQ-Therapie für die Behandlung der PCT eingeführt. Hierbei hat sich vorherrschend die niedrig dosierte Therapie nach *Kordac* & *Semradova* 1974 bewährt (*Goerz* 1979a, *Goerz* et al. 1983a und 1983b). Schon frühzeitig wurde erkannt, daß eine Therapie in den gebräuchlichen Dosen (250 mg Resochin/Tag) mit erheblichen Nebenwirkungen vergleichbar einer akuten Krise bei der Porphyria acuta intermittens einhergeht (*Goerz* et al. 1976b). Dies wird dadurch verständlich, daß Chloroquin als schwache Base sich an zahlreiche Stoffe, u.a. auch an die Porphyrine anlagern kann, wobei in den Geweben Konzentrationsunterschiede für Chloroquin um den Faktor 10^5 entstehen können: 10^{-3} M CQ in der Leber gegenüber 10^{-8} M CQ in Sehnen oder dem Fettgewebe bei der Gabe gleicher Dosen (*McChesney* et al. 1962).

Nach Applikation von Chloroquin an Ratten (25 mg/kg/Tage) nach der Manifestation der HCB-Porphyrie findet sich eine ca. 7fach höhere CQ-Konzentration in den Lebern porphyrischer Ratten: 325 ± 75 nmol CQ/g Leber im Vergleich zu den Werten in den Lebern von nicht porphyrischen Kontrolltieren: 54 ± 19 nmol CQ/g Leber (*Goerz* et al. 1986a).

Dies stützt die Annahme von *Scholnick* et al. 1973, daß CQ durch die vermehrte Bildung von Porphyrin-Chloroquin-Komplexen und nachfolgende gesteigerte Elimination dieser Komplexe die DDC-induzierte Porphyrie der Ratte bessert. Die Bildung und die Charakterisierung derartiger Komplexe wurden in Nachuntersuchungen bestätigt (*Chinaro* et al. 1983, *Shanley* et al. 1985). Außer der Bildung derartiger Chloroquin-Porphyrin-Komplexe sollte die antiporphyrinogene Wirkung des CQ auch auf einer verstärkten Elimination von Eisen beruhen, ein Befund, der in Nachuntersuchungen nicht bestätigt werden konnte. Weiterhin konnte nachgewiesen werden, daß CQ (aber auch Primaquine und Hydroxychloroquin) ein Hemmer der P-450-Isoenzyme und der davon abhängigen Reaktionen wie Verlängerung der Zoxazolium-Krampfzeit oder Phenobarbital-Schlafzeit ist (*Emerole & Thabrew* 1983, *Back* et al. 1983, *Goerz* et al. 1985a und 1985b). Die Hemmung der P-450-Isoenzyme dürfte ebenfalls auf einer Anlagerung des Chinolin-Derivats an das Haem des P-450-Moleküls beruhen. Es wäre vorstellbar, daß eine derartige Hemmung der P-450-Isoenzyme zu einer verminderten Bildung der porphyrogenen HCB-Metaboliten führt und so eine Abschwächung der HCB-Porphyrie bewirkt.

Darüber hinaus konnten wir bei prophylaktischer Gabe von Chloroquin und auch bei therapeutischer Applikation nach Manifestation der HCB-Porphyrie in der Rattenleber eine CQ-bedingte Hemmung der ALA-Synthase nachweisen (*Goerz* et al. 1985a und 1985b). Es ließ sich jedoch nur die HCB-bedingte ALA-Synthase-Induktion durch CQ hemmen, während die CQ-bedingte Induktion des Enzyms in der Leber unbeeinflußt blieb, da die ALA-Synthase-Aktivitäten in den Rattenlebern von CQ-Kontrollen denen der CQ-behandelten HCB-Tiere entsprachen (*Goerz* et al. 1985a und 1985b).

Somit müssen wir annehmen, daß bei der HCB-Porphyrie der Ratte die therapeutische Wirkung von Chloroquin auf einer Elimination von Porphyrin-Chloroquin-Komplexen, einer Hemmung der P-450-Isoenzyme und einer Hemmung der ALA-Synthase beruht. Ob bei der menschlichen PCT die gleichen molekularbiologischen Mechanismen für die therapeutische Wirkung verantwortlich sind, läßt sich heute noch nicht mit Sicherheit angeben.

Abkürzungen

ADH	= Alkoholdehydrogenase
ADM	= Aminopyrin-N-Demethylase
AH	= Anilinhydroxylase
AHH	= Arylhydrocarbon-Hydroxylase
AIP	= Acute Intermittent Porphyria
ALA	= δ-Aminolaevulinic acid
CEP	= Congenitale erythropoetische Porphyrie
DNS	= Desoxyribonukleinsäure
7-EOC-D	= 7-Ethoxycumarin-Deethylase
7-EOR-D	= 7-Ethoxyresorufin-Deethylase
EPP	= Erythropoetische Protoporphyrie
GSH	= Glutathion
γ-GT	= γ-Glutamyl-Transferase
HC	= Hereditäre Coproporphyrie
HCB	= Hexachlorbenzol
HEP	= Hepatoerythropoetische Porphyrie
MDT	= Magendarmtrakt
MEOS	= Microsomal Ethanol Oxzidizing System
NAc	= N-Acetylcystein
NADPH	= Nikotinsäureamid-adenin-dinucleotid-phosphat
PAI	= Porphyria acuta intermittens
PBG	= Porphobilinogen
PCB	= Pentachlorbenzol
PCP	= Pentachlorphenol
PCT	= Porphyria cutanea tarda
ppm	= part per million
PV	= Porphyria variegata
SDH	= Sorbit-Dehydrogenase
TCDD	= Tetrachlordibenzodioxin
VP	= Variegate Porphyria (PV)
ZNS	= Zentralnervensystem

Literatur

1. *Adjarov, D G, Elder, G H:* Accumulation of uroporphyrin does not provoke further inhibition of liver uroporphyrinogen decarboxylase activity in hexachlorobenzene-induced porphyria. In: Morris, C R, Cabral, J R P (Eds) Hexachlorobenzene: Proceedings of an International Symposium, IARC, Lyon, France, 24–28 June 1985, Oxford: University Press 1986. pp 467–469
2. *Alleman, M A, Koster, J F, Wilson, J H P et al:* The involvement of iron and lipid peroxidation in the pathogenesis of HCB induced porphyria. Biochem. Pharmacol. 34, 161–166 (1985)
3. *Andrews, J E, Courtney, K D:* Inter- and intraindividual variation of HCB deposition in fetuses. Toxicol. appl. Pharmacol. 37, 128–133 (1985)
4. *Auras, D:* Die Harder'sche Drüse mit besonderer Berücksichtigung ihres Porphyrin-Haushalts. Dissertation, Düsseldorf 1974
5. *Baart de la Faille, H:* Erythropoetische Protoporphyrie. In: Korting, G W (Ed) Dermatologie in Praxis und Klinik III. Stuttgart: Thieme 1979. p 38.69–38.82
6. *Bandiera, S, Sawyer, T W, Campbell, M A et al:* Competitive binding to the cytosolic 2,3,7,8-tetrachlorodi-benzo-p-dioxin receptor. Effects of structure on the affinities of substituted halogenated biphenyls – a OSAR analysis. Biochem. Pharmacol. 32, 3803–3813 (1983)
7. *Beutler, E:* Disorders in glutathione metabolism. Life Sci. 16, 1499–1506 (1982)
8. *Bickers, D R:* Environmental and drug factors in hepatic porphyria. Acta derm.-vener. (Stockh), Suppl. 100, 29–41 (1982)
9. *Biempica, L, Kosower, N S, Novikoff, A B:* Cytochemical and ultrastructural changes in rat liver in experimental porphyria: I. Effects of a single injection of allylisopropylacetamide. Lab. Invest. 17, 171–189 (1967)
10. *Billi, S C, Koss, G, San Martin de Viale, L C:* Screening for the ability of hexachlorobenzene metabolites to decrease rat liver porphyrinogen carboxylase. Res. Commun. chem. Path. Pharmacol. 51, 325–336 (1986)
11. *Bleavins, M R, Breslin, W J, Aulerich, J R et al:* Excretion and placental and mammary transfer of HCB in the European ferret. J. Toxicol. environm. Hlth 10, 929–940 (1982)
12. *Blekkenhorst, G H, Pimstone, N R, Webber, B L, Eales, L:* Hepatic haem metabolism in porphyria cutanea tarda (PCT): Enzymatic studies and their relation to liver ultrastructure. Ann. clin. Res. 8, Suppl. 17, 108–121 (1976)
13. *Blekkenhorst, G H, Eales, L, Pimstone, N R:* The nature of hepatic cytochrome P-450 induced in hexachlorobenzene-fed rats. Clin. Sci. Mol. Med. 55, 461–469 (1978)
14. *Boobis, A R, Davies, D S:* Human cytochrome P-450. Xenobiotica 14, 151–185 (1984)
15. *Brady, M N, Siyali, D S:* HCB in human body fat. Med. J. Aust. 1, 158–163 (1972)
16. *Braun, W H, Young, J D, Blau, G E et al:* The pharmacokinetics of pentachlorphenol in rats. Toxicol. appl. Pharmacol. 41, 395–406 (1977)
17. *Breslin, W J, Bleavins, M R, Ringer, R K:* Distribution and excretion of HCB in bobwhite (Colinus virginianus). J. Toxicol. environm. Hlth 11, 885–896 (1983)
18. *Brunner, H E:* Einfluß von N-Acetylcystein auf die Hexachlorbenzol-induzierte Porphyrie der Ratte. Dissertation, Düsseldorf 1984
19. *Brusick, D J:* Genotoxicity of hexachlorobenzene and other chlorinated benzenes. In: Morris, C R, Cabral, J R P (Eds) Hexachlorobenzene: Proceedings of an International Symposium, IARC, Lyon, France, 24–28 June 1985, Oxford University Press 1986, pp 393–397
20. *Cabral, J R P, Moliner, T, Raitano, F:* Carcinogenic activity of hexachlorobenzene in hamster. Nature (Lond.) 269, 510–511 (1977)
21. *Cabral, J R P, Moliner, T, Raitano, F et al:* Carcinogenesis of hexachlorobenzene in mice. Int. J. Cancer 23, 47–52 (1979)
22. *Cadenas, E:* Detection and importance of excited species on biological reactions. In: Siest, G (Ed) Drug metabolism. Oxford: Pergamon Press 1985. p 205–214
23. *Cam, C:* Cutaneous porphyria due to intoxication. Dirim (İstanbul) 34, 11–15 (1959)
24. *Cam, C:* Une nouvelle dermatose épidémique des enfants. Ann. Derm. Vénér. 87, 393–397 (1960)
25. *Cam, C, Nigogosyan, G:* Acquired toxic porphyria cutanea tarda due to hexachlorobenzene. JAMA (Chicago) 183, 88–91 (1963)
26. *Campbell, J A H:* Pathological aspects of hexachlorobenzene feeding in rats. S. Afr. J Lab. clin. Med. 9, 203–206
27. *Cantoni, L, Graziani, A, Rizzardini, M et al:* Porphyrinogenic effect of hexachlorobenzene and 2,3,7,8-tetrachlorodibenzo-paradioxin: Is an inhibitor involved in uroporphyrinogen decarboxylase inactivation? In: Morris, C R, Cabral, J R P (Eds) Hexachlorobenzene: Proceedings of an International Symposium, IARC, Lyon, France, 24–28 June 1985, Oxford University Press 1986, pp 449–456
28. *Carlson, G P:* Halogenated benzenes, effect on xenobiotic metabolism and the toxicity of other chemicals. Ann. N.Y. Acad. Sci. 298, 159–169 (1977)
29. *Carlson, G P, Tardiff, R G:* Effect of 1,4-dibromobenzene and 1,2,4-tribromobenzene on xenobiotic metabolism. Toxicol. appl. Pharmacol. 42, 189–196 (1977)

30. *Carlson, G P, Dziezak, J D, Johnson, K M:* Effect of halogenated benzenes on acetanilide esterase, acetanilide hydroxylase and procaine esterase in rats. Res. Commun. Chem. Path. Pharmacol. 25, 181–184 (1979)
31. *Carpenter, H M, Williams, D E, Henderson, M C:* Hexachlorobenzene-induced porphyria in Japanese quail. Biochem. Pharmacol. 33, 3875–3881 (1984)
32. *Cetingil, A I, Özen, M A:* Toxic porphyria. Blood 16, 1002–1011 (1960)
33. *Chinarro, S, Salamanca, R E de, Perpina, J et al:* Studies on in vitro formation of complexes between porphyrins and chloroquine. Biochem. Int. 6, 565–568 (1983)
34. *Conney, A H, Jacobson, H, Schneidman, K et al:* Induction of liver microsomal cortisol 6β-hydroxylase by diphenylhydantoin and barbital: an explanation for the increased excretion of 6β-hydroxycortisol in humans treated with these drugs. Life Sci. 4, 1091–1098 (1965)
35. *Cooper, D Y, Levin, S, Narashimhulu, S et al:* Photochemical action spectrum of the terminal oxidase of mixed-function oxidase systems. Science 147, 400–402 (1965)
36. *Courtney, K D, Andrews, J E:* Mobilization of HCB during gestation. Toxicol. Letters 3, 357–361 (1979)
37. *Courtney, K D, Andrews, J E, Svendsgaard, D:* HCB deposition in maternal and fetal tissues of rat and mouse. Environm. Res. 19, 1–13 (1979)
38. *Creutzfeldt, W, Beck, K, Clotten, R et al:* Die Leber bei den hepatischen Porphyrien mit besonderer Berücksichtigung der Porphyria cutanea tarda. Acta hepato-splen. (Stuttg.) 13, 65–83 (1966)
39. *Cripps, D J, Gocmen, A, Peters, H A:* Porphyria turcica. Arch. Derm. (Chicago) 116, 46–50 (1980)
40. *Cripps, D J, Peters, H A, Gocmen, A et al:* Porphyria turcica due to hexachlorobenzene: a 20 to 30 year follow-up study on 204 patients. Brit. J. Derm. 111, 413–422 (1984)
41. *Cripps, D J:* Porphyria: genetic and acquired. In: Morris, C R, Cabral, J R P (Eds) Hexachlorobenzene: Proceedings of an International Symposium, IARC, Lyon, France, 24–28 June 1985, Oxford University Press 1986, pp 549–566
42. *Cripps, D J, Peters, H A, Gocmen, A, Bryan, G T et al:* Transplacental and mammary absorption of HCB: experimental Pembe Yara porphyria in neonates. Proc. Int. Symp. on Hexachlorobenzene. IARC Scientific Publications (Programme and Abstracts), Lyon, France, 24.–28.6.1986
43. *Crosby, W H:* Hemochromatosis: the unsolved problems. Seminars Hemat. 2, 135–143 (1977)
44. *Dahlmann, D:* Einfluß von Chloroquin (Resochin®) auf die Hexachlorbenzol-induzierte Porphyrie der Ratte. Dissertation, Düsseldorf 1979
45. *Debets, F M H, Strik, J J T W A, Olie, K:* Effects of pentachlorophenol on the rat liver changes induced by hexachlorobenzene, with special reference to porphyria, and alterations in mixed function oxygenases. Toxicology 15, 181–195 (1980)
46. *Debets, F M H, Reinders, J H, Debets, A J M et al:* Biotransformation and porphyrinogenic action of hexachlorobenzene and its metabolites in a primary liver cell culture. Toxicology 19, 185–196 (1981)
47. *De Matteis, F, Prior, B E, Rimington, C:* Nervous and biochemical disturbances following hexachlorobenzene intoxication. Nature (Lond.) 191, 363–365 (1961)
48. *De Matteis, F:* Experimental porphyria (introduction). Proc. Int. Symp. on Hexachlorobenzene. IARC Scientific Publications (Programme and Abstracts), Lyon, France, 24.–28.6.1985
49. *Den Tonkelaar, E M, Verschuuren, H G, Bankovska, J et al:* Hexachlorobenzene toxicity in pigs. Toxicol. appl. Pharmacol. 43, 137–145 (1978)
50. *Verneuil, H de, Beaumont, C, Deybach, J C et al:* Enzymatic and immunological studies of uroporphyrinogen decarboxylase in familial porphyria cutanea tarda and hepatoerythropoietic porphyria. Amer. J. hum. Genet. 36, 613–622 (1984)
51. *Dieter, H H:* Neue Erkenntnisse zur biochemischen Basis der funktionellen Multiplizität des fremdstoffmetabolisierenden Systems („Cytochrom P-450“) in Kaninchenleber. Habil-Schrift, Düsseldorf 1985
52. *Dingle, J H, Palmer, W A:* Residues of HCB in subcutaneous and butter fat of cattle. J. exp. Agric. Anim. Husbandry 17, 712–717 (1977)
53. *Dogramaci, I:* Porphyria turcica (cutaneous porphyria) in southeastern Turkey: general considerations. Turk. J. Pediat. 4, 129–131 (1962a)
54. *Dogramaci, I:* Porphyrias and porphyrin metabolism with special references to porphyria in childhood. Advanc. Pediat. 13, 11–63 (1962b)
55. *Dogramaci, I, Ray, J E, Ergene, T et al:* Survey of 592 cases of porphyria seen in southeastern Turkey. Turk. J. Pediat. 4, 138–140 (1962c)
56. *Donald, G F, Hunter, G A, Roman, W et al:* Current concepts of cutaneous porphyria and its treatment with particular reference of the use of sodium calciumedetate. Brit. J. Derm. 82, 70–75 (1970)
57. *Doss, M:* Über die Porphyrinsynthese in der Leberzellkultur unter der Einwirkung von Pharmaka und Steroiden. Z. klin. Chem. klin. Biochem. 7, 133–147 (1969)
58. *Doss, M, Schermuly, E, Koss, G:* Hexachlorobenzene porphyria in rats as a model for human chronic porphyrias. Ann. clin. Res. 8, Suppl. 17, 171–181 (1976)
59. *Doss, M, Tiepermann, R von, Schneider, J:* Acute hepatic porphyria syndrome with porphobilinogen synthase defect. Int. J. Biochem. 18, 823–826 (1980)

60. *Doss, M, Baumann, H, Sixel, F:* Alcohol in acute porphyria. Lancet 1982, II, 1307
61. *Doss, M:* 1982, Alcohol and porphyrin metabolism. Alcohol related diseases in gastroenterology. Berlin: Springer 1985. p 232–252
62. *Egyankor, K B, Franklin, C S:* Interaction of the trichlorobenzenes with cytochrome P-450. Biochem. Soc. Transact. 5, 1519–1520 (1977)
63. *Elder, G H, Evans, J O, Matlin, S A:* The effect of the porphyrogenic compound, hexachlorobenzene on the activity of uroporphyrinogen decarboxylase in rat liver. Clin. Sci. Mol. Med. 51, 71–80 (1976)
64. *Elder, G H, Path, M R C, Lee, G B et al:* Decreased activity of hepatic uroporphyrinogen decarboxylase in sporadic porphyria cutanea tarda. New Engl. J. Med. 299, 274–278 (1978)
65. *Elder, G H, Smith, S G, Herero, C et al:* Hepatoerythropoietic porphyria: a new uroporphyrinogen decarboxylase defect or homozygous porphyria cutanea tarda? Lancet 1981, I, 916–919
66. *Elder, G H, Sheppard, D M, Tovey, J A et al:* Immunoreactive uroporphyrinogen decarboxylase in porphyria. Lancet 1983, I, 1301–1303
67. *Elder, G H, Urquhart, A J, Salamanca, R E de et al:* Immunoreactive uroporphyrinogen decarboxylase in the liver in porphyria cutanea tarda. Lancet 1985, II, 229–232
68. *Elder, G H, Urquhart, A J:* Immunochemical studies of the uroporphyrinogen decarboxylase defect caused by hexachlorobenzene. In: Morris, C R, Cabral, J R P (Eds) Hexachlorobenzene: Proceedings of an International Symposium, IARC, Lyon, France, 24–28 June 1985, Oxford University Press 1986, pp 441–448
69. *Elissalde, M H, Clark, D E:* Testosterone metabolism by hexachlorobenzene-induced hepatic microsomal enzymes. Amer. J. vet. Res. 40, 1762–1766 (1979)
70. *Elshourbagy, N A, Guzelian, P S:* Separation, purification and characterization for a novel form of hepatic cytochrome P-450 from rats treated with pregnenolone-16α-carbonitrile. J. biol. Chem. 255, 1279–1285 (1980)
71. *Engst, R, Macholz, R M, Kujawa, M:* The metabolism of hexachlorobenzene in rats. Bull. environm. Contamin. Toxicol. 16, 248–252 (1976)
72. EPA Report: Status assessment of toxic chemicals. Hexachlorobenzene. Blackwood, T R, Sipes, T G (Eds) Cincinnati 1979
73. *Ertürk, E, Lambrecht, R W, Peters, H A et al:* Oncogenicity of hexachlorobenzene. In: Morris, C R, Cabral, J R P (Eds) Hexachlorobenzene: Proceedings of an International Symposium, IARC, Lyon, France, 24–28 June 1985, Oxford University Press 1986, pp 417–423
74. *Fauchet, R, Simon, M, Genetet, B et al:* Idiopathic hemochromatosis. In: Histocompatibility testing 1980. Terasaki, P I (Ed). Los Angeles: UCLA Press 1980. p 707–710
75. *Felsher, B F, Norris, M E, Smith, J C:* 1980. Red cell uroporphyrinogen decarboxylase in porphyria cutanea tarda. New Engl. J. Med. 199, 1096–1098 (1978)
76. *Fisher, A B, Itakura, N, Dodia, C et al:* Pulmonary mixed function oxidation: stimulation by glucose and the effects of metabolic inhibitors. Biochem. Pharmacol. 30, 379–383 (1981)
77. *Fuchs, W:* Induktion des Cytochrom P-450-Systems der experimentellen Hexachlorbenzol-Porphyrie unter besonderer Berücksichtigung der Geschlechtsunterschiede. Dissertation, Düsseldorf 1978
78. *Gardiner, J:* Feeding pickled wheat to pigs. J. Agric. West Aust. 237, 238 (1960)
79. *Gheorghiu, G, Vasiliu, I:* The treatment of chronic hepatocutaneous porphyria with desferal. Derm.-Vener. (Bucureşti) 17, 507–515 (1972)
80. *Gillette, J R:* Environmental factors in drug metabolism. Fed. Proc. 35, 1142–1147 (1976)
81. *Gocmen, A, Peters, H A, Cripps, D J et al:* Porphyria turcica: hexachlorobenzene-induced porphyria. In: Morris, C R, Cabral, J R P (Eds) Hexachlorobenzene: Proceedings of an International Symposium, IARC, Lyon, France, 24–28 June 1985, Oxford University Press 1986, pp 567–573
82. *Goerz, G, Krieg, T, Bolsen, K:* Porphyria cutanea tarda: Normalisierung der Porphyrin-Ausscheidung unter p-Aminobenzoat (Potaba®). Arch. derm. Forsch. 255, 331–335 (1976a)
83. *Goerz, G, Krieg, T, Eichenauer, M G:* Zwischenfall bei der Behandlung der Porphyria cutanea tarda mit Chloroquin. Arch. derm. Forsch. 255, 331–335 (1976b)
84. *Goerz, G, Krieg, T, Bolsen, K, Lissner, R:* Langzeit-Exposition von Ratten mit Hexachlorbenzol (HCB): Einfluß auf die Porphyrin-Ausscheidung im Urin und auf das Cytochrom P-450 in der Leber. Arch. derm. Res. 259, 199–206 (1977)
85. *Goerz, G, Vizethum, W, Bolsen, K et al:* Hexachlorbenzol-bedingte Porphyrie der Ratte. Einfluß von HCB-Metaboliten auf die Haembiosynthese. Arch. derm. Res. 263, 189–196 (1978)
86. *Goerz, G:* Erythropoetische Protoporphyrie. Fortschr. Med. 97, 1625–1630 (1979a)
87. *Goerz, G:* Klinik und Therapie der Porphyria cutanea tarda. Dermatologica (Basel) 159, 393–399 (1979b)
88. *Goerz, G, Vizethum, W, Tsambaos, D:* Cutaneous cytochrome P-450 activity during hexachlorobenzene (HCB)-induced experimental porphyria in rats. Arch. derm. Res. 265, 111–114 (1979a)
89. *Goerz, G, Vizethum, W, Lissner, R:* Verhalten des hepatischen Glutathions (GSH) bei der Ratte unter kontinuierlicher Hexachlorbenzol(HCB)-Gabe. Dermatosen 27, 173–175 (1979b)
90. *Goerz, G, Sick, N, Vizethum, W, Lissner, R et al:* Einfluß von p-Aminobenzoesäure auf die Hexachlorbenzol-induzierte Porphyrie der Ratte. Arzneimittel-Forsch. 30, 817–821 (1980)

91. *Goerz, G, Bolsen, K, Staib, A H, Lissner, R:* Einfluß von Theophyllin auf die Hexachlorbenzol-induzierte Porphyrie. Arzneimittel-Forsch. 31, 1446–1447 (1981)
92. *Goerz, G, Strohmeyer, G:* Porphyria cutanea tarda (PCT). Internist 24, 543–549 (1983)
93. *Goerz, G, Hammer, G:* Porphyria cutanea tarda and pregnancy. Dermatologica (Basel) 166, 316–318 (1983)
94. *Goerz, G, Bolsen, K, Merk, H:* Chloroquin-Therapie der Porphyria cutanea tarda (PCT) und Wirkungsprinzip. Hautarzt 34, Suppl VI, 309–310 (1983a)
95. *Goerz, G, Merk, H, Bolsen, K:* Pathogenese der Porphyria cutanea tarda. Hautarzt 34, Suppl VI, 337–338 (1983b)
96. *Goerz, G, Merk, H:* Porphyria cutanea tarda (PCT). Z. Hautkr. 60, 137–146 (1985)
97. *Goerz, G, Bolsen, K, Merk, H:* Einfluß von Chloroquin auf die Hexachlorbenzol(HCB)-induzierte Porphyrie der Ratte. Derm. Mschr. 171, 601–603 (1985a)
98. *Goerz, G, Bolsen, K, Merk, H:* Influence of chloroquine on the porphyrin metabolism. Arch. derm. Res. 277, 114–117 (1985b)
99. *Goerz, G, Bolsen, K, Merk, H:* Altered chloroquine distribution in hexachlorobenzene-induced porphyria in rats. ESDR-Meeting, Genf/Schweiz, 24.–26.6.1986 (1986a)
100. *Goerz, G, Bolsen, K, Seuwen, P et al:* Effects of chloroquine and hydroxychloroquine on the hexachlorobenzene-induced porphyria in rats. In: Morris, C R, Cabral, J R P (Eds) Hexachlorobenzene: Proceedings of an International Symposium, IARC, Lyon, France, 24–28 June 1985, Oxford University Press 1986, pp 513–515 (1986b)
101. *Goldberg, A, Moore, M R, Beattie, A D et al:* Excessive urinary excretion of certain porphyrinogenic steroids in human acute intermittent porphyria. Lancet 1969, I, 115–118
102. *Goldstein, O A, Friesen, M, Scotti, T M et al:* Assessment of the contribution of chlorinated dibenzo-p-dioxins and dibenzofurans to hexachlorobenzene-induced toxicity, porphyria, changes in mixed function oxygenases and histopathological changes. Toxicol. appl. Pharmacol. 46, 633–649 (1978)
103. *Goldstein, J A, Linko, P, Hahn, H E et al:* Structure-activity relationships of chlorinated benzenes as inducers of hepatic cytochrome P-450 isozymes in the rat. In: Morris, C R, Cabral, J R P (Eds) Hexachlorobenzene: Proceedings of an International Symposium, IARC, Lyon, France, 24–28 June 1985, Oxford University Press 1986, pp 519–526
104. *Golf, S W, Graef, V:* Stoffwechsel von Steroiden bei der hepatischen Porphyrie. Med. Welt 36, 1312–1316 (1985)
105. *Gopalaswamy, U V, Aiyar, A S:* Biotransformation and toxicity of lindane and its metabolite hexachlorobenzene in mammals. In: Morris, C R, Cabral, J R P (Eds) Hexachlorobenzene: Proceedings of an International Symposium, IARC, Lyon, France, 24–28 June 1985, Oxford University Press 1986, pp 267–276
106. *Graef, V, Golf, S W, Goerz, G:* Effect of hexachlorobenzene on enzymes of the steroid metabolism in rat liver. Arch. Toxicol. 43, 115–120 (1979)
107. *Graef, V, Golf, S W, Goerz, G:* The involvement of porphyrogenic steroids in the development of experimental porphyria. Experientia (Basel) 36, 1090–1091 (1980)
108. *Gralla, E J, Fleischman, R W, Luthra, Y K et al:* Toxic effect of hexachlorobenzene after daily administration to Beagle dogs for one year. Toxicol. appl. Pharmacol. 40, 227–239 (1977)
109. *Granik, S:* The induction in vitro of the synthesis of δ-aminolevulinic acid synthetase in chemical porphyria: a response to certain drugs, sex hormones and foreign chemicals. J. biol. Chem. 241, 1359–1363 (1966)
110. *Grant, D L, Iverson, F, Hatina, G V et al:* Effects of hexachlorobenzene on liver porphyrin levels and microsomal enzymes in the rat. Environm. Physiol. Biochem. 4, 159–165 (1974)
111. *Grant, W E, Phillips, J, Hattina, G V:* Effect of hexachlorobenzene on reproduction in the rat. Arch. environm. Contamin. Toxicol. 5, 207–216 (1977)
112. *Guengerich, F P:* Oxidation-reduction properties of rat liver cytochrome P-450 and NADPH-cytochrome P-450 reductase related to catalysis in reconstituted systems. Biochemistry 22, 2811–2820 (1983)
113. *Guerzoni, M E, Del Cupolo, L, Ponti, L:* Attività mutagenica degli anti-parassitari. Riv. Sci. Teen. Alim. Nutr. Um. 6, 161–165 (1976)
114. *Hahn, U:* Hexachlorbenzol: Pharmakokinetik und Induktionswirkung auf mikrosomale Enzyme. Dissertation, Göttingen 1978
115. *Hansen, L G, Simon, J, Dorn, S B et al:* HCB distribution in tissues of swine. Toxicol. appl. Pharmacol. 51, 1–7 (1977)
116. *Harber, L C, Bickers, D R:* Porphyria and Pseudoporphyria. J. invest. Derm. 82, 207–209 (1984)
117. *Harwardt, M:* Einfluß von β-Carotin und Canthaxanthin auf die Hexachlorbenzol-induzierte Porphyrie der Ratte. Dissertation, Düsseldorf 1984
118. *Hayashi, N, Kurashima, Y, Kikuchi, G:* Mechanism of allylisopropylacetamide-induced increase of δ-aminolevulinate synthetase in liver mitochondria. V. Mechanism of regulation by hemin of the level of δ-aminolevulinate synthetase in rat liver mitochondria. Arch. Biochem. Biophys. 148, 10–21 (1972)
119. *Heineman, F S, Ozols, J:* The complete amino acid sequence of rabbit phenobarbital-induced liver microsomal cytochrome P-450. J. biol. Chem. 258, 4195–4202 (1983)

120. *Holme, J A, Dybing, E:* Induction of liver microsomal cytochrome P-450 and associated monooxygenases by octachlorostyrene in the rat. Pharmacol. Toxicol. 50/1, 41–49 (1982)
121. *Holzmann, H:* Zur Verwendung von Desferrioxamin bei Porphyria cutanea tarda. Med. Welt 19, 1078–1081 (1963)
122. *Hulvershorn, R, Pickelein, U:* Biliäre Porphyrin-Ausscheidung unter dem Einfluß von Porphyrinogenen und Induktoren der mischfunktionellen Monooxygenasen. Dissertation, Düsseldorf 1980
123. IARC Monographs on the evaluation of the carcinogenic risk of chemicals to humans. IARC Lyon, p 155–178 (1979)
124. *Iatropoulos, M J, Milling, A, Nohyrek, F W et al:* Absorption, transport and organotropism of dichlorobiphenyl, dieltrin and hexachlorobenzene in rats. Environm. Res. 10, 384–389 (1975)
125. *Iatropoulos, M J, Hobson, W, Knauf, V et al:* Morphological effects of hexachlorobenzene toxicity in female rhesus monkeys. Toxicol. appl. Pharmacol. 37, 433–444 (1976)
126. *Illig, F:* Hexachlorbenzol und verwandte Verbindungen als Porphyrinogene. Dissertation, Göttingen 1978
127. *Ingebrigtsen, K, Skaare, U, Nafstadt, J et al:* Studies of the biliary excretion and metabolites of HCB in the rat. Xenobiotica 11, 795–800 (1981)
128. *Ingebrigtsen, K, Nafstadt, J:* Distribution and elimination of ^{14}C-hexachlorobenzene after single oral exposure in the male rat. Acta pharmacol. toxicol. 52, 254–260 (1983)
129. *Ingebrigtsen, K, Skaare, J U, Tügen, S W:* Organochlorine residues in two Norwegian puffin colonies. J. Toxicol. environm. Hlth 14, 813–828 (1984)
130. *Ingebrigtsen, K:* Comparative studies on the distribution and excretion of ^{14}C-HCB by whole-body autoradiography. In: Morris, C R, Cabral, J R P (Eds) Hexachlorobenzene: Proceedings of an International Symposium, IARC, Lyon, France, 24–28 June 1985, Oxford University Press 1986, pp 277–285
131. *Ippen, H:* Entstehung und Behandlung der Porphyria cutanea tarda (chronische hepatische Porphyrie). Vorläufige Mitteilung. Klin. Wschr. 38, 89 (1960)
132. *Ippen, H:* Allgemeinsymptome der späten Hautporphyrie (Porphyria cutanea tarda) als Hinweise für deren Behandlung. Dtsch. med. Wschr. 86, 127–134 (1961)
133. *Ippen, H, Aust, D:* Klinisch-experimentelle Untersuchungen zur Entstehung der Porphyrien. I: Allgemeine und tierexperimentelle Modellversuche. Arch. derm. Forsch. 245, 110–124 (1972)
134. *Ippen, H, Hüttenhain, S, Aust, D:* Klinisch-experimentelle Untersuchungen zur Entstehung der Porphyrien. II: Wirkung von Äthylalkohol auf die Hexachlorbenzol-Porphyrie der Ratte. Arch. derm. Forsch. 245, 191–202 (1972a)
135. *Ippen, H, Aust, D, Goerz, G:* Klinisch-experimentelle Untersuchungen zur Entstehung der Porphyrien. III: Wirkung einiger Steroid-Hormone auf die „latente Hexachlorbenzol-Porphyrie" der Ratte. Arch. derm. Forsch. 245, 305–317 (1972b)
136. *Ippen, H:* Treatment of porphyria cutanea tarda by phlebotomy. Seminars Hemat. 14, 253–260 (1977)
137. *Ippen, H, Fuchs, T:* Porphyria erythropoetica congenita Günther. Clin. Hemat. 9, 323–344 (1980)
138. *Ivanov, E, Hlebarova, M, Krustev, L et al:* Biochemische und histomorphologische Veränderungen bei der experimentell durch Hexachlorbenzol hervorgerufenen Porphyrie. Acta hepato-gastroent. 20, 39–48 (1973)
139. *Ivanov, E, Krustev, L, Adjarov, D et al:* Studies on the mechanism of the changes in serum and liver γ-glutamyl-transpeptidase activity. Enzyme 21, 8–20 (1976)
140. *Ivanov, E, Adjarov, D, Kerimova, M et al:* Rare cases of porphyria cutanea tarda associated with additional iron overload. Dermatologica (Basel) 164, 127–132 (1982)
141. *Ivanov, E, Savov, G, Adjarov, D:* Changes of some intestinal enzyme activities in experimental hexachlorobenzene-induced porphyria and modifying effects of the diet. In: Morris, C R, Cabral, J R P (Eds) Hexachlorobenzene: Proceedings of an International Symposium, IARC, Lyon, France, 24–28 June 1985, Oxford University Press 1986, pp 611–618
142. *Iverson, F:* Induction of paraoxon dealkylation by hexachlorobenzene (HCB) and mirex. J. agric. Food Chem. 24, 1238–1241 (1976)
143. *Jean, G, Lambertenghi, G, Ranzi, T:* Ultrastructural study of the liver in hepatic porphyria. J. clin. Path. 21, 501–507 (1968)
144. *Jollow, D J, Mitchell, J R, Zampaglione, N et al:* Bromobenzene-induced liver necrosis. Protective role of glutathione and evidence for 3,4-bromobenzene oxid as the hepatotoxic metabolite. Pharmacology 11, 151–169 (1974)
145. *Kantemir, I, Cam, C, Kayaalp, C:* Investigations and observations on two diseases: kara yara and pembe yara which are observed in the south-east part of Turkey. Turk. Bull. hyg. exp. Biol. 20, 79–85 (1960a)
146. *Kantemir, I, Gener, S, Kayaalp, C et al:* Experimental studies on hexachlorobenzene and organic mercurial compounds which are used to protect wheat-seed from fungal diseases. Turk. Bull. hyg. exp. Biol. 20, 31–35 (1960b)
147. *Kappas, A, Bradlow, H, Bickers, D R:* Induction of a deficiency of steroid-Δ^4-5α-reductase activity in liver of a porphyrinogenic drug. J. clin. Invest. 59, 159–164 (1977)

148. *Kappas, A, Sassa, S, Anderson, K E:* The porphyrias. In: Stanburry, J B et al (Eds) The metabolic basis of inherited diseases. New York: McGraw-Hill-Book-Company 1983. pp 1301–1384
149. *Kawanishi, S, Seki, Y, Sano, S:* Uroporphyrinogen decarboxylase: purification, properties and inhibition by biphenyl isomers. J. biol. Chem. 258, 4285–4292 (1983)
150. *Kerklaan, P P M, Strik, J J T W A, Koeman, J H:* Toxicity of hexachlorobenzene with special reference to hepatic glutatione levels, liver necrosis, hepatic porphyria and metabolites of hexachlorobenzene in female rats fed hexachlorobenzene and treated with phenobarbital and diethylmaleate. In: Strik, J J T W A, Koemen, J H (Eds) Chemical porphyria in man. Amsterdam: Elsevier 1979. pp 151–160
151. *Khanna, R N, Smith, A G:* Distribution, excretion and in-vivo metabolism of ^{14}C-hexachlorobenzene and the influence of iron overload in C57BL/10 mice. In: Morris, C R, Cabral, J R P (Eds) Hexachlorobenzene: Proceedings of an International Symposium, IARC, Lyon, France, 24–28 June 1985, Oxford University Press 1986, pp 319–321
152. *Khera, K S:* Teratogenicity and dominant lethal studies on hexachlorobenzene in rats. Food Cosmet. Toxicol. 12, 471–477 (1974)
153. *Khera, D, Villeneuve, D C:* Teratogenicity studies on halogenated benzenes (pentachloro-, pentachloronitro- and hexabromobenzene) in rats. Toxicology 5, 117–122 (1975)
154. *Kilbourne, E M, Rigau-Perez, J G, Heath, C W jr et al:* Clinical epidemiology of toxic-oil syndrome manifestation of a new illness. New Engl. J. Med. 309, 1408–1414 (1983)
155. *Kimbrough, R D, Lindner, R E, Gaines, T B:* Morphological changes in liver of rats fed with polychlorinated biphenyl: light microscopy and ultrastructure. Arch. environm. Hlth 25, 354–364 (1972)
156. *Kimbrough, R D, Lindner, R E:* The toxicity of technical hexachlorobenzene in the Shermar strain rat. A preliminary study. Res. Commun. chem. Path. Pharmacol. 8, 653–664 (1974)
157. *Kitchin, K T, Linder, R E, Scotti, T M et al:* Offspring mortality and maternal lung pathology in female rats fed hexachlorobenzene. Toxicology 23, 33–39 (1982)
158. *Klein, R R:* Uroporphyrinogen-Dekarboxylase-Aktivität in Erythrozyten und Porphyrinmetaboliten im Urin bei Porphyria cutanea tarda. Dissertation, Düsseldorf 1984
159. *Klingenberg, M:* Pigments of rat liver microsomes. Arch. Biochem. Biophys. 75, 376–386 (1958)
160. *Kordac, V, Semradova, M:* Treatment of porphyria cutanea tarda with chloroquine. Brit. J. Derm. 90, 95–100 (1974)
161. *Korting, G W:* Über Porphyria cutanea tarda-artige Hautveränderungen bei Langzeithaemodialysepatienten. Dermatologica (Basel) 150, 58–61 (1975)
162. *Koss, G, Koransky, W:* Studies on the toxicology of hexachlorobenzene. I. Pharmacokinetics. Arch. Toxicol. 34, 203–212 (1975)
163. *Koss, G, Koransky, W, Steinbach, K:* Studies on the toxicology of hexachlorobenzene. II. Identification and determination of metabolites. Arch. Toxicol. 35, 107–114 (1976)
164. *Koss, G, Seubert, S, Seubert, A et al:* Studies on the toxicology of hexachlorobenzene. III. Observation in a long-term experiment. Arch. Toxicol. 40, 285–294 (1978)
165. *Koss, G, Seubert, S, Seubert, A et al:* HCB and 2,4,5-hexachlorobiphenyl – a comparison of this distribution, biotransformation and porphyrogenic action in female rats. In: Holmstedt, B et al (Eds) Mechanisms of toxicity and hazard evaluations: Proc II Int. Congr. Toxicol. (Brüssel, Belgien). Amsterdam: Elsevier, Biomedical Press 1980a. p 517
166. *Koss, G, Seubert, S, Seubert, A et al:* Conversion products of hexachlorobenzene and their role in the disturbance of the porphyrin pathway in rats. Int. J. Biochem. 12, 1003–1006 (1980b)
167. *Koss, G:* Pharmakokinetik von Hexachlorobenzol im chronischen Tierexperiment in Beziehung zu deren porphyrogener Wirksamkeit. Ein Beitrag zur toxikologischen Beurteilung einer persistenten Organohalogen-Verbindung. Habil-Schrift, Marburg 1982
168. *Koss, G, Reuter, A, Zerahn, W et al:* Kinetics and biotransformation of hexachlorobenzene in the rat and in man. Proc. Int. Symp. on Hexachlorobenzene. IARC Scientific Publications (Programme and Abstracts), Lyon, Frankreich, 24.–28.6.1985
169. *Koss, G, Reuter, A, Koransky, W:* Excretion of metabolites of HCB in the rat and man. In: Morris, C R, Cabral, J R P (Eds) Hexachlorobenzene: Proceedings of an International Symposium, IARC, Lyon, France, 24–28 June 1985, Oxford University Press 1986, pp 261–266
170. *Koszo, F, Horvath, I, Simon, N et al:* The role of possible membrane damage in porphyria cutanea tarda: a spin label study of rat liver cell membranes. Biochem. Pharmacol. 31, 11–17 (1982)
171. *Koziba, R Z, Kaher, P A, Cornier, R F et al:* Reproduction study in Japanese quail fed hexachlorobutadiene for 90 days. Toxicol. appl. Pharmacol. 30, 255 (1974)
172. *Krieg, T, Bolsen, K, Goerz, G, Lissner, R et al:* O-Dealkylative activity in rat liver following application of hexachlorobenzene. Arch. derm. Res. 258, 109–110 (1977)
173. *Krieg, T, Goerz, G, Lissner, R, Bolsen, K et al:* Drug monooxygenase activity in the Harderian gland. Biochem. Pharmacol. 27, 575–577 (1978)
174. *Kuiper-Goodman, T, Grant, D L, Moodie, G O et al:* Subacute toxicity of hexachlorobenzene in the rat. Toxicol. appl. Pharmacol. 40, 529–549 (1977)
175. *Kuiper-Goodman, T, Grant, D L:* Subchronic toxicity of hexachlorobenzene in the rat: clinical, biochemical, morphological and morphometric findings. In: Morris, C R, Cabral, J R P (Eds)

Hexachlorobenzene: Proceedings of an International Symposium, IARC, Lyon, France, 24–28 June 1985, Oxford University Press 1986, pp 343–346

176. *Kumaki, K, Nebert, D W:* Spectral evidence for weak ligand in sixth position of hepatic microsomal cytochrome P-450 low spin ferric. Pharmacology 17, 262–279 (1978)

177. *Kuntz, B M W, Goerz, G, Merk, H, Strohmeyer, G et al:* HLA-A3 and -B7 in porphyria cutanea tarda. Tissue Antigens 24, 67–69 (1984)

178. *Kushner, J P, Steinmüller, D P, Lee, C R:* The role of iron in the pathogenesis of porphyria cutanea tarda. II. Inhibition of uroporphyrogen-decarboxylase. J. clin. Invest. 56, 661–667 (1975)

179. *Kushner, J P, Barbuto, A J, Lee, G R:* An inherited enzymatic defect in porphyria cutanea tarda. J. clin. Invest. 58, 1089–1098 (1976)

180. *Lange, C E, Jühe, S, Veltman, G:* Neuere Befunde bei Arbeitern der PVC-herstellenden Industrie. 14. Jahrestagung der Deutschen Gesellschaft für Arbeitsmedizin, Hamburg, 257–264 (1974)

181. *Laska, A L, Bartell, C K, Laseter, J L:* Distribution of hexachlorobenzene and hexachlorobutadiene in water, soil and selected aquatic organisms among the lower Mississippi River, Louisiana. Bull. environm. Contamin. Toxicol. 15, 535–542 (1978)

182. *Leo, M A, Arai, M, Sato, M et al:* Hepatotoxicity of vitamin A and ethanol in the rat. Gastroenterology 82, 194–205 (1982)

183. *Leo, M A, Lieber, C S:* New pathway for retinol metabolism in liver microsomes. Biol. Chem. 260, 5228–5231 (1985)

184. *Lichtenstein, J R, Babb, E J, Felsher, B F:* Porphyria cutanea tarda (PCT) in a patient with chronic renal failure on haemodialysis. Brit. J. Derm. 104, 575–578 (1981)

185. *Lissner, R, Goerz, G, Eichenauer, M et al:* Hexachlorobenzene-induced porphyria in rats. Relationship between porphyrin excretion and induction of drug metabolizing liver enzymes. Biochem. Pharmacol. 24, 1729–1731 (1975)

186. *Lissner, R, Merk, H, Bolsen, K et al:* Wechselwirkungen zwischen Theophyllin und den Arzneimittel-metabolisierenden Leberenzymen der Ratte. Arzneimittel-Forsch. 35, 1825–1827 (1985)

187. *Lohse, H:* Chlorinated hydrocarbon residues in animal matter. Mitt. Lebensmittelchemie 29, 227–234 (1975)

188. *Lohse, L D, Pittmann, K A, Benitz, K F et al:* Polychlorinated biphenyls and hexachlorobenzene-induced humoral immune suppression. Z. reticuloendothel. Soc. 22, 253–272 (1977)

189. *Lu, A Y H, West, S B:* Multiplicity of mammalian microsomal cytochromes. Pharmacol. Rev. 31, 277–295 (1980)

190. *Lui, H, Sweeney, G D:* Hepatic metabolism of hexachlorobenzene in rat. FEBS Letters 51, 225–226 (1975)

191. *Lundvall, O:* The effect of replenishment of iron stores after phlebotomy therapy in porphyria cutanea tarda. Acta med. scand. 189, 51–63 (1971)

192. *Maines, M D, Anders, M W:* Characterization of the heme of cytochrome P-450 using gas chromatography/mass spectrometry. Arch. Biochem. Biophys. 159, 201–205 (1973)

193. *Mansuy, D, Battioni, P:* Particular ability of cytochrome P-450 to form reactive intermediates and metabolites. In: Siest, G (Ed) Drug metabolism. Oxford: Pergamon Press 1985. p 195–203

194. *Marver, H S, Tschudy, D P, Perlroth, M G et al:* Delta-aminolevulinic acid synthetase. I. Studies in liver homogenates. J. biol. Chem. 241, 2803–2809 (1966)

195. *Masini, A, Ceccarelli-Stanzani, D, Trenti, T et al:* Transmembrane potential of liver mitochondria from hexachlorobenzene and iron-treated rats. Biochem. Biophys. Acta 802, 253–258 (1984)

196. *Masini, A, Ceccarelli-Stanzani, D, Tomasi, A et al:* The role of pentachlorophenol in causing mitochondrial derangement in hexachlorobenzene-induced experimental porphyria. Biochem. Pharmacol. 34, 1171–1174 (1985)

197. *Matthews, H B:* Factors determining hexachlorobenzene distribution and persistence in higher animals. In: Morris, C R, Cabral, J R P (Eds) Hexachlorobenzene: Proceedings of an International Symposium, IARC, Lyon, France, 24–28 June 1985, Oxford University Press 1986, pp 253–260

198. *Mayer, J M:* Lipophilicity and drug metabolism: qualitative and quantitative relationships. In: Siest, G (Ed) Drug metabolism. Oxford: Pergamon Press 1985. pp 187–197

199. *McChesney, E W, Banks, W F jr, McAnliff, J P:* Laboratory studies of the 4-amino-quinoline antimalarials. II. Plasma level of chloroquine and hydroxychloroquine in man after various oral dosage regimens. Antibiot. Chemother. 12, 583–594 (1962)

200. *McColl, K E L, Thompson, G G, Moore, M R et al:* Acute ethanol ingestion and haem biosynthesis in healthy subjects. Europ. J. clin. Invest. 10, 107–112 (1980)

201. *Medline, A, Bain, E, Menon, A H et al:* Hexachlorobenzene and rat liver. Arch. Path. 96, 61–75 (1973)

202. *Mehendale, H M, Fields, M, Matthews, H B:* Metabolism and effects of hexachlorobenzene on hepatic microsomal enzymes in the rat. Agric. Fed. Chem. 23, 261–265 (1975)

203. *Mehendale, H M:* Mixed-induced suppression of biliary excretion of polychlorinated biphenyls compounds. Toxicol. appl. Pharmacol. 36, 369–381 (1976)

204. *Mehendale, H M:* Pesticide-induced modification on hepatobiliary function: hexachlorobenzene, DDT and toxaphene. Fed. Cosmet. Toxicol. 16, 19–25 (1978)

205. *Meister, A:* Metabolism and function of glutathione. Trends biochem. Sci. (September) 6, 231–234 (1981)
206. *Merk, H, Zittwitz, A v, Bolsen, K et al:* Influence of (+)-propoxyphene on the hexachlorobenzene-induced porphyria in rat. Arzneimittel-Forsch. 35, 1685–1687 (1985)
207. *Meuter, U P:* Die Bedeutung des hepatischen Glutathions für die Hexachlorbenzol-induzierte Porphyrie der Ratte. Dissertation, Düsseldorf 1980
208. *Miranda, C L, Wang, J L, Henderson, M C:* Studies on the porphyrinogenic action of 1,2,4-trichlorobenzene in birds. Toxicology 28, 83–92 (1983)
209. *Mitchell, J R, Jollow, D J, Potter, W Z et al:* Acetaminophen-induced hepatic necrosis. IV. Protective role of GSH. J. Pharmacol. exp. Ther. 187, 211–217 (1973)
210. *Mollenhauer, H H, Johnson, J H, Younger, R L et al:* Ultrastructural changes in liver of the rat fed hexachlorobenzene. Amer. J. vet. Res. 36, 1777–1781 (1975)
211. *Mollenhauer, H H, Johnson, J H:* A unique intracellular aberration related to hexachlorobenzene ingestion. Amer. J. vet. Res. 37, 847–850 (1976)
212. *Moses, H L, Stein, J A, Tschudy, D P:* Hepatocellular changes associated with allylisopropylacetamide induced hepatic porphyria in rats. Lab. Invest. 22, 432–442 (1970)
213. *Müller, W F, Coulston, F, Korte, F:* Fate and effects of hexachlorobenzene in non-human primates and other laboratory animals. In: Morris, C R, Cabral, J R P (Eds) Hexachlorobenzene: Proceedings of an International Symposium, IARC, Lyon, France, 24–28 June 1985, Oxford University Press 1986, pp 287–288
214. *Mukerji, S K, Pimstone, N R, Burnes, M:* Dual mechanism of inhibition of rat liver uroporphyrinogen decarboxylase activity by ferrous iron: its potential role in the genesis of porphyria cutanea tarda. Gastroenterology 87, 1248–1254 (1984)
215. *Mullen, P W:* Immunopharmacological considerations in Reye's syndrome. A possible xenobiotic initiated disorder? Biochem. Pharmacol. 27, 145–149 (1978)
216. *Nakajima, T, Sato, A:* Enhanced activity of liver drug-metabolizing enzymes for aromatic and chlorinated hydrocarbons following food deprivation. Toxicol. appl. Pharmacol. 50, 549–556 (1979)
217. *Nebert, D W, Jensen, N M:* The Ah locus: genetic regulation of the metabolism of carcinogens, drugs and other environmental chemicals by cytochrome P-450 mediated monooxygenases. CRC Crit. Rev. Biochem. 6, 401–437 (1979)
218. *Nebert, D W, Eisen, H J, Negishi, M et al:* Genetic mechanism controlling the induction of polysubstrate monooxygenase (P-450) activities. Ann. Rev. Pharmacol. Toxicol. 21, 431–462 (1981)
219. *Nebert, D W:* The Ah locus: receptor-mediated induction of several drug-metabolizing enzymes by polycyclic hydrocarbons. In: Siest, G (Ed) Drug Metabolism. Oxford: Pergamon Press 1985. p 85–92
220. *Nebert, D W, Negishi, M:* Multiple forms of cytochrome P-450 and the importance of molecular biology and evolution. Biochem. Pharmacol. 31, 2311–2317 (1982)
221. *Ockner, R K, Schmid, R:* Acquired red porphyria in man and rat due to hexachlorobenzene intoxication. Nature (Lond.) 189, 499 (1961)
222. *Oesch, F, Glatt, H, Schmassmann, H:* The apparent ubiquity of epoxide hydrase in rat organs. Biochem. Pharmacol. 26, 603–607 (1977)
223. *Omura, T, Sato, R:* The carbon monoxide-binding pigment of liver microsomes. J. biol. Chem. 239, 2370–2386 (1964)
224. *Peters, H A, Johnson, A M, Cam, S et al:* Hexachlorobenzene-induced porphyria: effect of chelation on the disease, porphyrin and metal metabolism. Amer. J. med. Sci. 112, 314–322 (1966)
225. *Peters, H A, Gocmen, A, Cripps, D J et al:* Epidemiology of hexachlorobenzene-induced porphyria in Turkey. Arch. Neurol. (Chicago) 39, 744–749 (1982)
226. *Peters, H A, Gocmen, A, Cripps, D J et al:* A 25-year clinical-toxicological study of hexachlorobenzene (HCB)-induced porphyria – acute effects of chelation therapy and neurological symptoms. Proc. Int. Symp. Hexachlorobenzene, IARC Scientific Publications (Programme and Abstracts), Lyon, France, 24–28 June 1985 (1985a)
227. *Peters, H A, Cripps, D J, Gocmen, A et al:* Neurotoxicology as observed in human cases of hexachlorobenzene (HCB)-induced porphyria turcica. Proc. Int. Symp. Hexachlorobenzene, IARC Scientific Publications (Programme and Abstracts), Lyon, France, 24–28 June 1985 (1985b)
228. *Peters, H A, Gocmen, A, Cripps, D J et al:* Porphyria turcica. Part II. Proc. Int. Symp. Hexachlorobenzene, IARC Scientific Publications (Programme and Abstracts), Lyon, France, 24–28 June 1985 (1985c)
229. *Peters, H A, Cripps, D J, Lambrecht, R W et al:* History and geography of hexachlorobenzene poisoning in southeastern Turkey. In: Morris, C R, Cabral, J R P (Eds) Hexachlorobenzene: Proceedings of an International Symposium, IARC, Lyon, France, 24–28 June 1985, Oxford University Press 1986, pp 131–132 (1986a)
230. *Peters, H A, Cripps, D, Gocmen, A:* Neurotoxicity of hexachlorobenzene-induced porphyria turcica. In: Morris, C R, Cabral, J R P (Eds) Hexachlorobenzene: Proceedings of an International Symposium, IARC, Lyon, France, 24–28 June 1985, Oxford University Press 1986, pp 575–579 (1986b)
231. *Phillips, I R, Sheppard, E A: Cytochrome P-450 gene family mapped to human chromosome 19. Ann. hum. Genet. 49, 267–274 (1985)*

232. *Pinelli, A, Cupuano, A:* ALA synthetase induction. Inhibitory effect exerted by administration of dibutyryl adenosine-3',5'-cyclic monophosphate, theophylline and caffeine. Enzyme 16, 203–210 (1973)
233. *Piper, W N, Condie, L W, Tephly, T R:* The role of substrates for glycine acyl-transferase in the reversal of chemically induced porphyria in the rat. Arch. Biochem. Biophys. 159, 671–677 (1973)
234. *Poh-Fitzpatrick, M B, Masullo, A S, Grossmann, M E:* PCT associated with chronic renal disease and hemodialysis. Arch. Derm. (Chicago) 116, 191–195 (1980)
235. *Poh-Fitzpatrick, M B, Masullo, A S, Grossmann, M E:* Porphyria, pseudoporphyria, pseudopseudoporphyria? Arch. Derm. (Chicago) 122, 403–404 (1986)
236. *Rajamanickam, C, Amrutavalli, J, Rao, M R S et al:* Effect of hexachlorobenzene on haeme synthesis. Biochem. J. 129, 381–387 (1972)
237. *Rajamanickam, C, Padmanaban, G:* Biochemical effects of hexachlorobenzene. Indian J. Biochem. 11, 119–122 (1974)
238. *Remmer, H:* Die Beschleunigung der Evipanoxidation und der Demethylierung von Methylaminopyrin durch Barbiturate. Arch. exp. Path. Pharmacol. 237, 296–307 (1959)
239. *Remmer, H, Merker, H J:* Drug-induced changes in the liver endoplasmic reticulums. Association with drug-metabolizing enzymes. Science 142, 1657–1658 (1963)
240. *Renner, G, Nguyen, P T:* Mechanisms of the reductive denitration of pentachloronitrobenzene (PCNB) and the reductive dechlorination of hexachlorobenzene (HCB). Xenobiotica 14, 705–710 (1985)
241. *Rios de Molina, M C, Billi, S C, SanMartin de Viale, L C:* Does feeding of hexachlorobenzene promote structural changes in the rat liver porphyrinogen carboxylase? In: Morris, C R, Cabral, J R P (Eds) Hexachlorobenzene: Proceedings of an International Symposium, IARC, Lyon, France, 24–28 June 1985, Oxford University Press 1986, pp 481–486
242. *Rizzardini, M, Smith, G:* Sex differences in the metabolism of hexachlorobenzene by rats and the development of porphyria in females. Biochem. Pharmacol. 31, 3543–3548 (1982)
243. *Rohleder, K, Rohr, K, Daenicke, R:* Untersuchungen zum Übergang von HCB in Kuhmilch. Milchwissenschaft 31, 416–419 (1976)
244. *Rozman, K, Gorski, J R, Parkinson, A et al:* Reduced serum thyroid levels in hexachlorobenzene-induced porphyria. Toxicol. Letters 30, 71–78 (1986)
245. *Ryan, D E, Thomas, P E, Lewin, W:* Hepatic microsomal cytochrome P-450 from rats treated with isosafrole. J. biol. Chem. 255, 7941–7955 (1980)
246. *Schenkmann, J B, Gibson, G G:* Status of the cytochrome P-450 cycle. Trends pharmacol. Sci. 2, 150–152 (1981)
247. *Schmid, R:* Cutaneous porphyria in Turkey. New Engl. J. Med. 263, 397–398 (1960)
248. *Schmitter, H P, Seuwen, P H:* Einfluß von Chloroquin und Hydroxychloroquin auf die Hexachlorbenzol-induzierte Porphyrie der Ratte. Dissertation, Düsseldorf 1986
249. *Scholnick, P L, Epstein, J, Marver, H S:* The molecular basis of the action of chloroquine in porphyria cutanea tarda. J. invest. Derm. 61, 226–232 (1973)
250. *Schwetz, B A, Norris, J M, Kociba, A J et al:* Reproduction study in Japanese quail fed with hexachlorobutadiene for 90 days. Toxicol. appl. Pharmacol. 30, 255–265 (1974)
251. *Shanley, B C, Clarke, F, Winzor, D J:* Evaluation of the stoichiometry and strength of chloroquine-porphyrin interactions by difference spectroscopy. Biochem. Pharmacol. 34, 141–142 (1985)
252. *Simmons, D L, Kasper, C B:* Genetic in polymorphisms for a phenobarbital-inducible cytochrome P-450 map to the Coh locus in mice. J. biol. Chem. 258, 9585–9788 (1983)
253. *Simmons, D L, Lalley, P A, Kasper, C B:* Chromosomal assignments of genes coding for components of the mixed function oxidase system in mice. Genetic localization of the cytochrome P-450 PCN and P-450 PB gene families and the NADPH-cytochrome P-450 oxidoreductase and epoxide hydratase. J. biol. Chem. 260, 515–521 (1985)
254. *Simon, G S, Tardiff, R G, Borzelleca, Z F:* Failure of HCB to induce dominant lethal mutations in the rat. Toxicol. appl. Pharmacol. 47, 415–419 (1979)
255. *Simon, K, Weber, K:* Einfluß von Chloroquin auf die Hexachlorobenzol-induzierte Porphyrie der Ratte. Dissertation, Düsseldorf 1982
256. *Simon, N, Berko, G Y, Schneider, I:* Hepato-erythropoietic porphyria presenting as scleroderma and acrosclerosis in a sibling pair. Brit. J. Derm. 96, 663 (1977)
257. *Smith, A G, Francis, J E F, De Matteis, F:* Lobes of rat liver respond at different rates to challenge by dietary hexachlorobenzene. Biochem. Pharmacol. 29, 3127–3131 (1980)
258. *Smith, A G, Francis, J E, Dinsdale, D et al:* Hepatocarcinogenicity of hexachlorobenzene in rats and the sex difference in hepatic iron status and development of porphyria. Carcinogenesis 6, 631–636 (1985)
259. *Smith, A G:* Genetic, iron status and sex factors of porphyria induced by hexachlorobenzene. In: Morris, C R, Cabral, J R P (Eds) Hexachlorobenzene: Proceedings of an International Symposium, IARC, Lyon, France, 24–28 June 1985, Oxford University Press 1986, pp 433–439
260. SRI (Scientific Research Information) Directory of Chemical Producers: Western Europe (Ed) International 1–2, Suppl 1,2, Menlo Parks, USA 1980

261. *Stenzel, K:* Untersuchungsbefunde bei der humanen Porphyrie (Porphyria cutanea tarda) und der Hexachlorbenzol-induzierten Porphyrie der Ratte. Dissertation, Düsseldorf 1978
262. *Stewart, F P, Smith, A G:* Metabolism of hexachlorobenzene by rat-liver microsomes. In: Morris, C R, Cabral, J R P (Eds) Hexachlorobenzene: Proceedings of an International Symposium, IARC, Lyon, France, 24–28 June 1985, Oxford University Press 1986, pp 325–327 (1986a)
263. *Stewart, F P, Smith, A G:* Metabolism of the "mixed" cytochrome P-450 inducer hexachlorobenzene by rat liver microsomes. Biochem. Pharmacol. 35, 2163–2170 (1986b)
264. *Stierle, D B, Wing, R M, Sing, Z Z:* Marine natural products. XI. Costatone and costatolide, new halogenated monoterpenes from the red seaweed. Tetrahydron Letters, p 4455 (1976)
265. *Stonard, M D, Nenov, P Z:* Effect of hexachlorobenzene on hepatic microsomal enzymes in the rat. Biochem. Pharmacol. 23, 2175–2183 (1974)
266. *Stonard, M. D:* Mixed type hepatic microsomal enzyme induction by hexachlorobenzene. Biochem. Pharmacol. 24, 1959–1963 (1975)
267. *Stonard, M D, Greig, J B:* Different pattern of hepatic microsomal enzyme activity produced by administration of pure hexachlorobiphenyl isomers and hexachlorobenzene. Chem. Biol. Interact. 15, 365–379 (1976)
268. *Strik, J J I W A:* Chemical porphyria in Japanes quail. Enzyme 16, 211–233 (1973)
269. *Sufit, R L, Hodach, R, Arends, R et al:* Decreased conduction velocity and pseudomyotonia in hexachlorobenzene-fed rats. In: Morris, C R, Cabral, J R P (Eds) Hexachlorobenzene: Proceedings of an International Symposium, IARC, Lyon, France, 24–28 June 1985, Oxford University Press 1986, pp 361–362
270. *Sweeney, G D, Janigan, D, Mayman, D et al:* The experimental porphyrias. A group of distinctive metabolic lesions. S. Afr. J. Lab. clin. Med. 17, 68–72 (1971)
271. *Sweeney, G D, Basford, D, Krestynski, F:* The role of contaminants in hexachlorobenzene toxicity. In: Morris, C R, Cabral, J R P (Eds) Hexachlorobenzene: Proceedings of an International Symposium, IARC, Lyon, France, 24–28 June 1985, Oxford University Press 1986, pp 363–370
272. *Szabo, E, Berko, G, Husz, S et al:* Demonstration of tissue porphyrins in the hexachlorobenzene model experiment by the fluorescence technique. Acta morph. Acad. Sci. hung. 21, 155–163 (1973)
273. *Taljaard, J J F, Shanley, B C, Joubert, S M:* Decreased uroporphyrinogen decarboxylase activity in experimental symptomatic porphyria. Life Sci. 10, 887–893 (1971)
274. *Taljaard, J J F, Shanley, B C, Deppe, W M:* Porphyrin metabolism in experimental hepatic siderosis in the rat. II. Combined effect of iron overload and hexachlorobenzene. Brit. J. Haemat. 23, 513–519 (1972a)
275. *Taljaard, J J F, Shaneley, W C, Deppe, W M et al:* Porphyrin metabolism in experimental hepatic siderosis in the rat. III. Effect of iron overload and hexachlorobenzene on liver haem biosynthesis. Brit. J. Haemat. 23, 587–593 (1972b)
276. *Taylor, J R, Roenigk, jr H H:* Estrogen induced porphyria cutanea symptomatica. In: Doss, M (Ed) Porphyrins in human diseases. Basel: Karger 1976. p 328–345
277. TDB: Toxicology Data Bank (Hrsg) National Library of Medicine, Bethesda, USA. Version des Deutschen Instituts für Medizinische Dokumentation und Information, Köln 1982
278. *Teschke, R:* Leberschäden durch Alkohol. Biochemische und klinische Studien zur Pathogenese und Früherkennung. Habilitationsschrift 1979
279. *Teschke, R, Bolsen, K, Landmann, H et al:* Effect of hexachlorobenzene on the activities of hepatic alcohol metabolizing enzymes. Biochem. Pharmacol. 32, 1745–1751 (1983)
280. *Teschke, R, Gorys-Könemann, C, Daldrup, T et al:* Influence of chronic alcohol consumption on hepatic heme and porphyrin metabolism. Biochem. Pharmacol. (im Druck) (1987)
281. *Theiss, Z C, Stoner, G D, Schinkin, Z D et al:* Test for carcinogenicity of organic contaminations of United States drinking water by pulmonary tumor response in mice. Cancer Rev. 37, 2717–2720 (1977)
282. *Thier, W, Bolsen, K, Goerz, G:* Einfluß von Silymarin und (+)-Cyanidanol-3 auf die Hexachlorbenzol(HCB)-induzierte Porphyrie der Ratte. Z. Gastroent. 20, 40–46 (1982)
283. *Thomas, P E, Reik, L M, Ryan, D E et al:* Polyclonal and monoclonal antibody probes of the structure and function of hepatic cytochrome P-450 isoenzymes. In: Siest, G (Ed) Drug Metabolism. Oxford: Pergamon-Press 1985. p 131–139
284. *Tiepermann, R von, Koss, G, Doss, M:* Uroporphyrinogen decarboxylase deficiency in experimental chronic hepatic porphyria. Hoppe-Seyler's Z. physiol. Chem. 361, 1217–1222 (1980)
285. *Timme, A H, Taljaard, J J F, Shanley, B C et al:* Symptomatic porphyria. Part II. Hepatic changes with hexachlorobenzene. S. Afr. med. J. 48, 1833–1836 (1974)
286. *Tsuji, H, Muta, E, Ullrich, V:* Separation and purification of liver microsomal monooxygenases from induced and untreated pigs. Hoppe-Seyler's Z. physiol. Chem. 361, 681–696 (1980)
287. *Tukey, R H, Hannah, R R, Negisi, M:* The Ah locus: correlation and intranuclear appearance of inducer-receptor complex with induction of cytochrome P-450 mRNA. Cell 31, 275–284 (1982)
288. *Turner, J C, Green, S:* Effect of hexachlorobenzene on microsomal enzyme systems. Biochem. Pharmacol. 23, 2387–2390 (1974)
289. Ullmann's Enzyclopädie der technischen Chemie. 4. Auflage, Band 1–26. Weinheim: Verlag Chemie 972–1982

290. *Ullrich, V, Weber, P:* The O-dealkylating of 7-ethoxycumarin by liver microsomes – a direct fluorimetric test. Hoppe-Seyler's Z. physiol. Chem. 353, 1171–1177 (1972)
291. *Ullrich, V:* Biochemische Grundlagen der Biotransformation von Pharmaka. I. Die Bedeutung des Mechanismus für pharmakologische Fragestellungen. In: Arzneimittel und Leber. Gerok, W, Sickinger, K (Eds). Stuttgart, New York: Schattauer Verlag 1975. p 65–73
292. *Ullrich, V, Graf, H:* Prostacyclin and thromboxane synthase P-450 enzymes. TIPS, 352–355 (1984)
293. *Uthemann, H, Kotitschke, R, Lissner, R et al:* Serologische Hepatitis B-Marker bei Porphyria cutanea tarda. Dtsch. med. Wschr. 105, 1718–1720 (1980)
294. *Veltman, G, Lange, C E, Stein, G:* Vinylchlorid-Krankheiten. Hautarzt 29, 177–182 (1978)
295. *Villeneuve, D C, Panopio, L G, Grant, D L:* Placental transfer of hexachlorobenzene in the rabbit. Environm. Physiol. Biochem. 4, 112–115 (1974)
296. *Villeneuve, D C, Hierlihy, S L:* Placental transfer of hexachlorobenzene in the rat. Bull. environm. Contamin. Toxicol. 13, 489–499 (1975)
297. *Villeneuve, D C, Newsome, W H:* Toxicology and tissue levels in the rat and guinea pig following acute hexachlorobenzene administration. Bull. environm. Contamin. Toxicol. 14, 297–300 (1975)
298. *Vizethum, W, Goerz, G:* Induction of the hepatic microsomal and nuclear cytochrome P-450 system by hexachlorobenzene, pentachlorophenol and trichlorophenol. Chem. Biol. Interact. 28, 291–299 (1979)
299. *Vizethum, W, Bolsen, K, Simon, K et al:* Einfluß von Chloroquin auf die Hexachlorbenzol-induzierte Porphyrie. Untersuchungen in Haut, Leber und Urin. Arch. Derm. (Chicago) 267, 123–130 (1980a)
300. *Vizethum, W, Burkhardt, F, Goerz, G:* Enzymic and electrophoretic characterization of the hexachlorobenzene-induced cytochrome P-450 in the liver of rat. Xenobiotica 10, 145–150 (1980b)
301. *Vizethum, W, Ruzicka, T, Goerz, G:* Inducibility of drug-metabolizing enzymes in the rat skin. Chem. Biol. Interact. 31, 215–219 (1980c)
302. *Vos, J G, Maas, H L van der, Musch, A:* Toxicity of hexachlorobenzene in Japanese quail with special reference to porphyria, liver damage, reproduction, and tissue residues. Toxicol. appl. Pharmacol. 18, 944–957 (1971)
303. *Vos, J G:* Immunotoxicity of hexachlorobenzene. In: Morris, C R, Cabral, J R P (Eds) Hexachlorobenzene: Proceedings of an International Symposium, IARC, Lyon, France, 24–28 June 1985, Oxford University Press 1986. pp 347–356
304. *Wada, O, Yano, Y, Urata, G et al:* Behaviour of hepatic microsomal cytochromes after treatment of mice with drugs known to disturb porphyrin metabolism in liver. Biochem. Pharmacol. 17, 595–603 (1968)
305. *Wainstock de Calmanovici, R, Del C Rios de Molina, M, Taira de Yamasato, M C et al:* Mechanism of hexachlorobenzene-induced porphyria in rats. Biochem. J. 218, 753–763 (1984)
306. *Wainstock de Calmanovici, R, Billi, S C, Aldonatti, C A et al:* Effect of desferrioxamine on the development of hexachlorobenzene-induced porphyria. Biochem. Pharmacol. 35, 2399–2405 (1986)
307. *Weissman, E B, Cheng, L C, Orten, J M:* The role of certain 5β-H-steroids in the regulation of porphyrin-heme formation. Enzyme 16, 228–294 (1973)
308. *White, P C, New, M I, Dupont, B:* HLA-linked congenital adrenal hyperplasia results from a defective gene encoding a cytochrome P-450 specific for steroid 21-hydroxylation. Proc. nat. Acad. Sci. 81, 7505–7509 (1984)
309. *Whiting, M J, Granick, S:* δ-aminolevulinic acid synthetase from chick embryo liver mitochondria. J. biol. Chem. 251, 1340–1345 (1976)
310. *Wintzen, B:* Untersuchungen zur Porphyrin-Ausscheidung bei Oestrogen-behandelten Prostata-Carcinom-Trägern. Dissertation, Düsseldorf 1973
311. *Wolf, M A, Lester, R, Schmid, R:* Hepatic GSH in hexachlorobenzene-induced porphyria. Biochem. Biophys. Res. Commun. 8, 278–279 (1962)
312. *Wolff, T, Hesse, S:* Species differences of mixed-function oxidase induction between rabbits and rats after pretreatment with polychlorinated biphenyls (PCBs). Biochem. Pharmacol. 26, 783–787 (1977)
313. *Woods, J S, Kardish, R, Fowler, B A:* Studies on the action of porphyrogenic trace metals on the activity on the hepatic uroporphyrinogen decarboxylase. Biochem. Biophys. Res. Commun. 103, 264–271 (1981)
314. *Wray, J D, Müftü, Y, Dogramaci, I:* Hexachlorobenzene as a cause of porphyria turcica. Turk. J. Pediat. 4, 132–137 (1962)
315. *Yang, R S H, Pittman, K A, Rourke, D R et al:* Pharmacokinetics and metabolism of hexachlorobenzene in the rat and the rhesus monkey. J. agric. Food Chem. 26, 1076–1083 (1978)
316. *Zaki, F G, Keysser, C H, Bossenmaier, I C et al:* Ultrastructural and biochemical studies of canine porphyria induced by 2-ethyl-2-phenyl-butyramide (EPB). Gastroenterology 64, 160 (1973)
317. *Zakim, D, Hochman, Y:* A mechanism for regulation of UDP-glucuronyltransferase by actions between the enzyme and its phospholipid environment. In: Siest, G (Hrsg) Drug Metabolism. Oxford: Pergamon Press 1985. p 147–156
318. *Ziprin, R L, Fowler, S R, Witzel, D A:* Rosette forming ability of alveolar macrophages from rat lung: inhibition by hexachlorobenzene. Toxicol. appl. Pharmacol. 39, 105–109 (1977)

Danksagung

Die Autoren danken Herrn *Klaus Bolsen* für seine stetige Hilfe bei zahlreichen experimentellen Untersuchungen. Besonderer Dank gilt der P. G. Unna-Stiftung für die finanzielle Unterstützung bei der Durchführung der Versuche und bei der Abfassung des Manuskripts.

Sachregister

Registeraufbau:

Das Register ist alphabetisch sortiert. Die Begriffskette stellt den Zusammenhang dar und definiert damit den Inhalt der jeweiligen Übersichtsarbeit.
Jede Übersichtsarbeit wird über eine oder mehrere Begriffsketten aufgeschlüsselt.
Jeder Begriff einer Kette ist in der alphabetischen Sortierung aufzufinden.
Begriffe hinter dem Semikolon definieren zusätzlich die Arbeit; diese Begriffe werden nicht alphabetisch sortiert.
Die Ziffer hinter der jeweiligen Begriffskette gibt die Seitenzahl wieder, bei der die jeweilige Übersichtsarbeit beginnt.

DNA